Traditional Chinese Way
of Health Preservation
and Modern Healthy Life

传统养生之道
与现代健康生活

李其忠　著
杨艳卓　协编

 復旦大學 出版社

本书出版受到"李其忠上海市名老中医学术经验研究工作室"项目
(编号 SHGZS－202213)的资助

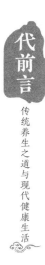

都市人的健康困惑

我国实行改革开放政策以来,社会经济和人民生活水平得到飞速发展。进入新世纪后,社会提供的物质越发丰富,广大民众的购买力迅速增长。在共同享受富足生活的前提下,健康长寿自然成为大家共同追求的目标。

新时代的中国和其他发达国家一样,存在着人口都市化、老龄化的特点。都市在提供人们生活便利和优质医疗服务的同时,也会因人口密度高,环境污染和生态失衡严重,生活节奏快,社会精神压力增大,对人们的身心健康带来诸多负面影响。

人类发展的历史表明,人类征服自然的能力愈强,成果愈大,人类离自然界就愈远,人丧失的自然本性也就愈多。同样,个人从社会中得到的权利和保障愈多,个人受到社会的约束和限制也就愈多。这一矛盾是人类社会发展进程中不可避免的。这种人类创造活动中事与愿违的现象,在哲学上被称为"异化"。这种"异化"现象在都市中更为突出。

在当今都市生活中,工作岗位多,薪水待遇高,但有多少人因竞争激烈、择业艰难而抑郁焦虑;都市居住环境好,配套设施全,但有多少人因房价过高、购房无望而心灰意冷;都市科技进步,产业发达,但有多少人因空气水土污染、生态环境失衡而深受其害;都市餐食供应丰富,娱乐场所遍见,但有多少人因沉溺酒色、迷恋游戏而身心受损;都市路网发达,交通便利,但有多少人因道路堵塞、路途费时而疲于奔命;都市医疗资源丰富,医保覆盖面广,但有多少人因各种原因而缺失医疗福利,不能健康生活;都市豪富阶层,虽居有豪宅,食有美味,生活优越而"四高"(高血压、高脂血症、高血糖、高尿酸)迭起。这些常见现象表明了都市中人与自然、人与社会的异化程度的严重性。

都市上述种种异化现象妨碍了人们实现健康长寿的理想,而提倡科学养生是改善以上困境的重要方法。养生学是中华民族古老的智慧和中医学的瑰宝。中医经典古籍《黄帝内经》云:"人与天地相参也,与日月相应也。"指出人生活于天地之间,时空之内,形神机能活动不可避免地受到自然环境和社会环境的影响,科学养生必须置人于环境之中,给予重视,加以考量。

健康长寿是都市众多老年人的首要需求,天然形成了一个庞大产业,存在巨大商机,一些别有用心的人,利用老年人群知识结构的缺陷和社会交流的狭窄,故意对古代医家的理论断章取义或曲解其意,欺骗老人以完成他们的商业操作,大肆贩卖"×肽""×硒"等诈人钱财,造成老年人健康受损、金钱被骗的结果。

作为中医养生的专业人士,有必要肩负起传授科学的养生保健方法的责任,笔者认为:

首先,应该意识到养生保健需要做多层次、多角度的思考和布局。一是依靠全社会(政府、社区)资源尽可能地为都市人创造一个符合健康标准的生存环境,包括空气、水质、土壤、绿化、声光,乃至良好的社会治安、政治氛围、民情习俗等均是必要的构成因素。良好的生存环境有利于群体的养生保健。二是依靠医学力量(医院、医生等)积极发挥健康咨询、养生指导和早期诊治疾病的作用。随着医学理念的改变和医疗市场的扩展,在都市养生保健领域中,医院、医生应扮演起主要角色。三是依靠各类媒体传播正确的养生理论和方法,引导都市人(个人、家庭)有意识地做好自身养生或帮助他人养生。

其次,强调都市人在养生保健过程中注重精神养生。所谓精神养生,系指保养身体必先调神怡情,才能形神兼备。三国后期著名文学家嵇康在其所著的《养生论》中有言:"精神之于形骸,犹国之有君也。神躁于中,而形丧于外,犹君昏于上,国乱于下也。"并提出例证云:"夫服药求汗,或有弗获;而愧情一集,涣然流离。终朝未餐,则嚣然思食;而曾子衔哀,七日不饥。夜分而坐,则低迷思寝;内怀殷忧,则达旦不瞑。劲刷理鬓,醇醴发颜,仅乃得之,壮士之怒,赫然殊观,植发冲冠。"整段文字指出了精神情志调养对于保持身心健康重要性。古今宏论,莫过于此。嵇氏举例:如服药以求汗出,尚未必能如愿,然羞愧之情一起,则汗流不止;一晨不食,饥饿难耐,然曾子(孔子弟子)执亲之丧,数日未食不饥;夜半而坐,神倦嗜睡,然深怀忧虑,则通宵不思睡眠;梳理鬓发,厚酒荣颜,未必改观,然壮士发怒,则颜面骤变,发鬓立直。凡此种种,充分说明精神情志活动对于身心健康的重要影响。从《黄帝内经》到后继的医家典籍,也都强调通过主动的修德以怡神、调志以摄神、节欲以安神、静心以养神、积精以全神等多种途径,保护和增强人的精神健康,力求达到形与神高度统一的养生目的。

中国特色社会主义,一定包含广大民众的幸福获得感这一内容,其中民众普遍的健康长寿是一项重要指标。宣传和普及科学的养生保健理念和方法是实现上述目标的重要途径,希冀本书能为传播和弘扬科学养生保健知识提供一定的理论依据和现实指导。

李其忠

2024 年 4 月

1. 本书上篇，主要论述传统养生之道，分别介绍天人相应、未病先防、首重养神、起居有常、饮食有节、房事摄养等内容，以冀读者从中体悟中华传统养生的基本理念及精神境界（养生之道）。

2. 本书下篇，主要论述现代健康生活，诸如体质养生、择时养生、调补养生、药酒养生、养生杂谈及老年人常见病的自我识别与预防保养等内容，以使读者对无处不在的当代养生保健方法加以关注（养生之术）。

3. 本书附篇之附一，介绍涉医典故趣闻，以增强本书的知识性及趣味性。附二，介绍中医五官、五体之说，以助读者了解不为常人熟知的中医理论，为揉耳、搓鼻、转睛、叩齿、拉筋、刮痧等民间保健小妙招提供理论支撑。

附篇

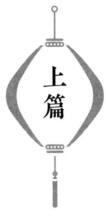

上篇

传统养生之道

具有数千年悠久历史且颇具民族特色的中医药学，记录着无数先辈前贤对养生保健、延年益寿的丰富经验及理论知识。养生，古亦称摄生、治身、道生、卫生。老年人延缓衰老的养生，又称寿老、寿亲、寿世、养老。

　　养生一词，早在《吕氏春秋》就有明确记载："知生也者，不以害生，养生之谓也"（《吕氏春秋·孟东纪》）。意为知晓生命规律的人，其饮食起居、行为举止等不可有害健康、有害生命，这便是所说的养生。

　　养生，指有意识地通过各种手段或方法护养人体生命的主客观行为，是根据人体生命过程的活动规律所进行的一切物质与精神的心身护养活动。养生内涵极为丰富，养生方法极为多样，可谓无时不需、无处不在。事实上，养生是一种健康理念、一种文化现象，甚至是一种生活方式。

　　早在成书于秦汉时期的《黄帝内经》就指出："圣人不治已病治未病，不治已乱治未乱，此之谓也。夫病已成而后药之，乱已成而后治之，譬犹渴而穿井，斗而铸锥，不亦晚乎"（《素问·四气调神大论》）。以"治未病"为主要特色的中医养生文化是中华传统文化中耀眼的瑰宝。

一 天人相应——人与天地相参，与日月相应

《黄帝内经》指出："人与天地相参也，与日月相应也"（《灵枢·岁露》）。意为人的生理功能、生命规律，与天地自然变化相互参验，与日月运行盈亏相互应验。

人与天地相参，与日月相应的理念，亦即"天人相应"之道，是我国古人用于认识自然、解释世界的方法论。中医学借助于对自然天地运行规律的认识，来解释人体自身的生命规律，并指导疾病的预防治疗和养生保健。

中医学汲取《老子》"人法地，地法天，天法道，道法自然"的思想，将顺应自然、适时而为视为养生的指导原则和最高境界。天人相应，是中国传统文化包括中医理论体系中最为根本、最具特色的思想。这一思想，将人体的生命现象、心身活动置于天地自然中加以整体考察和综合辨析，中医学无论在诊疗疾病，还是在养生保健过程中，无不体现这一整体观念。

《黄帝内经》指出："春生夏长，秋收冬藏，是气之常也，人亦应之"（《灵枢·顺气一日分为四时》）。意思是说，春天阳气生发，夏天阳气隆盛，秋天阳气收敛，冬天阳气闭藏，这是一年之中自然界阳气变化的一般规律，人体的阳气变化也与此相应。

气，在古代医学文献中，有哲学之气、自然之气、人体之气等多种含义。而这里所言之"气"，是指天地阳气与人体阳气。现代研究认为，在四时气候规律性变化的影响下，人与一切生物同样表现为春生、夏长、秋收、冬藏的生理适应性过程。例如：春夏阳气升发，人体气血运行趋于表，所以多见皮肤松弛，汗腺易开，汗出较多等情况；秋冬阳气敛藏，人体气血运行趋于内，所以多见肌肤致密，汗腺易闭，少汗多尿等情况。

中医学强调人体之气与自然之气相通应，养生保健也应顺应季节气候变化而适时调整自身的饮食穿戴、起居作息、药食调补、情志摄养等。

《黄帝内经》指出："智者之养生也，必顺四时而适寒暑，和喜怒而安居处，节

阴阳而调刚柔,如是则僻邪不至,长生久视"(《灵枢·本神篇》)。意思是说,聪颖之人的养生活动,必定顺应四时以适应寒热变化,协调喜怒以安和起居动静,调节阴阳以平和刚柔盛衰。如此才可抵御外邪侵袭,自然可以延年益寿。原文中的"刚柔",阴以致柔,阳以致刚,刚柔亦即阴阳。"僻邪",即外邪,外在致病因素的总称。"久视",长久目明、不易衰老之意。

慎适寒暑,和泰情志,调节阴阳,正是智慧养生的要点。然而,当今社会,寒暑不慎者有之:多少年轻女性在寒风冰雪中不惜以损害健康为代价,追求"暴露"之美。喜怒不节者有之:面对基金、股票的涨跌,商场、情场的成败,功名、利禄的得失,让多少人不加节制为之狂喜、恼怒而终成疾根。亦有沉溺于酒色之欢,不加节制而致早衰身亡。养生的阴阳之理,顺之者利于养生,逆之者有害健康。

《黄帝内经》指出:"提挈天地,把握阴阳,呼吸精气,独立守神,肌肉若一,故能寿敝天地"(《素问·上古天真论》)。"提挈天地",即把握自然规律之意。"呼吸精气",即指吐故纳新,以养精气。"肌肉",在此泛指形体。原文意思是说,善于养生之人,应能通晓天地自然变化,顺应阴阳消长规律,注重调息,吐故纳新,以养精气,超然独立,精神内守,使形体与精神协调统一。唯有如此,才能健康长寿,尽享天年。

健康长寿,是每个人追求的目标。然而,养生保健不仅仅是吃吃补药、练练身体而已,而是要"提挈天地,把握阴阳,呼吸精气,独立守神"。验之于当今社会,能有这样理念的人,可谓少之又少。眼下"养生热"中,意欲养生之人,每每不得要领。而某些利益集团出于赚钱的目的,诱骗养生的大众去迷信某一秘方和某类荒诞不经的方式以延年益寿。事实上,养生是一种健康理念、人文现象,甚至是一种生活方式。其中,养生首先要养神、养心,精神心理的相对宁静、淡定,对于保持身心健康最为重要、最为关键。可见,养生需要有正确的理论指导,需要有一定的人文素养,需要有长久的修炼过程。

《备急千金要方》指出:"善言天者,必验于人;善言人者,必本于天"(《备急千金要方·大医习业》)。该书由唐代著名医家孙思邈所著,其虽为大型方药类医籍,然也载有丰富多彩的养性、养老的论述,内容涉及啬神、爱气、养形、导引、言论、饮食、房室、反俗、医药、紧急十大方面。所录原文认为:谈论天地变化之道,必须验证于人,结合人体、人事现实状况来研究;谈论人体生理病理,必须推究于天,结合天地自然发展规律来探索。

言天(地)必验于人,言人必本于天(地),这种天人相应的观点,在中华传统养生理论中具有十分重要的指导作用。人生活于天地之间、时空之内,与万象同源,与万物同律。人体生命即是天地自然的产物。生命运动是自然发展到一定阶段的必然产物,天地阴阳二气的对立统一运动为生命活动的产生提供了最为适宜的外在环境。天地之气,给人类以生活的各种物质。

《类经附翼》指出:"人是小乾坤,得阳则生,失阳则死"(《类经附翼·大宝论》)。该书由明代著名医家张介宾所著。乾坤,原是《周易》中的两个卦名。乾之象为天,坤之象为地,乾为阳,坤为阴,故乾坤常系天地、阴阳的代称。原文意思是说:人犹如小天地,得阳气则生生不息,无阳气则了无生气。

将人比拟为小乾坤、小天地,是中国传统文化中强调天人一体观的鲜明体现。乾的作用,在于使万物生发;坤的作用,在于使万物成长。人作为小乾坤,生活在天地时空之内,时时刻刻受到"大乾坤""大天地"的影响,故人犹如天地一样,阳气充盛,温煦推动,激发气化,人体生命功能势必旺盛;阳气虚损,失于温煦,无力推动,人体生命功能势必衰弱。中医理论有"得阳则生,失阳则死"一说,即是强调人体阳气对于维持生命活动的重要作用,也适用于养生保健的理论和实践。

《医述》指出:"人生如天地,和煦则春,惨郁则秋"(《医述·医学溯源》)。该书由元代医家程杏轩所著。意思是说,人生活在时空之间,生命活动与天地变化相似。心情和泰喜悦,则如春日之万物向荣;心情悲伤郁闷,则如秋日之草木凋零。

"人生如天地",情志和泰,达观开朗,易使气机条达,气血流畅,生理功能得以充分激发,其犹如得春天的阳光温煦而万物生机勃发。心情抑郁,多愁惨淡,易致气血塞阻,生命功能因此而压抑不伸,其犹如得秋令的肃杀之气而万物趋于消亡。这一比喻形象而生动地告诉我们,人的情志状态对于生命功能的影响,犹如不同季节对于万物生杀变化的作用一样重要。

二 未病先防——不治已病治未病，不治已乱治未乱

"治未病"一词，首见于《黄帝内经》。《素问·四气调神论》说："圣人不治已病治未病，不治已乱治未乱，此之谓也。"其明确提出的"治未病"思想，受到历代医家的推崇。由于时代的发展和医学的进步，尤其由于健康理念和疾病谱的变化，"治未病"的思想在今天受到前所未有的重视。

《黄帝内经》指出："圣人不治已病治未病，不治已乱治未乱，此之谓也。夫病已成而后药之，乱已成而后治之，譬犹渴而穿井，斗而铸锥，不亦晚乎"(《素问·四气调神大论》)。意思是说，智慧高超、医术高明的人，不能只精通于诊治疾病，更需要通晓防病于未然的理论和实践。同样的道理，治理国家，不能只注重于平定动乱，更需要重视防乱于未然的政策和措施。若病已成而后治疗，乱已成而后治理，就好比口渴了才想到开挖水井，打仗了才想到铸造武器，不是为时已晚了吗！

正确理解《黄帝内经》所说的未病而"治"、已病而"不治"，关键在于如何理解"治"。中医典籍中出现的"治"，有狭义和广义之分。狭义的"治"，是指对疾病的诊治；广义的"治"，包括预防、摄生、保健、调理、治疗、康复等多重含义。"治未病"的"治"，显然是广义的。"不治已病"，是指高明的医生不能只满足于精通对已病的治疗；"治未病"，是指应通晓未病先防和既病防变的理论与实践。

《黄帝内经》将已病而治、已乱而治比喻为"渴而穿井，斗而铸锤，不亦晚乎！"近年来，"治未病"的思想受到高度重视。然而普通民众对于"治未病"的理解，往往比较片面，只是限于防病于未然这一含义。其实，从中医学理论与临床角度分析，"治未病"，至少包括未病先防、既病防变及病后防复三个层面。

《黄帝内经》指出："正气存内，邪不可干"(《素问·刺法论》)。所谓"正气"，指人体的功能活动及其抗病、康复能力。所谓"邪"，即邪气，泛指一切致病因素。人体正气充盈，卫外功能正常，致病邪气就不易侵害人体，疾病亦无从发生。

"正气存内，邪不可干"，明确提示人体正气的强弱是疾病发生的内在根据，邪气入侵是疾病发生的外在条件。只有在正气相对不足、抗邪能力相对低下时，

邪气才能乘虚而入,导致疾病发生。用这一认识来指导养生保健,就应充分肯定固护正气的重要作用。诸如起居有常、饮食有节、运动适当、情志调和、药食调补等正是固护正气必不可少的环节。

《黄帝内经》指出:"虚邪贼风,避之有时,恬淡虚无,真气从之,精神内守,病安从来"(《素问·上古天真论》)。"虚邪贼风"泛指因体虚而侵入的致病邪气;"精神内守"是指精无妄伤,神无妄动。"真气",即元气,人体最本原之气,是人体生命活动的原动力。意思是说,对于四时不正之气,能够适时回避,精神宁静恬淡,无多贪欲,元气内藏而不妄泄,精神守内而不耗散。若能如此,疾病何以而生。

养生之道,外须避免邪气入侵、劳逸失度,内须节制名利之欲、酒色之念,自古至今,同为一理。相对而言,"恬淡虚无""精神内守"是养生之道中最为重要的。

《备急千金要方》指出:"上医医未病之病,中医医欲病之病,下医医已病之病"(《备急千金要方·诊候》)。"上医"指高明的医生,"中医"指普通的医生,"下医"指平庸的医生。意思是说,高明的医生,不仅懂得诊治疾病,还能通晓预防疾病、养生保健的理论与实践;普通的医生,既能诊治已发疾病,尚能治病于欲发之初;平庸的医生,只懂得有病治病,不懂得未病防病。

从"未病"发展至"欲病""已病",有似于今日所言从健康发展至亚健康、疾病的过程。高明的医生,对由未病至已病的过程均应有切实的了解,做到未病防病,欲病早治,已病治病。唐代著名医家孙思邈在《备急千金要方》中又告诫医生:"消未起之患,治未病之疾,医之于无事之前,不追于既逝之后。"就目前我国医疗现状而言,无论人力配备,还是经费投入,均偏重于临床医学(针对"已病"),而对预防医学(针对"未病")、康复医学(针对"病后")未予以充分重视,需要引起我们深入思考。

《丹溪心法》指出:"与其救疗于有疾之后,不若摄养于无疾之先"(《丹溪心法·不治已病治未病》)。该书由朱震亨(丹溪)著。朱氏为"金元四大家"之一。该书有"不治已病治未病"的专论,从不同角度、不同层面论述"治未病"的重要意义和具体方法。意思是说，与其在有病之后急于治疗，倒不如在未病之前注重保养。

古有"曲突徙薪"之训，所谓"曲突徙薪亡恩泽，焦头烂额为上客"，是说一旦发生火灾后，当初建议弯曲烟囱、迁徙柴草以防止火灾的人似无功劳，而因前来救火而被烧得焦头烂额的人，必定成为特需酬谢的重要宾客。以此来训诫那些有病方知治疗、无病不知保养的愚钝之举，比喻非常贴切、非常生动。

《饮膳正要》指出："安乐之道在于保养，保养之道在于守中，守中则无过与不及之病"（《饮膳正要·养生避忌》）。守中之"中"，不偏不倚之意。守中，意为保持适度。《饮膳正要》由元代蒙古族医学家忽思慧撰著，该书是中国第一部有关食疗食养的专著。意思是说，身心安康愉悦的要义，在于"保养"；身心保养的关键，在于"守中"。所谓守中，做到无太过、无不及。

中医养生强调"守中"，实际上是儒家"中庸"思想的具体体现。事实上，无论是饮食起居，还是精神情志，从养生角度看，太过或不及均有害健康，有损天年。

《理虚元鉴》指出："精、气、神，养生家谓之三宝"（《理虚元鉴·心肾论》）。该书由明末医家汪绮石所著，是一部辨治虚劳病症的专著，该书理法方药俱备，文字简要而重点突出，对虚劳的病因、病机、证治、防护等均有真知灼见并自成体系，对中医虚损学说的形成产生了深远影响。意思是说，精充、气足、神旺，且三者相互协调，是人健康长寿的根本。养生必须注重固精、养气、调神之道，故历代养生家将"精、气、神"视作人身"三宝"。

中医理论认为：精，有先天之精与后天之精之分。先天之精秉受于父母，是人体生长发育生殖的基本物质；后天之精来源于饮食营养，是人体维持生命活动的基本物质。气，是构成人体和维持人体生命运动的活动性很强的精微物质。神，指人精神、意识、思维等活动。

精为身之本，气为形之充，神为形之主。精能生神化气，气能固精养神，神能驭精调气。固精、养气、调神之法各有其所宜所忌。提高生育质量，性事切忌频繁，服食补肾药饵等，均属固精之属。平素避免过劳，注意饮食营养，适当辨证施补等，均属养气之列。修德、畅志、节欲、静心等，均属调神之为。

《医学源流论》指出："凡人少有不适，必当即时调治，断不可忽为小病，以致渐深，更不可勉强支持，使病更增，以贻无穷之害"(《医学源流论·防微论》)。该书是清代医家徐大椿编撰的医学文集，计九十九篇，分上、下两卷，上卷为经络脏腑、脉、病、方药，下卷为治法、书论(并各科、□)、古今。意思是说，当人稍有不适时，就应该及时调养治疗，万不可因其小病或初病而有所忽视，否则易使病情逐步加重。更不可带病勉强支撑，使病情更趋深入，以致遗留无穷之害而后悔莫及。

未病先防，有病早治，病后防复，是正视疾病、养生保健所必须持有的观念和态度。无数事实证明，人食五谷杂粮，且外有时邪之侵，内有七情之扰，孰能无病？有病不可怕，平时不注意保养，有病不及早诊疗，才是最可怕的。

《养生三要》指出："慈、俭、和、静四字可以延年"(《养生三要·卫生精义》)。该书由清末医家袁开昌编撰。该书辑录《黄帝内经》《庄子》《抱朴子》《备急千金要方》《本草纲目》等20余种书籍及众多医学名家有关养生的论述，可谓集清以前养生之大成。意思是说，慈(仁慈宽容)、俭(生活俭朴)、和(情志和泰)、静(形神宁静)，这四字极有利于延年益寿。

上述四点，较服药、导引等术，对于养生延年更为重要。服药，物性多有偏颇、多有毒性；习练导引、吐纳之功，又容易半途而废。故必须以上述慈、俭、和、静为根本，而不可舍本逐末。在今天看来，这四个字更应成为养生延年的要务。

三　首重养神——志闲而少欲，心安而不惧

《黄帝内经》有"志闲而少欲，心安而不惧"之论，是强调养生延年以修心凝神为重，通过主动地修德、调志、节欲等多种途径，保全精神健康，达到形神合一的养生目的。

修德以怡神：注重修德之人，行事光明磊落，性格豁达开朗，如此则情志怡然安宁，气血和调，脏腑功能平稳，形与神俱，可得天年。"大德必得其寿"(《礼记·中庸》)。

调志以摄神：人的情志活动是对外界刺激的反映，所表现出的喜怒哀乐本属正常现象。通过主动地控制和调节情志活动，避免产生影响健康的不良情绪和

心理,可达到宁心摄神、健康长寿的目的。

节欲以安神:人生在世,孰能无欲。人之欲望,永无满足,这是普通的心理状态。要养生保健,就必须节制欲望,诚能做到"志闲而少欲,心安而不惧",可谓养生修心之高人矣。

《黄帝内经》指出:"是以志闲而少欲,心安而不惧,形劳而不倦,气从以顺,各从其欲,皆得所愿"(《素问·上古天真论》)。意思是说,懂得养生之道的人,能够清静逸志而无多贪求,心神安定而处事不惊,形体作劳而量力而行,气机顺畅,随安而乐,所食所穿,随俗而安,如此而皆得所愿。

节欲以安神,心安以气顺,淡泊名利,知足常乐。若能做到志闲少欲,心安不惧,形劳不倦,随所而安,则病安从来? 尽受天年,亦即是自然之事了。

若众人均能"各从其欲,皆得所愿",不仅有助于群体养生保健,也有利于社会安泰和谐。但愿这番和泰的社会景象早日来临。

《黄帝内经》指出:"是以圣人为无为之事,乐恬淡之能,从欲快志于虚无之守,故寿命无穷,与天地终,此圣人之治身也"(《素问·阴阳应象大论》)。意思是说,明达事理、通晓养生的人,做事要顺乎自然而不能强为,以情志清静淡泊为最大的快乐,在宁静少欲的环境之中,寻求最大的幸福。如此就能活到上苍赋予的自然寿命,这才是通明之士的养生之道。

"无为"是老庄之学的核心之一。然而,历来人们对其见仁见智,多存歧义,其中不乏误解、曲解,如有将其理解为无所作为、无所事事。这种理解,割裂了"无为"和"无不为"的联系,显然有悖老庄原意。老庄所说之"无为",虽有绝圣弃智、柔弱处下之义,但其中所强调的在天地自然之"道"面前切不可过于"有为"的观点,也蕴含着道法自然、顺应势态、以柔克刚的含义,且天人相应、俭啬寡欲、致虚守静等老庄之论对中医养生具有重要影响。

《黄帝内经》指出:"喜乐者,神惮散而不藏;愁忧者,气闭塞而不行;盛怒者,迷惑而不治;恐惧者,神荡而不收"(《灵枢·本神》)。意思是说,喜乐过度,就会致喜极气散而精神不能收敛;忧愁过度,就会使气机闭塞而不能流畅;郁怒过度,就会使人神色迷惑而失去常态;恐惧过度,就会由于精神动荡而精气不能收敛。

喜怒哀乐,虽为人之常情,是机体对外界刺激的情志反应。但若这种反应过于激烈,过于长久,多可伤及脏腑,阻碍气血,令人致病。有时这种情绪剧烈波动,虽然是短时间的、一过性的,但其对身心的伤害却需要长时间治疗与调养方可复原。

《庄子》指出:"纯粹而不杂,静一而不变,淡而无为,动而以天行,此养神之道也"(《庄子·刻意篇》)。纯粹,纯净精粹。淡,恬淡少欲。天行,顺应自然。庄子为道家学派的主要人物,系老子的继承者,后世将其与老子并称为"老庄"。《庄子》中有不少养生之学,并载有"养生主"专篇。意思是说,人之心性纯净精粹而不混杂,宁静专一而不善变,恬淡少欲,无为而为,行为举动能顺应自然,这才是养神的道理。

《庄子》之论,强调养神之道在于心性纯粹,宁静专一,恬淡少欲,所作所为,所思所想,均若天地万物的变化出于自然而不可强为。为说明此理,《庄子》还曾用水之性作比喻:"水之性,不杂则清,莫动则平,郁闭而不流,亦不能清,天德之象也。"意思是说,水的本性不混杂就清澈,不搅动就平静,闭塞而不流通也不能澄清,这是自然现象、自然规律。

《论语》指出:"君子有三戒:少之时,血气未定,戒之在色;及其壮也,血气方刚,戒之在斗;及其老也,血气既衰,戒之在得"(《论语·季氏篇》)。该书大约成书于战国初期,是记录孔子及其弟子言行的儒家经典著作之一,集中体现了孔子的政治主张、伦理思想、道德观念及教育原则等。书中也有关于养生之道的论述。意思是说,才德出众之人应有三戒:年少之时,血气未定,须戒备女色迷恋;年壮之时,血气方刚,须戒备与人争斗;年老之时,血气已衰,须戒备贪得无厌。

人生历程之中,不同的生理阶段,有着不同的个性特点和喜好选择,若能深切领悟《论语》"三戒"之理,遇事拿得起放得下,定可避免诸多烦恼,如此而有助于心神安宁、形神康健。

《淮南子》指出:"夫精神气志者,静而日充者以壮,躁而日耗者以老"(《淮南子·精神训》)。该书是西汉时期创作的一部论文集,由西汉皇族淮南王刘安主持编著,故而得名。该书在继承先秦道家思想的基础上,综合了诸子百家学说中的精华部分。意思是说,善养生者,养性为上,养性即保养精神。养神当以清静为法,旷然无忧患,寂然无思虑,如是则身体日以健壮。若思虑过度,嗜欲无节,则精神日耗,易致衰老。

当今世人,身处社会转型期,为名而躁、为利而躁之象普遍存在。现实社会中,恶意炒作下的证券、期货的大幅涨跌,市场伪劣仿冒商品的频频出现,贪污腐败行为的屡禁不止,唯利是图的风气泛滥成灾。面对这些现象,不少人背离清静养神等养生延年之道,整日心浮气躁,在精神亢奋中拼命追逐功利,既影响了自身的身体健康,又加速了社会的风气日下,业已成为一种通病。

《嵇中散集》指出:"养生有五难:名利不灭,此一难也;喜怒不除,此二难也;声色不去,此三难也;滋味不绝,此四难也;神虑转发,此五难也"(《嵇中散集·答向子期难养生论》)。该书由三国后期著名文学家、思想家嵇康所著。嵇康崇尚老庄学说,主张回归自然,信奉养生之道。意思是说,养生有五大难关:贪图虚名私利,是一难;素多暴喜过怒,是二难;沉迷淫声美色,是三难;嗜食美味佳肴,是四难;劳神竭虑耗精,是五难。

嵇康所论养生"五难",谆谆告诫人们,要身心康健,延年益寿,就必须不图名利,安泰情志,平衡膳食,凝神息虑,在平平淡淡中细品生活的甘泉,做到"行也安然,坐也安然,名也不贪,利也不贪,粗茶淡饭,最是坦然"。

《抱朴子》指出:"善养生者,先除六害,然后可以延驻于百年。何者是邪?一曰薄名利,二曰禁声色,三曰廉货财,四曰损滋味,五曰除佞妄,六曰去沮嫉。六者不除,修养之道徒设尔"(《抱朴子·养生论》)。邪,古同疑问词"耶"。延驻,延年驻颜。佞妄,指善于花言巧语、阿谀奉承而又无知妄为的人。沮嫉,因灰心失望而产生嫉妒的人。《抱朴子》由东晋医家、道家葛洪撰。该书论述神仙、炼丹、符箓等事。意思是说,善于养生的人,要首先消除六害,然后才能够延年驻颜活到百岁。什么是除六害呢?一是要淡泊名利,二是要禁绝声色,三是不要贪财,四是减少美味,五是要消除佞妄,六是要抛弃嫉妒。这"六害"不除,修身养性的方法等于空设。

要想长寿,"先除六害"。此六害,于当今社会更趋肆虐,以致人心浮躁、急功近利、道德沦丧、形神兼损。六害不除,何谈养生!

《备急千金要方》指出："养老之要,耳无妄听,口无妄言,身无妄动,心无妄念,此皆有益老人也"(《备急千金要方·养性》)。意思是说,老年人的养生要旨是:耳不要专听不该听的话,口不要专说不该说的话,肢体不要妄然而动,心中不留杂念妄想,能做到这些,对老年人延年益寿十分有益。

年迈之人,体力精力日衰,往日好景不在,不免有某种失落感、自卑感,甚至出现一定的妒忌情绪,故老人更需要耳无妄听,口无妄言,身无妄动,心无妄念。关键是不"妄",才能精藏、气爽、神静,有利于健康长寿。

《备急千金要方》指出："德行不充,纵服玉液金丹未能延寿"(《备急千金要方·养性序》)。充,胜任之义。玉液,此泛指补益汤药。金丹,此泛指珍贵药材。意思是说,如果一个人的德行不好,就是服再多的补益汤方、名贵药丹,也无助于延年益寿。古人以此告诫人们,不是单凭服药就能达到长寿目的的。

修德可以怡神延年。凡爱心永存、仁德常驻、乐善好施之人,必多心情愉悦,豁达开朗,气血易于和畅,脏腑易于和调,"仁者寿"在所必然。

《苏沈良方》指出："安则物之感我者轻,和则我之应物者顺。外轻内顺,而生理备矣"(《苏沈良方·养生论》)。该书是采集北宋时期著名的科学家沈括的医方医论和大文豪苏轼的医药杂说而成的。其中沈括有关药物的论说、疾病的施治和养生说,占据了书的大部。该书的第六卷中专论养生。作者认为养生之道重在"安""和"二字。"安",即是安之若素,泰然处之,不因情所牵,不因物所累。"和",即是和缓静处,与自然合而为一。意思是说,人们在精神情绪安和的情况下,能提高对外界刺激的适应能力,外界对机体的不良影响就可以减轻,人的内心对外界刺激的反应也会顺畅。外轻内顺,从而保持气血和平、脏腑协调,这才是符合生命常理的处世之道。

心主血而藏神,为一身之大主,《黄帝内经》因此喻其为"君主之官"。若平素多郁多思、多疑多虑,即便勤于锻炼,注重调补,亦何益之有?

《饮膳正要》指出："常默,元气不伤;少思,慧烛内光;不怒,百神安畅;不恼,心地清凉;乐不可极,欲不可纵"(《饮膳正要·养生避忌》)。慧烛,原为佛教语,犹慧炬,此指智慧聪颖。内光,意为自内而外所照广远。意思是说,经常保持幽静,人体元气不致受到伤害;避免思虑过度,才会智慧之光所照广远;遇事慎怒,精神情志得以安和畅达;处世慎恼,心地自然清净和泰。喜乐不可太过,欲望不可放纵。

经常保持幽静而不亢奋、不躁狂,既有利于避免元气损伤,又有利于激发聪颖智慧,诚如《周易》指出:"寂然不动,感而遂通。"遇事慎怒,处世慎恼,乐不可极,欲不可纵,有利于精神安泰,情志调和,心地宁静,均为养生健体之必须。注重养生之人,修养身心,陶冶情操,是必不可少的。

《呻吟语》指出:"仁者寿,生理完也;默者寿,元气定也;拙者寿,元神固也。反此皆夭道也。其不然,非常理耳"(《呻吟语·养生》)。该书由明代思想家吕坤著,记录了关于处世、修养、养生等的宝贵经验之谈。意思是说,心怀仁爱的人长寿,因为他们的养生之理完备;沉默的人长寿,因为他们的元气安定;貌似拙笨的人长寿,因为他们的元神固守。与此相反的则多为夭折之道。如果不是这样,就不是常理了。

吕坤的养生之道非常重视品性的因素,比如清心寡欲、仁爱沉默等,在他看来,修身养性就是一种养生的最佳途径。

《医学心悟》指出:"食补不如精补,精补不如神补"(《医学心悟·医门八法》)。精补,是指保养肾精。神补,是指调摄精神。该书为清代名医程国彭著,总结了辨证施治的八纲八法,因证立方,条分缕析,多为临床心得之语,其间亦不乏养生之论。意思是说,对于养生,平素的饮食调补固然重要。然而,不可过于劳作,不可过多房事,以防肾中精气过多妄泄,其比食养食疗更为重要。再者,保持心情豁达,遇事超脱,恬淡宁静,神宁气聚,其比食养食疗、保养肾精更为重要。

食补、精补、神补三者,对于注重养生的人,都是需要重视的环节。精气施泄,神思运用,是生命活动的表现。惜精与用神,通常之人往往难以自制,而饮食补养毕竟有限,若入不敷出,长此以往,必然伤伐正气,导致身心虚损。因此,药食补养虽然不可少,但是还不及平时生活起居之中,力求做到保精养神为好。

《幽梦续影》指出:"琴医心,花医肝,香医脾,石医肾,泉医肺,剑医胆"(《幽梦续影·养生之秘》)。该书由清末朱锡绶所著,书中有"养生之秘"专论。意思是说,心藏神,美妙动人的琴声,使人心旷神怡以养心;肝藏魂,娇嫩艳丽的鲜花,使人心情开朗以养肝;脾藏意,扑鼻而来的芳香,使人开胃增食以养脾;肾藏志,千姿百态的玉石,使人志向高远以养肾;肺藏魄,涓流清澈的泉水,使人忘却悲忧以养肺;胆主决断,动静相宜的舞剑,使人勇敢决断以养胆。

《幽梦续影》中有"养生之秘"篇,其中描写娱乐养生的内容最为精彩。抚琴、赏花、闻香、玩石、听泉、舞剑等,无一不令人心旷神怡,有助养生。但娱乐也当有度,万不可沉溺其中,玩物丧志。

《医述》指出:"未来之事莫预虑,既去之事莫留念,见在之事据理应之,而不以利害惕心、得失撄念"(《医述·医学溯源》)。见,通"现"。见在,即现在。惕心,心中恐惧不安之义。撄念,意为扰乱、干扰心理。意思是说,未来之事,切莫多虑;既往之事,切莫多念;目前之事,顺理而为。勿为利害冲突而心中不安,不为财物得失而过于牵挂。若能如此,诚为养生之道。《医述》接着上文指出:"神常觉清净,事常觉简少。盖终日扰人方寸,憧憧役役不得休息者,不过此三种念头扫涤不开耳。"三种念头,盖指未来之事、既去之事、现在之事。古云:天下本无事,我心本清净,庸人自扰之。

思前想后,乃人之常情,但思虑过度,则反为其害。事实上,对未来之事、既往之事,思之太过,念之太深,也多于事无补。从养生保健出发,不若少思之、少念之,而对眼前之事,亦当顺其自然而不可强勉。唯有如此,无论是追忆过去、向往未来,还是面对现实,均可乐观对待。也唯有如此,才能在现实生活中获取心灵快乐,适应日常秩序,找到个人坐标。

《医述》指出:"一叶蔽目,不见邱山;一豆塞耳,不闻雷霆;一念执迷,不知万境。博弈迷,酒色迷,财利迷,胜心迷,以至功名迷,生死迷。迷之大小不同,其为迷则一也"(《医述·医学溯源》)。邱,通"丘"。邱山,即丘陵山脉。意思是说,迷惑于一己之利,蒙蔽于一时之象,固执于一得之见,均犹如一叶障目,不见丘山,一豆塞耳,不闻雷鸣,一念执迷,不知万境。从养生保健角度看,坏就坏在一个"迷"字。博弈(下棋)、酒色、财利、胜心(好胜心)、功名、生死(贪生怕死),凡此种种,若不自制,均能让人执迷不悟。

遍看古今伤神害生之事，其人生忧患之根，每起于爱恋。爱生者唯恐其死，爱富者唯忧其穷，爱得者唯畏其失。若能节制爱根，忧根自然而减，心里即多了一分安宁，多了一分和泰。

《理虚元鉴》指出："起于色者节欲，起于气者慎怒，起于文艺者抛书，起于劳倦者安逸，起于忧思者遣怀，起于悲哀者达观，如是方得除根"（《理虚元鉴·二守》）。意思是说，疾病因情色纵欲而起的，当节制色欲；疾病因情志刺激而起的，当力戒郁怒；疾病因沉溺书斋而起的，当减少阅读；疾病因过于劳倦而起的，当劳逸结合；疾病因忧虑思念而起的，当排遣念怀；疾病因悲伤哀愁而起的，当豁达乐观。唯有如此，才能铲除病根。

疾病因情色纵欲、情志刺激、沉溺阅读、过度劳累、悲伤忧虑等而起者，仅凭服药行针，确实难以根治疾病。需要根据不同病因，设法排遣、摆脱、消除疾病根源。原文所提到的节欲、慎怒、抛书、安逸、遣怀、达观等均为行之有效的治根之法。在精神养生方面，古人有诸多告诫，如修德以怡神、调志以摄神、节欲以安神、静心以养神、积精以全神等，不一而足。

四　起居有常——不妄作劳，形与神俱

顺应自然变化规律，做到起居有常、劳逸结合、动静相宜，是养生保健的重要措施。起居养生的原则，《黄帝内经》谓之"起居有常"。生活作息应有一定的规律，这样才有利于身心健康。

昼夜节律对人体的影响，中医学的时空观认为，昼为阳，夜为阴，阴阳消长呈周而复始的节律变化。人的作息习惯应顺应昼夜阴阳变化的规律。这一观点与现代医学所倡导的生物钟学说大体吻合。现今之人，虽不能完全做到"日出而作，日落而息"，但按时作息，适当锻炼，这一起居养生的基本要求，还是应努力遵循的。

《黄帝内经》指出："其知道者，法于阴阳，和于术数，食饮有节，起居有常，不妄作劳，故能形与神俱，而尽终其天年"（《素问·上古天真论》）。知道，懂得养生之道。阴阳，此指天地变化的规律。和于术数，和调精气的养生方法。天年，先

天赋予的自然寿命。意思是说,懂得养生之道的人,效法天地变化的规律,掌握和调精气的方法,做到饮食有节制,起居有规律,不会过分劳作劳神,如此则形体与精神协调一致,定能享尽其自然寿命。

"法于阴阳",顺应自然,是中华养生的基本特色和最高准则。而"和于术数"(如养生功法、针灸推拿、药食调补等)、"食饮有节"(如饥饱有度、避免偏嗜、均衡膳食等)、"起居有常"(如按时作息、劳逸结合、穿着合时等),则是中医基本理论指导下的具体养生方法和措施。

《黄帝内经》指出:"春三月,此谓发陈,天地俱生,万物以荣。夜卧早起,广步于庭,被发缓形,以使志生,生而勿杀,予而勿夺,赏而勿罚。此春气之应,养生之道也"(《素问·四气调神大论》)。发陈,推陈出新之意。广步,缓行漫步之意。被,通"披"。意思是说,春季三个月,是草木复苏、推陈出新的季节,自然万物生机勃发,欣欣向荣。人们应该晚些睡觉,早些起床,早晨在庭院里从容散步,披散束发,舒缓形体,使精神情志随着生发之气而舒畅条达。倡导生长而不是扼杀,提倡给予而不是剥夺,主张奖赏而不是惩罚。唯有这样的精神情志状态,才能与春季生发之气相呼应。这正是春季的养生之道。

春季养生,宜"夜卧早起,广步于庭,被发缓形"。春季天气转暖,自然界充满着勃勃生机。此时人们应该抓紧时机,多在阳光充足、绿植覆盖率较高的地域活动,对身心健康有极大的益处。风和日丽的春季,最有利于人体吐故纳新,吸收自然界的精华,充养脏腑,化生精血。此时应依据自身的体力和爱好来选择运动项目,以改善心肺功能和代谢功能。

《黄帝内经》指出:"夏三月,此谓蕃秀,天地气交,万物华实。夜卧早起,无厌于日,使志无怒,使华英成秀,使气得泄,若所爱在外。此夏气之应,养长之道也"(《素问·四气调神大论》)。蕃秀,茂盛之意。华实,开花结果。华英,此指人的容貌秀丽。意思是说,夏季三个月,是草木繁茂、万象秀美的季节。天地阴阳之气上下交合,各种植物开花结果。为适应这种环境,人们应该晚些睡觉,早些起床,不要厌恶白昼太长,让心中无存郁怒,令容色显得秀丽,使皮毛腠理宣通,暑气得以疏泄,精神饱满地与外界相适应,这样才能与夏季长养之气相呼应。这是夏季的养生之道。

夏季养生,宜"夜卧早起,无厌于日,使志无怒"。夏季三个月是万物繁荣秀丽的季节,天气与地气上下交合,万物成熟结果。夏主长气,人体气机不宜压抑,应保持情志愉悦,如含苞植物开放成秀,以使体内阳气宣泄,向外开发,这样才能使情志与"夏长"之气相适应。

《黄帝内经》指出:"秋三月,此谓容平,天气以急,地气以明。早卧早起,与鸡俱兴,使志安宁,以缓秋刑,收敛神气,使秋气平,无外其志,使肺气清。此秋气之应,养收之道也"(《素问·四气调神大论》)。容平,此有成熟之义。秋刑,秋令肃杀之义。意思是说,秋季三个月,是草木自然成熟的季节。秋令天气紧急,地气清明,人们应该早些睡觉,早些起床,做到鸡鸣而起,使精神情志保持安定,借以舒缓秋令肃杀之气,不使神志外驰,令肺气得以清肃。唯有如此,才能与秋天收养之气相呼应,这是秋季的养生之道。

肺气虚者对秋天气候的变化较为敏感,尤其是一些中老年人目睹秋风冷雨、花木凋零、万物萧条的深秋景况,常在心中引起悲秋、凄凉、垂暮之感,易产生抑郁情绪。宋代养生家陈直说过:"秋时凄风惨雨,(老人)多动伤感,若颜色不乐,便须多方诱说,使役其心神,则忘其秋思。"可见,注重调摄精神亦为秋季养生之要务。

《黄帝内经》指出:"冬三月,此谓闭藏,水冰地坼,无扰乎阳。早卧晚起,必待日光,使志若伏若匿,若有私意,若已有得,去寒就温,无泄皮肤,使气亟夺。此冬气之应,养藏之道也"(《素问·四气调神大论》)。坼,裂开。使气亟夺,使阳气藏而不泻。意思是说,冬季三个月,是万物生机潜伏闭藏的季节。冬寒之气使水结冰地冻裂,其时不要扰动阳气,应该早睡晚起,一定等到日光显露时再起床,使精神情志如伏似藏,心里充实,犹如心怀隐私不显露,又像若有所得很满足。还应避寒就温,不要让皮肤开泄而过多出汗,使阳气藏而不泄。唯有如此,才能与冬季闭藏之气相呼应,这是冬季的养生之道。

冬季三个月,从立冬至立春前,是一年中气候最寒冷的季节。严寒凝野,朔风凛冽,阳气潜藏,阴气盛极,用低消耗状态养精蓄锐,为来春生机勃发做好准备。因此冬季养生之道,着眼于一个"藏"字。在寒冷的冬天,不应过于扰动阳气,要早睡晚起,以利阳气潜藏。心情要安宁自若,使之深藏于内。冬令也是人体调补,尤其是补肾填精的最佳时机。此谓冬令养生首重"闭藏"之意。

《黄帝内经》指出:"久视伤血,久卧伤气,久坐伤肉,久立伤骨,久行伤筋,是谓五劳所伤"(《素问·宣明五气篇》)。意思是说,过久用眼,则劳心而伤血;过久卧睡,则劳肺而伤气;过久安坐,则劳脾而伤肉;过久站立,则劳肾而伤骨;过久行走,则劳肝而伤筋。这便是五劳所伤。

验之于临证实际,五劳所伤未必一一对应。之所以有上述论述,是基于中医学相关的基础理论:心主血、肺主气、脾主肉、肾主骨、肝主筋而提出的。五劳不已,复可累及五脏。由此可见,劳逸结合,是养生保健所必须做到的。

《孔子家语》指出:"夫寝处不时,饮食不节,逸劳过度者,疾共杀之"(《孔子家语·五仪解》)。该书早佚,最早著录于《汉书·艺文志》,计27卷,为孔子门人所撰,记录了孔子及其弟子的思想言行。意思是说,起居没有规律,饮食没有节制,过于安逸或过于劳作,久而久之,疾病就会伤害性命。

起居不慎,饮食不节,劳逸过度,或损伤正气,或戕伐脏腑,或阻滞气血,而引发各种疾病。养生是一种健康理念,甚至是一种生活方式。养生之道在日常生活中无处不在,起居和饮食是两大重要环节,其安排合理与否,直接影响着身心健康。

《吕氏春秋》指出:"流水不腐,户枢不蠹,动也,形气亦然"(《吕氏春秋·尽数》)。该书由秦国丞相吕不韦编撰,是一部古代类百科全书似的传世巨著。吕氏自己认为其中包括了天地万物古往今来的事理,故名《吕氏春秋》。书中载有不少颇有价值的养生名言警句。意思是说,流水之所以不会腐臭,门轴之所以不为虫蛀,都是因为它们经常活动的缘故。人的形体、精气也是如此,需要经常运动。

适当运动,有助于全身气血流畅,增进心肺功能,促进脾胃消化吸收,有益于身心健康。中华文明给我们留下众多运动养生的方法,导引术、太极拳、八段锦、易筋经、五禽戏等均属其列。其他如跑步、游泳、瑜伽、有氧操等也不失为运动养生的好方法。关键在于持之以恒。

《吕氏春秋》指出："出则以车，入则以辇，务以自佚，命之曰'招蹶之机'。肥肉厚酒，务以自强，命之曰'烂肠之食'。靡曼皓齿，郑卫之音，务以自乐，命之曰'伐性之斧'。三患者，贵富之所致也"（《吕氏春秋·本生》）。辇，人推拉的车。自佚，即自图安逸。蹶，跌倒。靡曼，亦作"靡嫚"，指华美、华丽之色。郑卫之音，春秋战国时郑、卫两国的民间音乐，因其不同于雅乐，曾被儒家斥为"乱世之音"，后泛指靡靡之音。意思是说，出门就乘车，入门就坐辇，出入全靠车辆使自己安逸，这应称之为"招蹶之机"（因腿疾而容易摔倒的缘由）。肥肉醇酒，非得有赖于此而想使自己强壮，这应称之为"烂肠之食"。明眸皓齿的美色，靡靡之音的淫乱，只想用此来自得其乐，这应称之为"伐性之斧"。这三种害物，都是由富贵淫逸所导致的。

这段原文，对于缺乏运动、迷恋酒色的富贵之人，是一种告诫、一种警示。诚如《吕氏春秋·本生》指出"上为天子而不骄，下为匹夫而不惛"，方可成为全德之人、仁寿之士。

《备急千金要方》指出："养性之道，常欲小劳，但莫大疲及强所不能堪耳"（《备急千金要方·养性序》）。欲，宜。小劳，适度劳作。强，勉强。堪，胜任。意思是说，养生之道，宜经常有适度的劳动或运动，但又不能过于疲劳，或勉强从事力所不能及的劳作。

劳逸适度，是养生的重要原则。过劳则气耗，过逸则气滞，均不利于健康。故养生之道，需要"常欲小劳"，适当运动、劳动，使气血畅通、筋骨强健，有利于身心健康。

《备急千金要方》指出："冬不欲极温，夏不欲穷凉，不欲露卧星月，不欲眠中用扇。大寒大热、大风大雾，皆不欲冒之"（《备急千金要方·养性序》）。意思是说，冬寒之时，不能贪图过于温暖；夏热之时，不能贪图过于凉快，不可夜卧室外，也不可睡眠当风。大寒大热，大风大雾，均要小心。

善养生者，当顺四时而适寒温。冬季三个月，当寒则寒，不可畏其寒而过于贪温，以免皮毛开泄而损伤阳气；夏季三个月，当热则热，不可畏其热而过于贪凉，以免汗孔闭塞而郁热伤阴。不可室外露宿，不可睡眠当风，慎防风、寒、湿诸邪侵袭人体（中医学认为睡眠时，人体卫外抗邪能力相对低下）。此外，非时之寒

传统养生之道 与 现代健康生活

暑或气候之剧变,均应注意避免,而不可贸然触犯。所有这些,均为养生之正道。当今之时,居家、商店、车内空调普及,当寒不寒,该热不热,人多贪图一时之快,殊不知,此等状况,对健康极为不利。

《千金翼方》指出:"善养老者,非其书勿读,非其声勿听,非其务勿行,非其食勿食"(《千金翼方·养老大例》)。该书由唐代著名医家孙思邈晚年所撰。全书30卷,其中12～15卷专述养生长寿之道,集中体现了古代延年益寿学说同防治疾病相结合的特色。意思是说,擅长养老的人,不该读的书籍不读,不当听的言语不听,不是紧要的事情不干,不宜服食的食品不吃。

年迈之人,体力、精力渐趋不支,心理承受能力、消化吸收能力渐趋减弱,所以,尽量减少心理负担和减轻胃肠负担,是养生保健必须做到的。

《外台秘要》指出:"人生寿夭,虽有定分,中间枉横,岂能全免,若调摄会理,或可致长生"(《外台秘要·产乳序论三首》)。定分,由先天禀赋所定的体质倾向及自然寿命。该书由唐代医家王焘编著,保存了大量唐以前的医学文献,为发掘中医宝库提供了极为宝贵的资料和考察依据,其间同样也存有大量养生理论。意思是说,个人自然寿命的长短,虽然主要取决于先天禀赋,但后天一生之中,如生活起居、劳逸饮食、精神情志乃至于各种疾病伤害等对生命过程的负面影响,也不能忽视。如果能够注意日常的保养调摄,均有助于身心健康、延年益寿。

从中医体质学说看,先天禀赋无疑是十分重要的,体质的强弱,寿命的长短,可能罹患何病,预后转归如何,多与一定的禀质相关。但从临床医学及养生保健角度看,后天因素同样重要。先天有所不足或有所偏颇者,唯有通过后天的调摄、调养,才有可能予以一定的弥补、调整。既然先天已经"定分",所以后天的努力显得更为积极、更为主动。即所谓"后天之功,居其强半"。

《保生要录》指出:"腰腹下至足胫,欲得常温;胸上至头,欲得稍凉。凉不至冻,温不至燥"(《保生要录·论衣服门》)。该书由宋代医家蒲虔贯所撰,为养生学专著,全书分作八门类:养神气门、调肢体门、论衣服门、论居处门、论药食门、果类、谷菜类、肉类。论述平易简明,切于实用。意思是说腰腹以下至足胫应注意保暖,而胸胁以上至头部应稍稍偏凉。但应该注意,凉不至冻,温不至热。如若违反这一规律,衣着上热而下寒,久之有损健康。中医阴阳学说认为,上为阳、下为阴;热为阳,寒为阴。胸上至头为阳,腰腹以下为阴。故胸上至头阳热充足、多气多血,腰腹以下相对而言,则阳热少而阴寒盛。阴阳协调,寒热均匀,形神恬静,则疾病不生,寿年自永。

《寿亲养老新书》指出:"一者少言语养真气,二者戒色欲养精气,三者薄滋味养血气,四者咽津液养脏气,五者莫嗔怒养肝气,六者美饮食养胃气,七者少思虑养心气。人由气生,气由神住,养气全神,可得真道"(《寿亲养老新书·保养》)。津液,此指唾液。嗔,抱怨憎恨。该书由元代邹铉在北宋医家陈直所著的《养老奉亲书》基础上修订续增而成,是我国现存早期的老年病学、养生保健学的重要专著,对后世医家、养生学家影响很大。意思是说,少些闲言碎语,有助于保养元气,这是其一。做到节制色欲,有助于保养肾气,这是其二。能够清淡饮食,有助于充养血气,这是其三。经常吞咽口津,有助于涵养脏气,这是其四。遇事不必怨怒,有助于宣养肝气,这是其五。平素以食为美,有助于滋养胃气,这是其六。不可多思善虑,有助于调养心气,这是其七。人有赖于气而生成,气有赖于神而保全,若能注意保养元气,顾全精神,才算是领悟了养生保健的真谛。

七者之中,唯"咽津液"对养生保健的作用多不为人所重视。中医学认为,唾液能滋养五脏六腑。养生学家把唾液称之为"金津玉液"。《黄帝内经》指出:"脾主涎""肾主唾"。唾液与脾肾二脏密切相关。明代龚居中《红炉点雪》指出:"津既咽下,在心化血,在肝明目,在脾养神,在肺助气,在肾生精,自然百骸调畅,诸病不生。"可见,咽津对于人体健康长寿、摄生保健起着重要作用,故古有"叩齿吞津保健法",在叩齿过程中,口腔唾液增多,随时咽津以充盈肾精,久而久之,元气充沛,便可身轻体健,气色明润,是气功导引中重要的补肾之法。现代医学研究也证明,唾液中有许多与生命活动有关的物质,切不可随意弃之。

《素问病机气宜保命集》指出:"形欲常鉴,津欲常咽,体欲常运,食欲常少"(《素问病机气宜保命集·原道论》)。该书由金代医家刘完素撰著,该书于"医理总论"中有"原道""摄生""气宜"等篇,其间涉及众多养生内容。意思是说,形体经常自察,密切关注形体有无异常变化。牙齿经常叩击,舌顶上腭,积存口津,分次咽下。肢体经常运动，借此运行气血，疏通经脉。饮食不能过量，切忌暴饮暴食，或长期摄入过多。

形体的胖瘦盛衰，虽与其禀赋遗传直接有关，但也每为生理病理状态的外在表现。中医学中有"形胜于气者夭，气胜于形者寿"之说，前者多指虚胖而无力之人，后者多指清瘦而有神之人，可见"形欲常鉴"在今天仍有重要意义。"津欲常咽"，是传统导引术中的重要内容，持之以恒，必有益处。"体欲常运"，适当运动，有益健康，自不待言。"食欲常少"，确系众多长寿老人的养生之术。

《寿世保元》指出："养生之道，不欲食后便卧及终日稳坐，皆能凝结气血，久即损寿"（《寿世保元·饮食》）。该书为明代内府大御医龚廷贤所撰，为临床综合类医籍，其中不乏养生之道和老年医学的内容，且切合实用，颇具特色。意思是说，整日久坐不动，不利于气血流通，不利于脾胃纳运，若习以为常，久必损伤正气，变生多病，而暗损寿命。

终日稳坐的现象，想必今甚于古。文职人员、公务人员、科教人员乃至于迷恋网络、迷恋影视之人，多整日与电脑、电视为伴，缺乏体力劳动，缺乏必要运动，"凝滞气血，久即损寿"，在所难免。

《退庵随笔》指出："人勤于体者，神不外驰，可以聚神；人勤于智者，精不外移，可以摄精"（《退庵随笔·卷十二》）。该书由清代闽人梁章钜所著，梁氏兼采众长，注重学养，风骚并举。梁氏虽非医家，然在其文学作品中也有少许养生内容。意思是说，人在劳动、运动时，多专心致志，神不外驰，可谓集神。人在思维、用脑时，多全神贯注，精不外移，可谓摄精。

心藏神，为五脏六腑之大主，聚神有利于养心。肾藏精，为人体先天之根本，摄精有利于养肾。古代养生家十分强调动静作息之机，要动中有静，静中有动。体欲常劳，劳则勿过。脑欲常思，思则毋妄。动静之义，最费斟酌。

《寿世青编》指出："养生者，发宜多梳，面宜常擦，目宜常运，耳宜常簧，舌宜抵腭，齿宜常叩，津宜常咽，背宜常暖，胸宜常护，腹宜常摩"（《寿世青编·修养余言》）。该书由清代医家尤乘编著，主要辑录前贤养生之论。意思是说，注重养生之人，平素头发宜经常梳抓，面部宜经常搓擦，眼睛宜经常转动，舌头宜经常抵腭,牙齿宜经常叩击,唾液宜经常下咽,背部宜注意保暖,胸部宜注意保护,腹部宜经常按摩。

养生之道,无处不在。科学的养生,必须从日常生活做起。常梳发,有利于头皮血液运行;常擦面,有利于颜面气血流通;常运目,有利于消除视觉疲劳;(舌)常抵腭,利于口中生津助化;常叩齿,有利于齿龈坚固;常咽津,有利于津液保存;常暖背,以防外邪入侵;常护胸,以防外力损伤;常摩腹,有利于胃肠蠕动。

五 饮食有节——民以食为天,药补不如食补

李时珍在《本草纲目》中就有"民以食为天""药补不如食补"这两句养生名言。然食物对于人体健康是一把双刃剑。《黄帝内经》将其喻为:"水能载舟,亦能覆舟。"指出"阴之所生,本在五味;阴之五宫,伤在五味"。意为人体赖以生存的阴精,来源于饮食五味;蓄藏阴精的五脏(五宫),其损害的祸根也在饮食五味。

事实证明:饮食不当可引起多种疾病,如儿童佝偻病、缺铁性贫血及高血压、冠心病、糖尿病、痛风、脂肪肝、肥胖症等。当今上述疾病的发生率上升与现代快餐食品的"三高"(高热量、高脂肪、高盐分)、"三低"(低矿物质、低维生素、低纤维素)并存的特点有关。

《黄帝内经》指出:"肥者令人内热,甘者令人中满"(《素问·奇病论》)。肥,指肥厚之味。甘,指甜腻之物。中满,即指腹部胀满。意思是说,饮食过于肥厚,易致火热内生;饮食过于甜腻,易致脘腹胀满。

验之于当今社会,长期饮食肥厚之人,以致营养过剩,形体胖盛,血脂、血压、血糖偏高,而见面红目赤、烦躁易怒、口干便秘、舌红少苔等症,属中医"内热"之象。嗜食甜腻之物者,亦复不少,巧克力、冰激凌及多种饮品、糕点之类,均为"甘者"。甘能生湿,湿易伤脾,易阻气机。故多食甜品,易见纳呆腹胀、便溏不畅、舌苔黏腻,属中医所谓的"中满"之征。由此可见,古训不欺来人。

《黄帝内经》指出:"五谷为养,五果为助,五畜为益,五菜为充,气味合而服之,以补精益气"(《素问·藏气法时》)。五谷,指粳米、大豆、小豆、麦、黄黍。五果,指桃、李、杏、栗、枣。五畜,指牛、羊、猪、鸡、狗。五菜,指葵、藿、薤、葱、韭。

意思是说，人要维持正常的生命活动，有赖于五种谷物的营养，五种水果的助养，五种畜肉的补养，五种蔬菜的充养。五谷、五果、五畜、五菜，也有四气（寒、热、温、凉）五味（酸、苦、甘、辛、咸）之分。四气与五味的合理配置，合理服食，有助于补益精气，强壮身体。

五谷泛指一切粮食，五果泛指一切水果，五畜泛指一切荤腥，五菜泛指一切蔬菜。当今社会，由于需要追求产量和更丰富的食品种类，因此农药、生长激素被广泛使用，转基因、反季节食物的普遍存在，使人们得不到充足的天然的、绿色的、有机的食品，成为现代人饮食安全的一大隐患。人们渴求通过政府干预、行业监管等一系列措施，减少农药、生长激素等的使用，希冀食品原料和制成品等尽可能做到绿色无害。

《吕氏春秋》指出："大甘、大酸、大苦、大辛、大咸，五者充形则生害矣"（《吕氏春秋·季春纪》）。意思是说，饮食过于甘甜、过于酸涩、过于苦寒、过于辛热、过于咸味，此五者进入体内容易损害健康。

五味偏嗜，自古以来视为养生保健之大忌。今天随着食物的不断丰富，菜肴的不断丰盛，五味偏嗜的现象更趋普遍。《吕氏春秋》的告诫，应该引起我们的高度警惕。

《养性延命录》指出："百病横夭，多由饮食。饮食之患，过于声色。声色可绝之逾年，饮食不可废之一日。为益亦多，为患亦切"（《养性延命录·教戒篇》）。意思是说，百病丛生，多由于饮食而起。饮食不当对身体带来的损害，甚于淫声美色。因对淫声美色的隔绝，可以过月逾年，而对饮食的需求，一日不可废弃。人生从饮食获益越多，其可能招致的危害也就越重。

饮食营养是生命活动得以正常维持的主要物质来源，而饮食失当又是多种疾病产生的根源所在，早在《黄帝内经》就用"水能载舟，亦能覆舟"比喻饮食对于生命活动的双向作用。

《备急千金要方》指出："安身之本，必资于食，救疾之速，必凭于药"（《备急千金要方·食治》）。意思是说，维持生命，强健身体，必须依赖食物。治疗疾病，救人于命，必须凭借药物。

人体生命活动的正常维持，有赖于食物营养，古称"水谷精微"。药食同源，药食同理，轻微疾病或某些疾病的起病之初，也可借助某些"亦食亦药"的食物予以治疗，中医学称其为"食疗"。但"食疗"不能包治百病，有病主要靠药物救治。总体而言，我们既不能只重视病时的药物治疗，而忽略平时的食养食疗，也不能用"食疗"来代替药疗。"安身之本，必资于食，救疾之速，必凭于药"，可谓千金要言。

《备急千金要方》指出："善养性者，必饥而食，先渴而饮，食饮欲数而少，不欲顿而多"（《备急千金要方·道林养性》）。意思是说，善于修养身心的人，必须待有饥饿感后才进食，已有口渴感后才饮水。或食或饮，宜频次多而数量少，不宜一次摄入过多。从原文的语言环境及所涉内容看，这一告诫主要是针对年迈或脾胃虚弱之人。年迈之体，消化功能多现生理性减退。脾胃有病，受纳运化能力势必受到影响。因此，这些群体十分需要"少食多餐"，这样既有利于消化吸收、保护脾胃功能，又能及时补充饮食营养及必要水分。

《仁斋直指方论》指出："调脾胃为医中之王道，节戒饮食乃却病之良方"（《仁斋直指方论·病机赋》）。该书为南宋医家杨士瀛编撰，虽为介绍内科杂病证治为重点的临床综合性医书，但书中也不时有养生之论。意思是说，脾胃为后天之根本，气血之化源，故"调脾胃为医中之王道"。饮食有节，则脾胃无伤，既有利疾病的预防，也有利于疾病的康复，故"节饮食为却病之良方"。

中医学历来重视顾护脾胃之气，因脾胃一虚，水谷精微化生不足，气血津液资源匮乏，人体生命功能减弱，中医强调"有胃气则生，无胃气则死"，民间也有"人是铁，饭是钢""四十以前胃养人，四十以后人养胃"的说法，均是强调保护脾胃功能对于养生保健、延年益寿的重要性。

《寿亲养老新书》引用宋代诗人邵雍的名言指出："爽口物多终作疾，快心事过必为殃"（《寿亲养老新书·防病诀》）。意思是说，美味的食品食之过多，终究酿成疾病；行乐的事情享受过多，必将招致祸害。

美味可口或个人嗜好之物，食之过多，多可伤及脾胃，而脾胃一伤，百病由生。过度行乐或暴喜暴乐之事，受之过多，多可伤及心神，而心神散荡，多生祸害。脾为"后天之本"，心为"君主之官"，爽口物多，快心事过，多致心脾两伤，由此而累及形神，伤及天年，在所难免。

《饮膳正要》指出："酒少饮尤佳，多饮伤神损寿，易人本性，其毒甚也。醉饮过度，丧生之源"（《饮膳正要·饮酒避忌》）。意思是说，少量饮酒，对身体大有益处，但多饮、过饮则容易伤神损寿，且最易改变人的本性，其对身体的毒害十分严重。醉酒过度，实为伤身之源。

酒为百药之王，不少中药需用酒来炮制，有些处方煎煮时尚须加入适量的酒。适量饮酒，有助于温通经脉，畅行气血，消除疲劳，促进睡眠。平素聚会，酒又是营造气氛的调节剂，似不可少。但饮酒切不可过量，过量则伤身，过量则乱性，过量则损寿，这是人所共知的。然而，在现实生活中，劝酒之风盛行，酗酒之人不少，这一酒文化中的不良风气应当予以摒弃。为了他人健康，劝酒须文明。为了自身健康，饮酒莫过量。

《格致余论》指出："五味之过，疾病蜂起"（《格致余论·饮食箴》）。该书由元代著名医家朱震亨所著，是我国最早的一部中医医话专著。该书卷首即有"饮食箴""色欲箴"两篇，论述食、色的摄养要点。意思是说，饮食五味，不宜偏嗜，否则就会酿生各种疾病。

中医学认为，五味与五脏，各有其亲和性，如《素问·至真要大论》曰："酸先入肝，苦先入心，甘先入脾，辛先入肺，咸先入肾。"如果五味偏嗜，就会使五脏之气偏盛偏衰，此谓"气增而久，夭之由也"。由五味偏嗜导致的疾病是一个渐变的过程，故养生之人，不能偏嗜五味，以防变生疾病。

《医宗金鉴》指出："胃气旺则五脏受荫，胃气伤则百病丛生"（《医宗金鉴·四君子汤》）。胃气，泛指脾胃功能。受荫，受到恩泽、庇护。该书是清代太医吴谦等负责编修的一部综合性医书。意思是说，脾胃气旺，则五脏得其滋养而身体康健。脾胃气衰，五脏失于充养而百病丛生。

脾胃之气的盛衰，关系到整个人体的功能状态，乃至生命存亡，故凡欲治病，必须时刻注意顾及脾胃之气。人受气于水谷，而水谷由胃受纳，初步消化，再由脾经运化而为精微，并将其转输全身，营养诸脏。若脾胃虚弱，则水谷精微不足，气血生化乏源，久而久之，有损健康，危及生命，在所难免。

《随息居饮食谱》指出："凡人饮食，盖有三化：一曰火化，烹煮熟烂；二曰口化，细嚼慢咽；三曰胃化，蒸变传运。二化得力，不劳于胃"(《随息居饮食谱·水饮类》)。该书是清代医家王孟英编撰，共分为水饮、谷类、调和、蔬食、果食、毛羽、鳞介等七个部分，收入日常饮食品类330余种，对保健、保养及疾病防治均具有较高的参考价值和借鉴作用。意思是说，大凡人饮食的受纳、运化、吸收、转输过程，有赖于"三化"：一是"火化"，强调饮食要注意烹调，根据不同饮食物而掌握其烹调方法、火候特点、烹饪时间，做到既美味可口，又容易消化吸收；二是"口化"，强调进食时应细嚼慢咽，不可匆忙进食或暴饮暴食而损伤脾胃功能，有碍消化吸收；三是"胃化"，强调脾胃对饮食物受纳腐熟、消化吸收、转运输布的重要作用。如果前"二化"得时、得法，无疑能起到保护脾胃功能的作用。

火化→口化→胃化，是确保饮食物正常摄入、消化、吸收全过程中的三个重要环节。当今社会，"三化"问题层出不穷。先说食物"火化"，生冷食品、垃圾食品，充斥饮食市场。再说食物"口化"，匆忙进食、暴饮暴食，司空见惯。至于食物"胃化"，有多少人唯图口福，不顾脾胃，以致伤及被称为"后天之本"的脾胃功能。而且，由于"口化""火化"不恰当、不地道而伤及"胃化"者，更是容易忽略而不被重视。我们应该从养生保健角度，高度重视饮食烹调和饮食习惯。

《随息居饮食谱》指出："粥饭为世间第一补人之物"(《随息居饮食谱·谷食类》)。粥饭，即指粥。意思是说，粥最易消化吸收，对于年迈体弱或久病初愈之人，食之大有裨益，故谓其"世间第一补人之物"。

我国人民自古就有食粥的习惯，仅据文献记载就有两千多年的历史。相传粥最早由黄帝始创，并经过历代饮食实践，粥的制作方法不断发展，种类极为丰富，尤其是历代医家所研制的各种食养食疗药粥更具养生特色。清代著名文学家袁枚著有《随园食单》一书，在论及粥时指出："见水不见米，非粥也；见米不见水，非粥也。必使水米融洽，柔腻如一，而后谓之粥。"若以原料不同言之，可将粥分为米粥、面粥、麦粥、豆粥、菜粥、花粥、果粥、乳粥、肉粥、鱼粥及各种食疗药粥等。清代黄云鹄在其《粥谱》中还谓粥于养老最宜：一省费，二味全，三津润，四利膈，五易消化，对食粥养生大力推崇。陆游也极力推荐食粥养生，认为常食粥能延年益寿,并专创一首著名的《食粥诗》,诗中写道:"世人个个学长年,不思长年在目前。我得宛丘平易法,只将食粥致神仙。"

《寿世青编》指出:"食后须行百步多,手摩脐腹食消磨"(《寿世青编·孙真人卫生歌》)。消磨,即消化食物之意。意思是说,饮食之后务多散步,手摩脐腹能助消化。饭后散步是一种缓慢运动、有氧运动,有利于胃肠蠕动,有利于食物的消化、吸收。民间谚语"食后百步走,活到九十九",强调饭后散步可延年益寿。食后摩腹,更能直接促进腹部气血运行和胃肠蠕动功能,有助于饮食物的消化吸收,至今仍为养生人士所沿用。饭后散步和食后摩腹,既容易做到,又收效明显,对于中老年人及脾胃虚弱的人尤为适合。

六 房事摄养——阴阳交则物生,阴阳隔则物杀

房事摄养,指根据人类生理、心理特点,调节男女性事活动,和谐夫妻房事生活,以达到强身健体、延年益寿的养生行为。

性爱活动,本属正常。性,是人类与生俱来的天性、本能,其与人们的生活质量、情感活动及健康水平息息相关,即所谓"食、色,性也"(《孟子·告子》),意为色欲、性欲,乃人之不可违背的自然本性。古人云"阴阳交则物生,阴阳隔则物杀",强调男女没有适当的交合行为则违背阴阳之道。《素女经》亦曰:"男女相成,犹天地相生也,天地得交会之道,故无终竟之限。"古代养生家正是以阴阳之道为基准来研究人类的性爱活动,并将其作为养生益寿的重要原则,推广应用于诸多方面。

《黄帝内经》指出:"以酒为浆,以妄为常,醉以入房,以欲竭其精,以耗散其真,不知持满,不时御神,务快其心,逆于生乐,起居无节,故半百而衰也"(《素问·上古天真论》)。意思是说,不懂得养生的人,把酒当作琼浆似的贪饮无度,将恣意妄为的生活视为正常,醉后肆行房事,纵情色欲,以致精气竭尽,元气耗散,不知道保持精气的充盈,不明白保养精神的道理,只为追求一时之快,违背了养生的真正乐趣,起居没有一定的规律,所以50岁左右就明显衰老了。

中医理论认为,肾中精气的盛衰直接影响人的健康与寿命,故惜精、养精、固

精,历来认为其系养生防衰的关键所在。节欲保精,因此也成为房事养生的基本准则。欲不可禁,也不可纵,如是则精气持满,精足则神旺,神旺则寿增。欲念太过,施泄无度,肾精亏耗,容易引发早衰,出现齿摇发疏、腰酸膝软、尿意频数、健忘耳鸣、男子阳痿早泄、女子性淡经乱等症。酒色无度,肆意妄为,唯图其乐,不知养神,以致伤及身心,促其短命者,在现实生活中仍时有所闻。

《素女经》指出:"人之所上,莫过房欲。法天象地,规阴矩阳。悟其理者,则养性延龄;慢其真者,则伤神夭寿"(《素女经·洞玄子》)。上,通"尚",即崇尚。法天象地,以天地自然为法则。规阴矩阳,以阴阳之道为规范。该书作者不详,据后人考证,可能成书于战国至两汉之间,并在魏晋六朝民间流传修撰,是至今保存得最为完整的一部房中术专著。意思是说,房室之欲,是人类最为崇尚的生理要求。性事活动应以自然为法则,以阴阳为规范。若能通晓此理,并依此而行,则有利于养性延年;如果轻慢其理而贪色纵欲,则可伤神折寿。

孟子有云:"食、色,性也。"性事活动是人类的本能需求、情感需求、衍宗需求,不可回避,也无可厚非。但人类的性事活动又明显地受到人文道德的制约,受到民族风尚的影响,即涉及今日所言的性文化、性观念、性道德的诸多问题。从养生保健角度而论,性事活动不可不及,也不能太过,因人而异,因情而定。健康的性爱可以增进男女双方的情感,促进身心愉悦,鼓舞乐观向上,利于养生保健。反之,放纵施欲,又为伤害身心之利剑。

《素女经》指出:"天地有开阖,阴阳有施化。人法阴阳随四时,今欲不交接,神气不宣布,阴阳闭隔,何以自补"(《素女经·至理》)。意思是说,天地自然有升降开合,阴阳变化能输布化生。人的生命活动、生理功能也取法于阴阳四时变化。若想隔绝男女交合,势必神志气机得不到应有的疏泄宣发,如此阴阳隔阻,何谈禁欲以自补呢?

欲不可纵,但也欲不可禁。从养生角度看,满足正常的性欲要求,是和泰阴阳、顺应人欲、舒缓情志、宣泄气机的生理需要。由此可见,禁欲以自补的说法,对于一般人而言是不可取的。

《神仙传》指出:"上士别床,中士异被,服药百裹,不如独卧"(《神仙传·彭

传统养生之道 与 现代健康生活

祖》)。百裹，指百副、百包。该书由东晋医家葛洪撰。葛洪自谓因弟子滕升问及古仙之有无，乃作此书。意思是说，《神仙传》引用古代寿星彭祖的话说：通晓养生的人，夫妻别床而卧。稍懂养生的人，夫妻异被而睡。调补之药，服食再多，也不如相对独卧。

此言"独卧"，意在能使神清气定，耳目不染，易于控制情欲，利于保健延年。"独卧"的告诫，当是有所指的，如对于情欲旺盛的青壮年、高龄肾亏的老年人以及正值经期孕期的女子、患有慢性疾病或病后康复期间的患者，应适当改变既往夫妻同床的生活常规，异被、别床，乃至分室颐养，以清心寡欲，养精固正，具有一定的养生意义。

《三元延寿参赞书》指出："才不逮强思之，力不胜强举之，伤也甚矣，强之一字，真戕生伐寿之本。夫饮食所以养生者也，然使醉而强酒，饱而强食，未有不疾以害其身，况欲乎？欲而强，元精去，元神离，元气散，戒之"(《三元延寿参赞书·欲不可强》)。该书由元代李鹏飞著，为道教养生专著，强调若能固精气、常起居、节饮食，则可延寿。意思是说，就性事活动而言，若其功能、能力不能胜任时，勉强思念，勉强行房，其对身心健康的伤害是不可小视的。勉强而为，实在是有损健康、有损天年的重要因素。犹如饮食虽然可以充养身体，但若酒醉状态还强行饮酒，饱食状态还强行进食，同样也会罹患疾病、伤害身体，更何况性事活动。性事功能无力胜任时，过多欲念，勉强行房，最易伤及人体最重要的精、气、神。有鉴于此，切切慎之戒之。

人之性爱之欲，行房之举，应量力而行。顺之则有益于身心健康，逆之者不利于养生保健。《医方类要·养生门》有言："房中之事，能杀人，能生人"，强调性事活动对健康的双向作用。原文指出的"才不逮强思之，力不胜强举之"对健康的危害，有甚于"醉而强酒，饱而强食"，此言确有见地。

《三元延寿参赞书》指出："男子破阳太早，则伤其精气；女子破阴太早，则伤其血脉"(《三元延寿参赞书·欲不可早》)。破阳，指男子首次性生活。破阴，指女子首次性生活。意思是说，男女性事活动和婚育年龄不可过早，男子过早，易伤精血；女子过早，易伤血脉。

男子以肾为先天，以精为本。男子必待肾精充盈，方可论婚娶，行房事，否则伤肾损精，不利养生。女子以肝为先天，以血为本。女子必待血气充足，方可论婚嫁、言生育，否则伤肝竭血，有害健康。故早在《论语》就告诫："少之时，血气未定，戒之在色。"强调青少年正处于生长发育的阶段，切不可过早行房事。

　　《抱朴子·内篇》指出："人复不可都绝阴阳，阴阳不交，则坐致壅阏之病，故幽闭怨旷，多病而不寿也；任情肆意，又损年命。唯有得其节宣之和，可以不损"（《抱朴子·内篇·释滞》）。绝阴阳，隔绝性事活动。阏，通"淤""瘀"，指阻滞不畅。幽闭，指对女犯施行的宫刑。怨旷，指成年未婚配之人，女性称"怨女"，男性称"旷夫"。意思是说，人是不可以不分有无疾病，是否年迈，一概隔绝性事生活的。若缺乏适当的男女交合，长此以往，就会气血瘀滞而罹患疾病。男女长期缺乏性事活动的，往往多病而难能长寿。但若任情肆意，色情纵欲，又会伤肾竭精，有损天年。唯有保持合理的、适度的性事活动，才能宣通气血，和悦情志，有利于健康，有益于延年。

　　男女阴阳交合不能人为地压抑，根本的方法是要遵守一定的法度。唐代医家孙思邈《备急千金要方·房中补益》写道："男不可无女，女不可无男。无女则意动，意动则神劳，神劳则损寿……强抑郁闭之，难持易失，使人漏精尿浊，以致鬼交之病，损一而当百也。"孙氏的提法是合乎实际的。长期隔绝性事活动的成年男子往往易发生遗精、滑精、精浊等病，其原因是意动神摇、精失闭藏所致。

　　关于女子，失其正常的交合亦会致病。《妇科玉尺·月经》写道："愆期未嫁之女，偏房失宠之妾，寡居之妇，庵院之尼，欲动不能遂，感愤不得言，多有闭经之疾。"可见违背人的正常生理需要，强行压抑情感是有害的。关于这方面的道理，《三元延寿参赞书·欲不可绝篇》指出："男子以精为主，女子以血为本，故精盛则思至，血盛则怀胎。若孤阳绝阴，独阴无阳，欲心炽而不遂，则阴阳交争，乍寒乍热，久而成劳。"可见，男女双方的性欲望、性要求得不到正常的舒展，受到过度压抑，就会损害健康。无论是从人的正常生理需要分析，还是从养生防病方面衡量，人的性欲望、性要求是不宜完全戒绝的。显然这个主张与禁欲主义是水火不相容的，一组调查资料表明，终身不婚与已婚者的平均寿命相比，后者比前者长。足见古人的见解既合乎人情，也包含科学道理。事实上有节制的房事有益于男女双方健康，被誉为长寿的秘诀。

《景岳全书》指出:"阴阳之道,合则聚,不合则离,合则成,不合则败。天道人道,莫不由之,而尤于斯道为最"(《景岳全书·妇人规》)。阴阳,此特指男女性事活动。该书为明代著名医家张景岳所著。书中有"妇人规"一篇,专论夫妇子嗣及夫妇关系。意思是说,男女性事活动的和谐之道,在于情投意合,双方均有情趣意愿时交合,若无此意愿时不宜交合。唯有情投意合,方能提升性事活动的质量,不能情投意合容易出现性事活动的失败。天道人道,其成败如何,无不如此,何况男女性事活动是最需要双方和谐的。

有助于身心健康的房事之道,最为关键的因素即在于"和"。所谓"和",就是指男女的两性生活必须是包括情感、身体在内的多方面的协调配合,达到水乳交融、和谐一致。夫妻双方只有在互相尊重、互相信任、互相体贴、互相忠诚的基础上,才能达到情感的升华、婚姻的美满。

《勿药元诠》指出:"男子二八而天癸至,女人二七而天癸至。交合太早,断丧天元,乃殀之由。男子八八而天癸绝,女人七七而天癸绝,精血不生,入房不禁,是自促其寿算"(《勿药元诠·色欲伤》)。天癸,肾中精气发展至一定阶段所产生的与生殖功能有关的一种物质。该书由清代医家汪昂所著,载有"养生颂""金丹秘诀""保健十六宜"等养生功法十余种,对房事养生也有精辟论述,至今仍被医学家和养生家沿袭应用。意思是说,男子16岁前后产生天癸,女子14岁前后产生天癸。男女交合太早,会损伤肾中精气,成为伤及寿命的缘由。男子64岁前后天癸将绝,女子49岁前后天癸将绝,男精女血衰少之时,若不能节制房事,是伤身损寿之举。

《素问·上古天真论》对女子"一七"至"七七"、男子"一八"至"八八"的不同年龄阶段的生理功能、生殖能力及性欲状态有详尽描述。《黄帝内经》原文强调了肾气的盛衰与人体生、长、壮、老、已的密切关系。女子14岁、男子16岁左右,由于肾中精气开始充盛,由此而派生一种与生殖功能直接有关的物质——天癸,在天癸的作用下,女子开始出现月经,男子开始出现遗精现象,由此而初步具备生育能力。女子49岁、男子64岁前后,肾中精气进一步衰竭,天癸消失,男女生殖功能明显减退乃至消失。可见,肾中精气对于机体的生长与发育,乃至性事功能和生殖功能的成熟与维持,有着至关重要的作用。青年男女,交合不宜太早,年老之人,交合不可过频,古人对此颇为强调,从养生保健角度看,这一认识不无道理。

附 中医养生文化发展简史

养生,古亦称摄生、治身、道生、卫生等。老年人延缓衰老之养生,又称寿老、寿亲、寿世、养老等。数千年的中医药发展史,载录着无数古圣先贤对养生保健、延年益寿的丰富经验及学术成就。以下阐述养生的学术发展历史及养生的特色。

1. 养生的学术发展历史

(1)远古时期 早在秦汉时期的医学经典《黄帝内经》就有关于上古之人养生之道的记载:其"能形与神俱,而尽终其天年,度百岁乃去"。意思是说远古时期的先民,懂得养生事宜,故能保持形神的健全和谐,命长百岁而获天年。

追溯旧石器时期,由于火的发明,改变了先民的食性,熟食便是食养、食疗、灸熨的起源。新石器时代,先民已能磨制石器、骨器,因此又有了砭石、石针的应用。先民在采集、狩猎之时,听百鸟之鸣,闻松涛之声,观禽兽之姿,渐感于心,随动于情,模而仿之,便是音乐、歌舞、导引的发端。

殷商的甲骨文就有"沐""浴""寇帚"的文字记载,表明奴隶社会时期已重视个人卫生和环境卫生。甲骨文中尚有"疾言"(语言障碍)、"疾耳"(听力障碍)、"疾首"(头部疾患)以及使用针灸、按摩、导引、热熨等进行防病治病的记载。

(2)先秦时期 春秋战国时期,医学知识大有发展,其中不乏养生保健的精辟论述。如《老子》认为"虚其心,实其腹,弱其志,强其骨",才是"根深蒂固,长生久视之道"。《庄子》则说"吹呴呼吸,吐故纳新,熊颈鸟伸,为寿而已矣"。《管子》指出"精存自生,其外安荣,内藏以为泉原"。《吕氏春秋》将运动喻为"流水不腐,户枢不蠹"。诸子之说,可视作调神、纳气、存精、炼形等养生理论的萌芽。而"天人相应"的养生法则,早在诸子之说中就有蕴含。如《老子》指出:"人法地,地法天,天法道,道法自然。"

(3)秦汉魏晋时期 《黄帝内经》的问世,奠定了中医养生学的理论基础,其所载的"不治已病治未病""正气存内,邪不可干""恬淡虚无,精神内守,病安从来""人以天地之气生,四时之法成"等均成为中医养生名言。《黄帝内经》中广泛应用针刺、灸焫、气功、按摩、温熨,以及阳光、空气、饮食、运动、时序、色彩、音乐、气味、声音等以却病延年,对后世养生学的发展,具有深远影响。

《三国志》记载了华佗的运动养生观:"动摇者谷气得消,血脉流通,病不得生。"他还创制了五禽戏,具有动静相兼、刚柔相济的特点。这一时期,已有养生学之专著、专论问世,如晋代葛洪的《抱朴子·内篇》、嵇康的《养生论》、北齐颜之推的《颜氏家训·养生篇》、陶弘景的《养性延命录》等。诸书诸论都提倡养生重在保精、养气、调神,主张浴阳光、弃厚味、薄名利、节色欲、饮清泉、服补药。

(4)隋唐时期　养生之术至隋唐大有发展,隋代巢元方所撰《诸病源候论》中有养生专论"补养宣导法"。被后世奉为"药王"的唐代医家孙思邈《备急千金要方》也有养生专篇"养性",其吸取了《黄帝内经》、扁鹊、华佗、葛洪及诸子百家的养生思想与成就,成为这一时期最具代表性的养生专论。

有学者归纳孙思邈养生要点有五:一是陶冶性情,主张"耳无妄听,口无妄言,身无妄动,心无妄念",以保持情绪稳定,增强生命活力。二是生活有常,做到劳逸结合,起居有节,寒温适度,以顺应自然。三是饮食清淡,主张少食大荤厚味,避免过饥过饱,认为享受太丰,每为疾病、夭寿之因。四是动静结合,指出安居不动易致经脉壅塞,故倡"摇动肢体,导引行气"。其所采用本土的"老子按摩法"和异域的"天竺国按摩法",简便易行,几乎包括了全套"八段锦"动作。五是食药补养,常采用牛乳、黑芝麻、黄芪、白蜜、枸杞等药食补养身体。孙氏认为,神仙之道不可致,养生之术当可行,使养生之术从虚无缥缈之说中解脱出来。其自身既言之,亦行之,寿至百岁有余,成为医学史上的寿星。"安者非安,能安在于虑亡;乐者非乐,能乐在于虑殃",这便是孙氏"安不忘危"、防患未然的养生箴言。

(5)宋金元时期　该时期的养生专著颇多,其他医著中养生专篇、专论更是时有所见。有总结养生经验,整理养生成就,使其更趋完善的;有积累养生新经验,创建养生新知识,使其不断发展的。

养生专著、专篇中,宋代李昉《太平御览·养生篇》、周守忠《养生类纂》《养生月览》、蒲虔贯《保生要录》、愚谷老人《延寿第一绅言》、陈直《养老奉亲书》《苏沈良方》中的"问养生""养生说";金元刘河间《舍身论》、丘处机《摄身消息论》、忽思慧《饮膳正要》,以及朱丹溪之养阴论、李东垣之脾胃论、张子和之攻邪论等,均具有代表性。

上述养生专著、专篇从不同角度,强调"未病先防""既病防变"的养生预防思想,深刻阐述精、气、神在寿夭健衰中的重要作用,对于淡饮食、和喜怒、慎四时、护脾胃、练功法、保真元等方面也均有全面论述。金元王珪（洞虚子）《泰定养生主论》更是提出养生当从幼年开始，并详细阐述自幼至老调摄有序的养生方法，认识到衰老是一个漫长的过程，卓有见地。其时，养生练功已成社会风尚，连诗人陆游《养生》中也有"两眦神光穿夜户，一头胎发入晨梳"的诗句，以描述其病后养生而致神采奕奕的状态。

（6）明清时期　明清时期的养生著作更趋实际，对唯心养生观多有抵触。如明代医家李梴《医学入门·保养说》指出：《黄帝内经》所言"精神内守""食饮有节，起居有常，不妄作劳"，是养生的正宗，力倡避风寒、节劳逸、戒色欲、正思虑、薄滋味、寡言语等颇为实用的养生法。

医学大家张景岳《类经·治形论》倡言"善养生，可不先养此形？"将养形作为养生之首务，颇为实在，颇具创见。龚廷贤《寿世保元》选载了不少抗衰延年方药，如"长春不老丹""扶桑至宝丹""八仙长寿丸"等，并提倡"诗书悦心，山林逸兴"充实了调补养生、娱乐养生、环境养生诸法。龚居中《红炉点雪》总结出"却病延年一十六句之术"，概括了古代气功导引之大要。龚氏还认为"歌所以养性情，舞所以养血脉"，明示轻歌曼舞具有良好的养生作用。明代高濂所辑《遵生八笺》从八大方面论述延年之术、却病之方，其内容之全面，资料之丰富，知识之广博，议论之深刻，在同类著述中实属罕见，今之喜好养生者仍大可一读。至清代，养生学术虽无大的进展，然养生专著甚多，据统计不下五六十种，其中曹廷栋《老老恒言》、汤灏《保生篇》、唐千顷《大生要旨》等，可谓其代表作。清代名医徐灵胎对人寿夭之因有独到见解，其在《元气存亡论》中指出，人之寿夭，"当其受生之时，已有定分"，已认识到先天遗传因素在个体自然寿命中的重要作用。

（7）近现代　19世纪中叶，中国逐渐沦为半殖民地半封建社会，由于受到民族虚无主义思潮的影响，中医学曾一度横遭摧残，传统养生学的发展也随之遭受严重阻力，不仅养生学著述骤减，而且崇尚养生的社会风尚也一度趋淡。

中华人民共和国成立后，党和政府大力扶持中医药学，养生学也因此得到发展。尤其是近年来随着全社会物质文明和精神文明的水平快速提高，养生受到广大民众越来越多的关注，养生学理论研究也不断取得进展。历代养生名著，包括儒、释、道等经史百家典籍被校勘注释后大量出版。在整理古代文献、总结养生经验，并结合现代研究的基础上，出版了为数众多的具有时代气息的养生学专著。学界积极开展学术交流活动，举办多种形式、多个系统的养生保健学术研讨会,全国中医院校多先后将"中医养生学"列入重要课程,以养生为专题的中外学术交流活动也日益频繁,有力推动了颇具中医特色的现代养生学的发展。

2. 养生的特色

(1)天人相应 老子所谓的"人法地,地法天,天法道,道法自然",指出了人处于天地之间,其生命活动与宇宙自然密切相关。中医养生学体现这一哲学思想,视天人相应为养生的最高境界。《吕氏春秋·尽数》指出:"天生阴阳,寒暑燥湿,四时之化,万物之变,莫不为利,莫不为害。圣人察阴阳之宜,辨万物之利以便生,故精神安乎形,而年寿得长焉",明确了根据自然变化规律,人可主动进行调摄,趋利避害,以获长寿。

《黄帝内经》亦有类似养生学思想,如《素问·阴阳应象大论》指出:"天有四时五行,以生长收藏,以生寒暑燥湿风;人有五脏,化五气,以生喜怒悲忧恐",明确了季节气候与精神情志相感应的关系。《素问·四气调神大论》更是专篇讨论由于四季气候变化而养生调神随之有别的具体内容。其中对起卧、穿戴、发型、饮食、情志、运动等均有明确提示。

(2)动静结合 动者属阳,静者属阴,动静相宜,阴阳协调,是生命变化的内在依据。中医学基于对动静的哲学认识,赋予其在生命科学中的具体内涵。

就人体的物质基础与生理功能的概括而言,人体可分阴精与阳气两大类。阴精主静,为人体营养之根源;阳气主动,为人体运动之根本。一阴一阳、一动一静,以维持生命活动的正常进行。其他如兴奋与抑制、清醒与睡眠、运动与静止、分化与合成等,均与阴阳动静的协调有关。诚如明代著名医学家张景岳《类经图翼·医翼》所说:"天下之万理,出于一动一静。"

动是绝对的,即便在相对的静止中也总蕴伏着绝对的运动,即所谓"升降出入,无器不有""非出入,则无以生长壮老已;非升降,则无以生长化收藏""出入废则神机化灭,升降息则气立孤危"(《素问·六微旨大论》)。静是相对的,即便在绝对的运动中也必蕴含着相对的静止。养生学中所云之静,多指"一则身不过劳,一则心不轻动"(清代张培仁《妙香室丛话》)。清代柳华阳在《金仙证论》中强调:"夫静者,静其性也,性能虚静,尘念不生,则真机自动。动者非心动,是气之动也。气机既发动,则当以静应之。"笔者以为,形需常动,神须恒静,形动神静,分而若一。

(3)形神兼备 形,是指脏腑经络等组织器官以及气、血、津液等生命物质。

神,是指情志、意识、思维等精神活动以及生命活动的外部表现。形神对于生命的重要性,诚如《上古天真论》所言:"形与神俱,而尽终其天年。"形与神的关系,是形态与功能、物质与精神的关系,是互相依存、互相影响、密不可分、协调统一的整体。神本于形而生,附于形而成。形为神之宅,神为形之主。

形神兼备观,落实于养生保健,须做到既注重养形,亦强调养神,且养神先于养形,即所谓"养生先养心"。在中医理论中,喜、怒、思、悲、恐五志虽分属于五脏,然总统于心。诚如明代张景岳在《类经》中指出:"情志之伤,虽五脏各有所属,然求其所由,则无不从心而发。"心为藏神之脏,养生先养心,即养生先调神。中医学素有"得神者昌,失神者亡"之说,强调神的健旺饱满是身体健康的必要保证,神的活动失调是疾病发生的内在依据。《类经》又指出:"形者神之质,神者形之用,无形则神无以生,无神则形不可活。"

(4)辨证调补 合理调补是中医养生的特色之一。无论是用药进补,还是以食调补,均需辨明体质、症情、时节、地域等诸多因素,根据每个个体的具体情况施以不同的调补手段。

人体的禀赋不同、生活环境各异,因而各自的身体、心理素质也不尽相同。《灵枢·阴阳二十五人》对此种差异即有详细论述,指出木形之人:"苍色,小头,长面,大肩背,直身,小手足,好有才,劳心,少力,多忧劳于事。能(通"耐")春夏,不能秋冬,感而病生"。

凡需调补者,必有其可调可补之处。"谨察阴阳之所在而调之,以平为期"(《素问·阴阳应象大论》)。大凡先天禀赋不足、后天脾胃失养、劳累过度损伤、病后体虚待复、年迈形神不支等,均可施以调补。合理的调补有利于养生,峻补不利于健康,甚则反而生害,这在现实生活中屡屡可见。

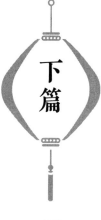

下篇

现代健康生活

体质养生

体质,古称禀质、禀体、禀赋,是指人群中的个体在形态结构、生理功能、心理状态等方面综合的、相对稳定的某种特质。不同的体质倾向,有着不同的养生宜忌,这便是中医学所说的体质养生。

(一) 气虚体质

现今时代,由于生活节奏加快,工作压力增大,让不少人疲于奔波,身心俱伤。气虚体质或气虚证型的人日益增多,那种面色少华、精神欠振、素多感冒、动则汗出等表现者,在我们身边时有所见。

气虚体质的人,其表现涉及多个方面。如气偏虚则卫外无力,肌表不固,容易感冒、容易汗出;推动无力,易致倦怠乏力、脉欠有力;清阳不升,清窍不充,易致头晕目眩、健忘耳鸣;运化无力,水液不化,输布障碍,易致内生痰湿,甚或水肿。

中医学理论认为,人体之气的生成来源有三:一是由禀受于父母而封藏于肾的先天精气。二是通过脾胃运化而来的水谷精气。三是由肺吸入的自然界清气。气虚体质之人的养生,也应注重上述三方面的保养。其中,先天精气的充沛,需从优生优育做起。水谷精气的不断补充,自然界清气的不断吸入,以及人体之气避免过度消耗等环节,均可以通过后天的努力而得以改善。

(1) 情志宜忌 气虚体质之人,性格多内向、保守、懒散,平日应注意培养积极乐观的生活态度,有意识地锻炼意志力、增强毅力。肺主一身之气,"悲则气消",悲忧容易耗伤肺气;脾为生气之源,"思则气结",思虑过度易使脾气郁结。故就情志养生而言,气虚体质之人,尤其不可过度忧伤、思虑,遇事应豁达开朗,不可自寻烦恼,不可过度劳神。平时尽量少参与令人拘束的场合,避免持续高度紧张状态而耗气伤神。

(2) 起居宜忌 脾为后天之本,肺为主气之脏。气虚体质之人,每见脾胃偏弱,运化不振,或肺气偏虚,卫表失固,故其起居养生尤其应注重顾护脾肺之气。

平日适当运动,慎适五味,以助脾胃消化吸收功能。慎避风邪,注意保暖,以防感冒伤及肺气。气虚之人抗邪能力低下,日常起居尤其不可汗出当风及睡眠当风,以免感邪伤气。

(3)运动宜忌　"劳则气耗",气虚体质之人不宜剧烈运动,应以有氧运动为主,如打太极拳、练八段锦等舒缓运动。另如气功的调息方法,有养气、调气、改善呼吸功能等多种效用。气功习练时讲究意念配合引导,呼吸应于动作,达到形神共养之目的。此外,经常自行按摩足三里穴,也可健脾补气以调整气虚状态。从现代运动生理的角度分析,气虚质的脏腑功能状态低下主要是心肺功能不足,慢跑、散步等也是有效加强心肺功能的锻炼方法,可适当选用。

(4)饮食宜忌　常用的有助于补气的食物,可选用小米、粳米、糯米、花生、扁豆、山药、红枣、蜂蜜、葡萄、牛肉、鸡肉、鸡蛋、鲳鱼、鲨鱼、黄鱼、比目鱼等。这些食物都有较好的辅助健脾益气的作用。

气虚慎食的食物有山楂、佛手柑、槟榔、香菜、大头菜、生萝卜、胡椒、紫苏叶、薄荷、菊花、荷叶等。

(5)推荐食谱

山药红枣炖南瓜

【材料】山药 300 克,南瓜 300 克,红枣 60 克,赤砂糖 15 克。

【做法】

1)鲜山药、南瓜分别用水洗净。

2)鲜山药削去皮,切成小块。

3)南瓜去皮和内瓤,也切成小块。

4)红枣用水洗净,划开后去除枣核。

5)将山药块、南瓜块及红枣加红糖,放入炖盅内。

6)加入水,用武火烧开后,改用文火炖 1 小时左右,至山药、南瓜熟烂时即可。

功效　《药品化义》指出:"山药,温补而不骤,微香而不燥,循循有调肺之

功,治肺虚久嗽,何其稳当。因其味甘气香,用之助脾,治脾虚腹泻,怠惰嗜卧,四肢困倦。"可见,山药是药食两用之佳品。红枣具有补虚益气、养血安神、健脾和胃等作用,是脾胃虚弱、气血不足、倦怠无力、失眠多梦等患者良好的保健佳品。南瓜味甘可口,营养丰富,且有保护胃黏膜作用。三物并用,经常服食,其补气保健作用不言而喻。

黄芪龙眼童子鸡

【材料】 童子鸡1只,生黄芪12～15克,龙眼肉50克,姜、醋、香油、盐、水淀粉、料酒适量。

【做法】

1) 将鸡处理干净后,放入沸水锅中煮至七成熟时捞出(鸡汤留用),剁成块状。

2) 姜洗净,切末。

3) 炒锅放于火上烧热,倒入植物油烧至五成热,下入姜末稍煸,放入料酒、酱油,倒入适量鸡汤。

4) 待鸡汤烧开,将鸡块、黄芪(用纱布包好)、龙眼肉等下锅,烧开,改用文火慢煨。

5) 待鸡块烧烂,勾入少许水淀粉,淋入醋、香油,调匀即可。

功效 黄芪味甘性微温,是重要的补气药,有补气固表、益中健脾的功效。龙眼味甘性温,具有益气养血、开胃益脾、安神益智的作用。童子鸡具有益五脏、补虚亏、健脾胃、调月经和止白带等功效。该方制作方便,口味鲜美,营养丰富,是家用补气温中之佳肴。

(二) 阳虚体质

人体之阳气,具有温煦、兴奋、激发、推动等功能特点。阳虚体质之人,温煦功能偏弱,平素较为怕冷,四肢欠温;兴奋功能偏低,以致精神欠佳,睡眠偏多;阳虚蒸腾无力,脾胃阳气偏虚,易致大便欠实,舌淡脉弱。阳虚则阴盛,容易招致寒湿之邪入侵为病,或感受其他病邪而容易寒化。

阳虚体质的人，最大特点就是怕冷，甚至在夏天，即使外面烈日炎炎，坐在办公室里，他们也要给自己准备一个披肩。在饮食方面，阳虚体质的人多不能饮冷，夏季各种冷饮食物更是与其绝缘。

（1）情志宜忌　阳虚体质的人性格也多呈"阴性"，多较为沉静、内向、多愁善感。就情志养生而言，应重视乐观情绪的培养，以促进人体阳气生发，如轻松的旅游度假，轻快的音乐欣赏，主动与乐观外向的人交友、交谈，积极的心理暗示，善于将负面情绪与人倾诉，家人或同事也应对其营造活泼向上、快乐和谐的氛围等，以助于阳虚体质的人乐观情绪的培养。

（2）起居宜忌　阳虚体质之人多喜暖怕凉，耐春夏不耐秋冬，故尤应重视防寒保暖。夏季天气炎热，不可贪凉太过，如夜晚不可露宿在外，也不可睡眠当风或过食生冷，使用风扇要避免冷风直吹，使用空调不可令室温太低。"沐浴盥漱皆暖水，卧冷枕凉俱勿喜。"冬季天气寒冷，也不能保暖过度，因其容易出汗，易致阳气发散。研究表明，长期使用抗生素、利尿剂、清热解毒药等，或过多进食寒凉之品，如习惯性喝凉茶、吃冷饮、过度食用反季水果，或长期熬夜，或房事不节等，都会加重阳虚体质倾向，阳虚体质之人对上述之事应谨慎对待。

（3）运动宜忌　阳虚体质之人的运动养生，应以振奋阳气为主。如适宜选择暖和的天气进行户外运动锻炼，避免在阴冷天气或潮湿之处锻炼身体。水中游泳易受寒湿，阳虚体质之人当以慎之。根据中医学"春夏养阳，秋冬养阴"的观点，阳虚质的锻炼时间最好选择春夏季，而一天中又以阳光充足的上午为最好的时机，其他时间锻炼则可以选择在室内进行。阳虚体质的人，运动量不宜过大，尤其注意不可大量出汗，以防汗出伤阳。

（4）饮食宜忌　阳虚体质的人应尽可能多选择温热甘缓的食物，如牛肉、羊肉、鹿肉、韭菜、芥菜、胡萝卜、荔枝、龙眼肉、核桃、黑豆等，这些温性食物有助于补充人体所需的阳气，有利于身体恢复生机和活力。平日适当多食用葱、姜、陈皮等食物，也能促进人体阳气的升发。

阳虚体质的人应少食寒凉之品，以免伤及阳气，如鸭肉、螃蟹、蚌肉、苦瓜、冬瓜、西瓜、荸荠、菊花、薄荷等。

阳虚体质的人应慎食滋腻味厚之物，以免难以消化。对于阳虚便溏之人，需慎食芝麻、麻油、海参、牛奶、兔肉、桃子、萝卜等具有润下通便作用的食物。

（5）推荐食谱

当归生姜羊肉汤(《金匮要略》)

【材料】羊肉 500 克,当归 30 克,生姜 20 克,适量盐、黄酒。

【做法】

1) 将羊肉洗净切成小块。

2) 将小块羊肉加入 1500 毫升水中煮开,撇净浮油血沫,加入当归(用
   纱布包好)、生姜及适量黄酒。

3) 武火烧开后改用文火慢炖 90 分钟,待羊肉酥烂时,去除当归药渣,
   加入适量盐后即可食用。

典故 明代李时珍《本草纲目》中引述了《开河记》中的一段故事:隋大总管
麻叔谋病风逆,起坐不得。炀帝命太医令巢元方视之。曰风入腠理,病在胸臆。
须用嫩肥羊蒸熟,掺药食之,则瘥。如其言,未尽剂而瘥。自后每杀羊羔,同杏酪
和五味,日食数枚。观此则羊肉补虚之功,益可证矣。这则故事充分说明了羊肉
的滋补作用。

功效 《金匮要略》用当归生姜羊肉汤治疗"寒疝腹中痛及胁痛里急者""产
后腹中疼痛"。作为食疗食养方,当归生姜羊肉汤有益气补虚、温中暖下、补肾壮
阳、生肌健力、抵御风寒等功效。现代营养学认为,羊肉是高蛋白、低脂肪、胆固
醇含量少的食物,是冬季防寒温补的美味之一,为优良的强身祛疾食品。

韭菜炒虾仁

【材料】韭菜 200 克,虾仁 50 克,姜、葱、盐、淀粉、植物油适量。

【做法】

1) 把韭菜择洗干净,切成约 3 厘米长的段。

2) 姜洗净切丝,葱洗净切段;淀粉加适量水调成水淀粉。

3) 虾仁洗净,放入水淀粉中上浆。

4) 把炒锅置于火上烧热,倒入植物油,烧至六成热时,下入姜、葱爆香,
   随即下入虾仁、韭菜、继续翻炒至熟,加盐调味出锅。

功效 韭菜为辛温补阳之品,常食有温中行气、散血解毒、保暖、健胃的功效,搭配具有温补肾阳作用的虾仁同食,功效倍增。由于韭菜含膳食纤维丰富,也有"洗肠草"之称,有利于将身体中毒素和废物的排出。

(三)阴虚体质

阴虚体质的人,有两方面特点:一是体内津液即正常水液偏少,失于滋润,容易出现干燥诸象。二是阴虚不能制约阳热,容易出现内热、内火。

阴虚体质的形成原因,除与禀赋因素、家族倾向有关以外,情绪影响是重要原因。长期将不良情绪积压于心中,无法得以宣泄而不断郁结,久而久之,"郁而化火",体内的阴液被内火消耗,容易产生或加重阴虚倾向。

另外,过度食用辛辣、温热的食物或药物,会直接耗伤人体阴液,容易出现或加重阴虚火旺的现象,甚至逐渐形成阴虚体质。

(1)情志宜忌 阴虚体质的人,性情多比较急躁,常常心烦易怒。因此,阴虚体质的人,更应遵循《黄帝内经》中"恬淡虚无""精神内守"之养神大法。平素加强自我涵养,尽量避免情绪过多的波动,遇事要冷静,正确对待顺境和逆境,常读自我修养的书籍,自觉养成冷静、沉着的习惯。凡事不必太较劲,不要事事强出头,少参加争胜负的文娱活动。可以练习书法、弹琴来怡情悦性。用旅游来寄情山水,陶冶情操。平时多听一些曲调舒缓、轻柔、抒情的音乐,防止恼怒。此外,太极拳、太极剑、气功等动静结合的传统健身项目,也十分有助于阴虚体质之人的情志养生。

(2)起居宜忌 由于阴虚体质的人睡眠质量相对较差,睡眠时间相对较少,所以注重提高睡眠质量,保证睡眠时间尤为重要。阴虚体质之人尤其要睡好"子午觉"。"子时入睡",就是提倡晚上 11 点以前入睡;"午时小憩",就是提倡上午 11 点至下午 1 点之间最宜午睡片刻。

秋季气候干燥,阴虚体质的人秋季做户外活动,尤应注重及时补充水分。冬季,阴虚体质的人相对耐寒,但也应注意保暖,因为虚火只是表象,阴虚才是基础,过于忍受寒冷则会耗伤阳气。

(3)运动宜忌 阴虚体质的人,不宜大强度的运动锻炼。中医学认为"汗血同源"。因此,阴虚体质的人,锻炼时不适合做剧烈运动,大量出汗容易耗伤阴液。锻炼时应及时补充水分。皮肤干燥甚者,可选择游泳。平时不宜蒸桑拿。同时,阴虚体质的人不适合"夏练三伏",避免在炎热的夏天或闷热的环境中做运动。

(4) 饮食宜忌　阴虚体质的人,饮食宜清淡,适当多食生津养阴、富含优质蛋白质以及维生素、膳食纤维的食物,如菊花、苦瓜、菠菜、白萝卜、黄瓜、银耳、梨、百合、枸杞、海参、鸭肉、龟板、鳖甲等。

应慎食辛辣,以及性热、火燥、热能含量过高的食物,如羊肉、鹿肉、獐肉、炒花生、炒黄豆、炒葵花子、锅巴、爆米花、荔枝、龙眼肉、大蒜、韭菜、辣椒、胡椒、花椒等。

(5) 推荐食谱

冬瓜薏仁煲鸭汤

【材料】鸭子1只(约800克),冬瓜150克,薏苡仁75克,陈皮4克,盐6克,黄酒少许。

【做法】

1) 鸭子洗净血水,切成大块;冬瓜去皮洗净,切成小块;薏苡仁洗净,沥干水分;陈皮用温水洗净。

2) 炒锅上火,加入油烧热,将鸭块下锅煎至金黄色。

3) 将薏苡仁、陈皮放在炖盅内,加入约3000毫升清水,用武火煲滚。

4) 随即放入略煎过的鸭块,撇净浮油血沫,加入盐和黄酒。

5) 改用文火煲滚,待鸭块将酥烂时,加入冬瓜煮沸再用文火煮至汤汁约为1500毫升。

6) 将食材捞入汤盘中,冬瓜垫底,鸭块排在冬瓜上,鸭汤倒入另外汤碗中,和冬瓜、鸭块一起上桌食用。

提示　煲鸭前要将鸭子洗净血水,焯水或煸炒,这样可以去掉鸭子的腥味及沾染的污物。此菜汤水须一次性加足,不可烹调中途撇汤或加水,以保证汤味鲜醇。

功效　本食方有滋阴清热、补血行水、养胃生津之功效,尤其适合阴虚体质者食用。清代医家王孟英《随息局饮食谱》指出："鸭肉滋五脏之阴,清虚劳之热,养胃生津"。可见,鸭肉是阴虚体质之人食物选择的上乘之品。

枸杞炖银耳

【材料】银耳 15 克,枸杞子 15 克,冰糖 50 克,白糖 20 克,蛋清 1 个。

【做法】

1) 枸杞子洗净。银耳放入温水中泡发 1~2 小时,洗净。

2) 取干净砂锅,将银耳放入,加清水 1000 毫升左右,先用武火烧开,再用文火煨煮 2 小时左右,加冰糖、白糖、枸杞子,再煮 20 分钟,加入蛋清搅和,稍炖片刻即可。

功效 枸杞子有润肺补肾、生津益气之功;银耳有滋阴润肺、生津、提神、益脑、嫩肤之效。本食方羹汁浓稠、甘甜绵滑,易于吸收,可滋补健身。

(四) 湿热体质

中医学认为,湿为阴邪,易伤阳气,易阻气机,且湿性重浊、黏滞、趋下。热为阳邪,易伤津液,易扰心神,易致肿疡。故湿热体质人群常见倦怠乏力,头身沉重,面部油脂分泌偏多,易生痤疮,齿龈、口唇偏红,常感口干、口苦、口臭,体味偏重,大便多黏滞不爽、臭秽难闻,小便多色黄且异味重,舌质偏红,舌苔可见黄腻。女性可见带下色黄,外阴瘙痒。男性可见阴囊湿疹等。该体质人群平素情绪多比较焦躁,缺乏耐心,一般容易紧张、压抑、焦虑。

长期吸烟喝酒、饮食不节、偏嗜膏粱厚味等,日久均可伤及脾胃,以致脾失健运、水湿内停而酿生湿热,形成湿热体质。生活环境潮湿而偏热,也是湿热体质形成的重要后天因素。研究表明,我国东南沿海地区,湿热体质的人群较多。中医学认为,一年之中,除春夏秋冬四季外,还有"长夏"一说。"长夏"多指夏末初秋,气候偏热夹湿这一时段,湿热体质人群在这一时期体质偏颇现象更为突出。

(1) 情志宜忌 湿热体质之人因湿阻气机,热扰心神,故多见心中时常烦闷不舒,性情急躁,易被激怒。古典小说塑造的张飞,其体态彪悍,乌头油面,嗜酒如命,疾恶如仇,性如烈火,脾气暴躁,应为湿热体质的典型形象。中医学认为,喜、怒、悲、思、恐五志过极,易于化火,或暗耗阴血,或助火生热,容易加重湿热质的偏颇。故湿热体质之人群应克制过激的情绪,合理安排自己的工作、学习,培养广泛的兴趣爱好。平素要安神定志,遇事应顺性而为,静养心神,以舒缓情志,正确对待喜与忧、苦与乐、顺与逆,保持良好的心态。多听流畅悠扬舒缓有镇静作用的音乐;练习瑜伽、气功、太极拳、舞蹈等均有助于静养心神。

(2)起居宜忌　湿热体质的日常起居,需注意以下几方面:①应早睡早起,确保睡眠质量,避免熬夜。因熬夜可伤及肝胆,影响肝胆之气升发,易生湿热。②宜选择向阳避荫、通风良好、干燥凉爽的居住环境,避免居住在低洼潮湿的地方,避免外湿与内湿相合。③衣着宜宽松,不宜紧身束口,应养成良好作息习惯,保持头部、面部、身体等的肌肤清洁干燥。湿热体质的人,不可憋尿、憋屎,要保持大小便通畅,防止湿热积聚。④盛夏暑湿较重的季节,应减少户外活动的时间,避免在烈日下长时间活动,以防外界湿热侵袭人体,与体内湿热相合,使诸多不适加重。

(3)运动宜忌　湿热体质之人运动时应当避开暑热环境,适合做较大强度、较大运动量的锻炼,可以有氧运动和无氧运动相结合。如中长跑、游泳、爬山、各种球类、武术、短跑等,不仅可以消耗体内多余的热量,还可以通过出汗以排泄体内的水分,达到热去湿除的保健目的。

需要注意的是,湿热体质运动虽以出汗较多为宜,但应以保证饮水供给充足为前提,可以在运动饮水中添加少量盐(以尝不出咸味为度),以免造成电解质的过度流失而影响健康。

(4)饮食宜忌　中医学认为,脾气健运有助于体内水液的正常输布,脾不化湿则可致水湿内停。湿与热合是湿热体质形成的关键。因此,健脾除湿清热是湿热体质养生的基本原则。因脾气健运,则体内湿热得以运化,身体适应能力就增强。

湿热体质人群饮食以清淡为原则,可多食甘寒、甘平的食物,如西瓜、荸荠、空心菜、苋菜、芹菜、黄瓜、丝瓜、葫芦、冬瓜、藕、绿豆、赤小豆等。

湿热体质人群应少食甘酸滋腻之品及火锅、烹炸、烧烤等辛温助热的食物。不宜多食羊肉、饴糖、蜂蜜、辣椒、韭菜等。酒为熟谷之液,性湿而质热,堪称湿热之最,湿热体质者尤其应远离。

(5) 推荐食谱

苦瓜炒青椒

【材料】苦瓜 200 克,青椒 100 克,盐、植物油适量。

【做法】

1) 苦瓜切去两端,对剖成两半,挖去瓜瓤,洗净,斜着把苦瓜切成薄片。

2) 青椒去蒂洗净,切成丝。

3) 锅放在旺火上,不放油,分别放入苦瓜片和青椒丝煸炒,煸去原料的大部分水分后倒出。

4) 锅内加油,烧至六成热时,同时放入煸干水气的苦瓜和青椒炒匀,再加入盐,炒匀装盘即可。

提示 苦瓜,因苦得名,又称凉瓜,是夏季百姓家中餐桌上用来清暑去热的佳蔬。清代王孟英的《随息居饮食谱》指出:"苦瓜清则苦寒,涤热,明目,清心。可酱可腌……中寒者勿食。熟则色赤,味甘性平,养血滋肝,润脾补肾。"即是说瓜熟色赤,苦味减,寒性降低,滋养作用显著,与未熟时相对而言,以清为补。其实,苦瓜以色青未黄熟时为佳,其清热消暑功效更好。

功效 苦瓜中含有苦味素,能抑制过度兴奋的体温中枢,起到促进饮食、消暑解热作用。青椒果实中含有极其丰富的营养,其中芬芳辛辣的辣椒素,能增进食欲、帮助消化,含有的抗氧化维生素和微量元素,能增强人的体力。

绿豆薏仁海带汤

【材料】绿豆 20 克,薏苡仁 30 克,海带(鲜)20 克,红糖 15 克。

【做法】

1) 绿豆洗净用水泡涨。

2) 海带洗净,切丝或段。

3) 薏苡仁洗净,用水浸泡 30 分钟。

4) 锅中放适量水,烧开后将绿豆、薏苡仁、海带煮至米熟,豆烂,加适量红糖即可食用。

提示 绿豆又名青小豆,因其颜色青绿而得名,在我国已有两千余年的栽培史。由于它营养丰富,用途较多,李时珍称其为"食中佳品"。《本草纲目》云:"绿豆,消肿治痘之功虽同于赤豆,而压热解毒之力过之。且益气、厚肠胃、通经脉,无久服枯人之忌。"并可"解金石、砒霜、草木一切诸毒"。

功效 绿豆味甘,性凉,具有清热解毒、消暑除烦、止渴健胃、利水消肿等功效。现代研究认为,绿豆有增进食欲、降血脂、抗过敏、解毒护肝等作用。绿豆性寒,素体虚寒者不宜多食或久食。薏苡仁有渗湿健脾、清热排脓的功效。海带性味咸寒,具有软坚、散结、消炎、通行利水、祛脂降压等功效。

(五) 痰湿体质

中医学理论中,"痰"的概念较为宽泛,大略而论,其有"有形之痰"和"无形之痰"之分。前者为狭义之"痰",主要是指积存于肺系之中的痰液;后者指广义痰湿之"痰",是机体水液输布障碍而生成的病理产物,具有污秽、黏滞、稠厚的特点,可影响至多个脏腑经络的功能,或积存于人体不同部位而罹病,即所谓"痰之为物,随气上下,无处不到"。

湿,也有"外湿"与"内湿"之分。外湿多由外在水湿之邪入侵所致。内湿常与脾失健运、津液停滞、酿湿成痰有关。湿具有重浊、属阴、黏滞、趋下的特点。

痰湿体质的人,形体多见肥胖,面部皮肤油脂较多,多汗且黏,舌体胖大,口中黏腻,大便不成形或黏滞不爽。湿性重浊,故多见头脑昏沉,身重不爽。就发病倾向而言,痰湿体质的人,易患高血压、糖尿病、肥胖症、高脂血症、痛风、冠心病等。

(1) 情志宜忌 痰湿体质之人,性格温和,安静沉默,注意力多较为集中。为人多和善稳重,善于忍耐,情感内收。处事多深思熟虑,深藏不露,不够随意。但反应多较为缓慢。故平日应当增加社交活动,以克服懒散,主动结交朋友,以交流情感;应培养广泛的兴趣爱好,增加动力,开阔眼界,舒畅情志,以改善痰湿体质之弊。

(2) 起居宜忌 痰湿体质之人多体形肥胖,与高血压、高脂血症、冠心病的发生具有明显的相关性,最易酝酿现代生活方式病。

痰湿体质之人以湿浊偏盛为特征,所居之处宜朝向阳面,保持居室干燥,不宜居住在潮湿的环境里。在阴雨季节,特别要避免湿邪的侵袭。

夏秋之交的长夏时节,气候常出现高温、潮湿、多雨的现象。中医五行理论认为,夏秋之交的"长夏"与五脏中的脾胃相合。痰湿体质的人因其脾气偏虚,长夏时节更易感受湿热邪气而患病,故其时须特别注意体质调养。

痰湿体质之人,应有意识地坚持早起,锻炼毅力,以摆脱困乏、嗜睡的精神状态,避免黏滞之性影响身心。

(3)运动宜忌　脾主运化,亦主四肢。痰湿体质之人,多脾虚失健,故平时更应多进行户外活动,借助自然界之力振奋人体之气,以舒展阳气,通达气机。

痰湿体质者,形体多肥胖,容易困倦,因此要提高机体代谢,注意运动节奏,做较长时间的、循序渐进的有氧运动。长期坚持运动锻炼,如散步、慢跑、球类、武术、八段锦、五禽戏以及各种舞蹈等,均可按需选择。对于体重超重、不适合跑步煅炼的人,应当选择游泳锻炼。若有条件,运动时间可选择在午后2点至4点时阳气极盛之时,运动环境宜选择在温暖宜人之地。在湿冷的气候条件下,要减少户外活动,避免受寒雨淋。

(4)饮食宜忌　痰湿体质者体形大多肥胖,身重容易疲倦,喜食肥甘厚味,并且食量大。因此,在饮食调养过程中,首先要不食或慎食肥甘厚味,尽可能戒酒。过多饮用啤酒容易致人发胖,所以痰湿质人最忌豪饮啤酒。平素用餐最忌暴饮暴食和进食速度过快。

适宜痰湿体质之人食用的蔬菜,有芥菜、韭菜、香椿、葱、蒜、辣椒、生姜、木瓜、白萝卜、荸荠、紫菜、洋葱、枇杷、冬瓜、蚕豆、圆白菜等。山药、薏苡仁、扁豆等药食两用之品,更是上佳的选择。"冬吃萝卜夏吃姜,不劳医生开药方。"因萝卜具有化痰祛湿的保健作用,故在这里我们特别提倡痰湿体质之人多吃萝卜。

由于痰湿体质的人,体内脾运化水湿的功能失调,应少吃肉类、动物内脏,坚持低脂肪、低胆固醇饮食。在水果的选择上,应以性温、平,口味淡的为主,如杏、荔枝、柠檬、樱桃、杨梅、槟榔等。

（5）推荐食谱

薏仁芡实排骨汤

【原料】猪排骨 400 克,薏苡仁 60 克,莲子 40 克,芡实 30 克,大枣 10 克,百合(干)20 克,盐少许。

【做法】

1）排骨洗净。

2）锅内加水适量煲滚,排骨放入滚水中煮 5 分钟,取出。

3）将取出的排骨用凉水冲洗干净。

4）薏苡仁、莲子、芡实、百合、大枣洗净,备用。

5）把适量清水煲滚,放入排骨、薏苡仁、莲子、芡实、大枣,煲 2 小时。

6）将百合加入煲锅中再煲半小时。

7）汤煲好时,下盐调味即可。

提示 薏苡仁,又称薏米、苡仁、六谷米,《神农本草经》将其列为上品,言其可以治湿痹、利肠胃、消水肿、健脾胃,久服轻身益气。《本草纲目》指出,薏苡仁能"健脾益胃,补肺清热,祛风胜湿。炊饭食,治冷气。煎饮,利小便热淋"。一般用于清热利尿者,以生薏苡仁煮汤服食;用于健脾益胃、治脾虚泄泻者,则炒熟食用。

功效 薏苡仁味甘淡,性微寒,有利水消肿、健脾化湿、舒筋除痹等功效,莲子、芡实是健脾祛湿的佳品,既能补脾和胃,又不温燥伤阴,搭配食用还有收涩功能,对因过食寒凉损伤脾胃的便溏泄泻和出汗过多有防治作用。

山药冬瓜汤

【原料】冬瓜 200 克,山药 200 克,大葱、姜、盐适量。

【做法】

1）冬瓜去皮洗净,切厚片。

2）山药去皮洗净,切厚片。

3）葱、姜洗净,切成末。

4) 锅内放油烧热,放入葱姜丝略爆,注入清汤煮沸。

5) 放入山药、冬瓜中火煮至熟透。

6) 加入盐、味精调味,盛入碗中即可。

提示 冬瓜产于夏季,为何取名冬瓜?是因为其成熟之时,表面有一层白色粉状物,犹如冬天结白霜,由此得名。《本草再新》指出,冬瓜"利湿祛风,消肿止渴,解暑化热"。也就是说,冬瓜有祛湿消肿、止渴解暑的功效。

功效 冬瓜味甘淡,性微寒,是清热解毒、利水消痰、除烦止渴、祛湿解暑之佳品,与补肾健脾益气的山药搭配同食,尤其适合脾胃虚弱的痰湿体质之人。

(六) 气郁体质

气郁体质之人,除有一定的先天禀赋、家族遗传倾向外,多由情志郁结引起。情志抑郁,最易导致肝失调达、气机郁滞。肝郁气滞则可出现胀满不舒及种种情志不畅等表现。

气郁体质的人,大多体形偏瘦,性格内向不稳定,神情抑郁,情感脆弱,快快不乐,敏感多虑,食欲减退,嗳气打嗝,睡眠欠佳。有些人咽喉部经常有堵塞感或异物感,有吞之不下、吐之不出的感觉(中医学称之为"梅核气")。女性又多表现为乳房胀痛、月经不调等。

气郁与人体先天的关系是密不可分的,由于父母的遗传因素为体质奠定了基础。因此,有些人的悲观、自卑等情绪多数是由于性格特点所决定的。气郁体质的人,心境比较低落,情绪容易波动,其对自身的处境、职业、前景、情感、健康等存在过多的担忧。

(1) 情志宜忌 气郁体质的人,应多参加社会活动,通过积极的人际交往,克服过于内向的性格。多听轻快、明朗、激越的音乐,以激发良性的情志活动。多读积极的、富有乐趣的、展现美好生活前景的书籍,以培养开朗、豁达的心境。尤其重要的是,对待事业、前途、情感、物欲等问题时,不能持有不切实际的过高期望。"知足常乐",对于气郁体质之人,更应作为其处事良言而切切牢记。

(2) 起居宜忌 气郁体质者性情多抑郁,故起居环境应明快、淡雅,避免声、光等的不良刺激。气郁体质之人多表现为睡眠障碍,包括难以入眠、睡眠欠酣、夜寐早醒等。因此,养成良好的作息习惯,保证良好的睡眠质量和充足的睡眠时间,对于纠治气郁者的体质偏颇尤为重要。尽量在晚间 11 点前卧床休息,避免熬夜。睡前应避免喝咖啡或饮茶,以及各种视听享受的过分干扰,以免太过兴奋而影响睡眠。

（3）运动宜忌　气郁体质之人,加强体育锻炼的目的主要在于调理气机、舒畅情志。应尽量参与活动,如跑步、登山、游泳、打球、武术等,具有鼓动气血、护发肝气、促进食欲,改善睡眠等作用。

进行体娱游戏则有陶冶情志,促进人际交流,理顺气机的作用,如下棋、打牌、气功、瑜伽、打坐放松训练等。须注意,兴奋的同时更需设法入静。

（4）饮食宜忌　气郁体质者具有气机郁结而不舒畅的潜在倾向,应多选用具有理气解郁、调理脾胃作用的食物,如佛手、橙子、柑皮、柠檬、玫瑰花、茉莉花、萝卜、蘑菇、豆豉、茴香菜、刀豆、大麦、荞麦、高粱等。

（5）推荐食谱

佛手香菜蚌肉汤

【材料】河蚌肉 250 克,佛手 6 克,香菜 15 克,陈皮 6 克,大枣 10 克,盐适量。

【做法】

1）将蚌肉先用清水浸泡、洗净;佛手、香菜、陈皮洗净。

2）把蚌肉、佛手、陈皮、大枣放入锅内,加清水适量,武火煮沸后,文火煲 2 小时后放入香菜,加盐调味即成。

提示　佛手,又名九爪木、五指橘、佛手柑,以浙江金华佛手最为著名,被称为"果中之仙品,世上之奇卉"。佛手的果实色泽金黄,香气浓郁,形状奇特似手,有诗赞曰:"果实金黄花浓郁,多福多寿两相宜,观果花卉唯有它,独占鳌头人欢喜。"佛手的名字也由此而来。中医认为,佛手全身都是宝,其根、茎、叶、花、果均可入药,有理气化痰、止咳消胀、疏肝和胃等多种药用功能。《滇南本草》指出,佛手能"补肝暖胃,止呕吐,消胃寒痰,治胃气疼痛,止面寒疼,和中行气"。

功效　佛手,味辛苦,性温,有疏肝解郁、健脾和胃、理气止呕等功效。香菜辛香升散(含挥发油),也有理气解郁、开胃醒脾之功。蚌肉清热凉肝,清心泻火。此汤有行气解郁、清热消痰的作用。适合气郁体质者服食。

三花解郁茶

【材料】 玫瑰花3克,代代花3克,萼梅花3克。

【做法】 沸水浸泡,代茶饮。

提示 玫瑰花行气解郁、和血散瘀,治肝胃气痛、月经不调、赤白带下、痛经、乳痈、肿毒。《随息居饮食谱》指出,玫瑰花"调中活血,舒郁结,辟秽,和肝。酿酒可消乳癖"。

功效 玫瑰花、代代花、萼梅花均有理气解郁、疏肝和胃之功。适用于气郁体质所致的郁郁寡欢、胸闷太息、脘腹胀满等人群。

【附】 甘麦大枣汤

本方为汉代名医张仲景《金匮要略》中的名方,由浮小麦(45克)、炙甘草(10克)、大枣(10枚,去核)组成。制法是先将浮小麦、大枣淘洗浸泡,入甘草同煎煮,待浮小麦、大枣熟后去除甘草、小麦的残渣,分两次吃枣喝汤。本方具有养心安神、疏肝解郁的功效。

(七) 血瘀体质

中医学认为,血瘀是指血液运行迟缓或不流畅的一种病理状态。导致血瘀病变的因素甚多,如气机阻滞而血行受阻;气虚行血无力而血行迟缓;寒入血分而凝滞血行;热入血分,煎熬津液而血黏难行;痰浊、瘀血等有形之邪闭阻脉络而使血行不畅等。

血瘀体质是人体内有血液运行不畅的潜在倾向或瘀血内阻的病理基础,以血瘀表现为主要特征的体质状态。其形成除先天禀赋之外,多半因情绪意志长期抑郁,或久居寒冷地区,以及脏腑功能失调等。血瘀体质以身体较瘦的人群为主。

瘀血内阻,气血运行不畅,肌肤失养,则见形体偏瘦,发易脱落,皮肤粗糙。瘀血阻滞于脏腑、经络某一局部时,则发为疼痛,女性多见痛经。血行瘀滞,则血色变紫变黑,故可见面色晦滞,口唇色暗,容易出现黑眼圈,瘢痕不易愈合,身上皮肤出现紫斑。瘀血内阻,气机阻滞,故血瘀体质人群多性格内向,抑郁急躁。

(1)情志宜忌　血瘀体质人群,因气机阻滞,故常处于抑郁、苦闷等精神状态,日久可见急躁易怒。对于处于抑郁状态的人群,可用《黄帝内经》"喜胜忧"的情志制约原则进行调摄。在日常生活中,多参加有益的社会活动,建立良好的人际关系;确立正确的人生观,培养乐观的情绪,正确对待现实生活,不计较一时的得失;培养广泛的兴趣,多留意生活中美好的一面。对于偏于急躁易怒者,要加强心性修养和意志锻炼。在平素应合理安排好自己的工作、生活事宜,多与人沟通,以增进了解,宽以待人,不苛求他人,用理性克制情感上的冲动。

(2)起居宜忌　血得温则行,遇寒则凝。血瘀体质人群要避免寒冷刺激,居处应温暖舒适,穿衣应保暖。平素作息应有规律,尤其注意不要熬夜。因为熬夜易伤血耗气,最易加重血瘀体质的不良状态,故保证良好的睡眠状态和睡眠时间是调养血瘀体质的基础。血瘀体质人群日常建立良好的生活习惯,看电视、电脑等时间不宜太久,注意动静结合,劳逸结合,不可贪图安逸,以免加重气血瘀滞。寒热交替时节应注意防寒保暖,多在温暖时节做户外活动,以加强气血流通。冬季慎避寒邪,注意保暖。

(3)运动宜忌　血气贵在流通,运动可增进气血的流通,因此血瘀体质的运动调养非常重要。坚持经常性锻炼,如保健功、易筋经、太极拳、五禽戏、各种舞蹈、散步、慢跑、打球等,都可以促进气血运行,有利于改善血瘀体质。

血瘀体质人群运动中还应注意保持水分的供应,以防水液不足而使血液黏稠,加重血瘀。同时要注意身体是否有不适症状,如头晕、胸闷或绞痛、呼吸困难、恶心、头痛,四肢剧痛、关节疼痛、特别疲劳、双腿发软、行走困难、心悸心慌等,如有上述症状,应当立即停止运动,到医院做进一步检查。

(4)饮食宜忌　血瘀体质人群饮食上宜选具有温散化瘀、调畅气机作用的食材,如黑豆、黄豆、山楂、黑木耳、香菇、茄子、油菜、羊血、芒果、木瓜、玫瑰花、红糖、黄酒、葡萄酒等。

需要注意的是,凡是寒凉、酸涩、收敛的食物均应慎食,如乌梅、苦瓜、李子、青梅、杨梅、石榴、酸枣、柠檬、冰镇饮品等,以免酸涩收引,寒性凝滞,进而加剧血瘀。高脂肪、高胆固醇的食物,如蛋黄、蟹黄、奶酪、动物内脏、油炸食品等,也不可多食,以防湿热内蕴,痰浊内生,影响血行。

(5) 推荐食谱

黑木耳炒西芹

【材料】黑木耳(水发)100克,西芹100克,青椒30克,蒜10克,色拉油15克,淀粉10克,盐、白砂糖适量。

【做法】

1) 泡发好的黑木耳洗净,并用手撕成小块。

2) 西芹去皮切成条;红椒切条备用。

3) 锅内倒水烧沸,放入黑木耳、西芹,用武火稍煮,捞出。

4) 另起锅倒油烧热,放入蒜瓣、青椒条煸炒,放入煮过的黑木耳、西芹翻炒至熟。

5) 锅中加盐、糖,用中火炒透入味,用水淀粉勾芡翻炒几次即可。

提示 黑木耳性味甘平,具有清肺润肠、活血化瘀、明目、养胃等功效,以及降血脂、抗血栓、抗衰老、抗肿瘤等功能,无论是直接食用还是作为食品配方用料,都是一种较为理想的保健食品。

功效 芹菜含铁量较高,黑木耳含有维生素 K,能促进血液循环,两者搭配食用能增强人体免疫力。

山楂炖牛肉

【材料】牛肉200克,生山楂20克,胡萝卜200克,杜红花6克,大枣15克,黄酒、葱、盐适量。

【做法】

1) 把山楂洗净,去核;红花洗净,去杂质;红枣去核;牛肉洗净,用沸水焯一下,切成4厘米见方的块,姜拍松,葱切段。

2) 把牛肉、黄酒、盐、葱、姜放入炖锅中,加水1000毫升,用中火煮20分钟后,再加入上汤1000毫升,煮沸,下入胡萝卜、山楂、红花,用文火炖50分钟即可。

提示 自古以来,山楂就成为健脾开胃、消食化滞、活血化瘀的良药。《医学衷中参西录》指出,"山楂,若以甘药佐之,化瘀血而不伤新血,开郁气而不伤正气,其性尤和平也"。现代研究认为,山楂对于防治心血管疾病有一定辅助作用,具有扩张血管、强心、增加冠脉血流量、改善心脏功能、兴奋中枢神经系统、降低血压和胆固醇、软化血管及利尿和镇静的作用。山楂可单味或与其他食物、药物配伍以提高其食疗作用。应注意的是,山楂有破气作用,不宜与人参等补药同用,一次也不宜食用过多。此外,山楂能增强子宫收缩,怀孕女性慎用。

功效 山楂具有消积化滞、收敛止痢、活血化瘀等功效。红花性温味辛,可活血通经、散瘀止痛。搭配牛肉、胡萝卜更有补中益气、活血化瘀、强健筋骨等功效。

(八) 特禀体质

特殊禀质之人,与父母遗传密不可分。特禀体质是由于先天禀赋不足或禀赋遗传等因素造成的一种特殊体质。主要包括过敏体质、遗传病体质、胎传体质等三种,具有先天性、家族性、终生性三大倾向。

现代研究表明,原发性癫痫、高血压、精神分裂症等许多疾病也具有遗传倾向。这里要说明的是,子代受之父母的并非某种特定的疾病,而是某种特异性体质。因此,许多疾病在子代出生后并不是立即发病,而是在生长发育过程中的某一时期、在某个特定诱因作用下容易发病。另有学者在体质分型流行病学调查研究中,利用特禀体质评定标准测定特禀体质在人群中的出现率约为17.55%,是自然人群中出现率较高的一种体质类型。结果显示,特禀体质中有48.39%的人有既往疾病史,说明现患疾病对特禀体质的形成有着重要的影响。流涕、鼻塞、喷嚏、哮喘、皮疹、皮肤划痕症等过敏表现在特禀体质人群较非特禀质人群出现率较高。

(1) 情志宜忌 特禀质的心理特征,多因禀质差异情况而不同。过敏体质一般虽无明显性格特征,但就实际情况观察而言,哮喘等过敏性疾病的急性发作,往往与紧张、焦虑等精神因素有关。因此,保持精神放松、心情愉快,对预防过敏性疾病发作有一定益处。先天畸形或生理性缺陷者,其性格往往多孤僻,且易出现自卑心理,所以要多参加户外活动和集体活动,多与人交流,以克服生理缺陷带来的心理阴影。

（2）起居宜忌　特禀体质之人对环境变化非常敏感,在外邪入侵下容易产生特异性反应。故日常应注意居室保持通风,室内保持清洁。起居宜有规律,保证充足的睡眠。室内装修后,应有足够长的时间开窗通风,待甲醛等挥发干净后方可入住。对螨虫过敏者,应勤于更换和洗晒床上用品,居所尽量避免使用地毯。对油漆过敏者,远离刚装修完的房屋、新购入的家具和刚整修的墙面等可疑的过敏源。对花粉过敏者,在春季应减少户外活动。对动物毛发过敏者,不宜在室内豢养宠物,亦不宜逗玩宠物。兼有过敏性鼻炎者,提倡一年四季均用冷水洗脸,以增强御寒能力,而在冬季又应注意保暖,避免突然接触冷空气而导致鼻炎复发。

（3）运动宜忌　特禀质人群可根据不同特征选择有针对性的运动锻炼项目逐渐改善体质。有生理缺陷者,应在康复医生的指导下,选择合适的作业疗法。先天禀赋薄弱者,应积极参加各种体育锻炼,如跑步、打球、打太极拳等,以增强体质。但过敏体质者要避免春天或季节交替时长时间在室外锻炼,做好防寒保暖,防止过敏性疾病的发作。

（4）饮食宜忌　特禀体质的人饮食应遵守清淡、均衡,粗细搭配适当,荤素配伍合理的原则。多吃维生素丰富的食物以增强机体免疫能力,少食用油腻、甜食及刺激性食物、烟、酒等。对于过敏体质者,应避免腥膻发物及含致敏物质食物,如少食荞麦（含致敏物质荞麦荧光素）、慎食海鲜等。

（5）推荐食谱

芝麻蜂蜜粳米粥

【材料】粳米 150 克,黑芝麻 20 克,蜂蜜 10 克,红枣 20 克,白砂糖 10 克。

【做法】

1）黑芝麻下锅中,用文火炒香。

2）黑芝麻研成粉末,备用。

3）粳米淘洗干净,用冷水浸泡半小时,捞出,沥干水分。

4）红枣洗净去核。

5）锅中加入约 1500 毫升冷水,放入粳米和红枣,先用武火烧沸。

6）然后用文火熬煮,待米粥烂熟时。

7）调入黑芝麻粉及白糖,调入蜂蜜,再稍煮片刻,即可盛起食用。

提示 蜂蜜,是蜜蜂从花中采集并在蜂巢中酿制的蜜。有专家提出,每天喝一勺蜂蜜就可以远离伤风、气喘、瘙痒、咳嗽及干眼等季节性过敏症状。

现代营养学认为,蜂蜜是一种营养丰富的天然滋养食品。据分析,蜂蜜中含有与人体血清浓度相近的多种维生素、矿物质等有益人体健康的营养元素,具有滋养、润燥、解毒之功效。《神农本草经》指出,蜂蜜"安五脏,益气补中,止痛解毒,除百病,和百药,久服轻身延年"。《本草纲目》也指出,蜂蜜能"和营卫,润脏腑,通三焦,调脾胃"。蜂蜜对神经衰弱、高血压、动脉硬化、肝病、便秘等有很好的疗效。研究发现,蜂蜜之所以能够预防过敏的原因在于,一是含有微量的蜂毒,在临床上被用于支气管哮喘等过敏性疾病的治疗。二是含有一定的花粉粒,经常食用可产生一定的脱敏作用。

功效 黑芝麻具有益肝补肾、养血润燥、乌发美容的作用。蜂蜜具有滋养润燥、解毒的功效。粳米和胃益气。

百合拌金针菇

【材料】金针菇 200 克,百合 50 克,橄榄油 20 克,盐适量。

【做法】

1）将百合洗净,剥瓣。

2）百合放入沸水中焯至透明状,捞出后沥干水分。

3）将金针菇洗净,去头部,放入沸水中焯熟,捞出后沥干水分。

4）在焯烫好的金针菇、百合中加入橄榄油、盐调味,拌匀盛盘即可。

功效 金针菇,可帮助人体排出重金属离子和代谢产生的毒素和废物,能有效增强机体活力。现代研究指出金针菇菌柄中含有一种蛋白,可以抑制哮喘、鼻炎、湿疹等过敏性病症,经常食用金针菇可加强人体免疫功能。百合甘凉清润,入肺、心经,长于清肺润燥止咳,清心安神定惊,对肺燥咳嗽、虚烦不安有益。

自然界四时气候变化对人体健康的影响是显而易见的。人体若能顺应春温夏热、秋凉冬寒这种变化,则多健康无病,但若气候出现异常变化,或人体不能随季节变化而作相应调整时,可能出现身体不适,甚至发生疾病。这就需要我们依据不同季节特点进行心身的适时调整。

(一)春季养生

1. 气候特点

春季是指从立春到立夏前,包括立春、雨水、惊蛰、春分、清明、谷雨六个节气。

春为一年四季之首,万象更新之始。春回大地,阳气升发,天气由寒转暖,万物萌发生育,一派欣欣向荣。《素问·四气调神大论》指出,"春三月,此谓发陈,天地俱生,万物以荣"。因此,春季养生必须顺应春天阳气升发、万物萌发向上的特点。

春季是冬夏转换交替的季节,冷暖气流互相交争,时寒时暖,天气乍阴乍晴,变化无常。春季气象环境的这些特点容易使过敏体质之人产生不适和疾病。因此,这些群体尤其需要注意起居调摄。

2. 多发疾病

从春季疾病易发的特点来讲,一是春季多风,气候变化比较大,所以风寒、风热感冒就比较常见,也是风湿性关节病的好发季节。

按照五行理论的分析,春季与肝脏均属于木,所以在春季肝病容易复发或者加重。

春季人们常常感到懒洋洋的,总想睡觉,诗有"春眠不觉晓",我们将其称为"春困"现象。

春季多风,而风邪是春季疾病外感因素的主要因素,它可能引发各种传染性、流行性疾病,如感冒、白喉、猩红热、麻疹、流行性脑脊髓膜炎、水痘、扁桃体炎、肺炎等,所以春季要谨防流行病。

春季气温大幅变化,会带来花粉、飞絮,引发过敏性疾病,如哮喘、湿疹、过敏性皮炎、过敏性鼻炎的高发,因此强调过敏体质之人要加强防护和起居调摄。

春季气候变暖,气血活动也随之加强,人体新陈代谢活跃起来。对此变化,健康的人能够很快适应,体弱多病者以及老人和孩子则不易适应,使旧病复发或病情加重,因此春季在疾病的防治上要早做准备。

3. 生活起居

早在《黄帝内经》就有四季养生的专论——四气调神论,在谈及春季养生时说:春天三个月,是万物推陈出新的季节,天地之气生机勃发,自然万物欣欣向荣,人们可以晚些睡觉,早些起床,到庭院里散步,披散头发,舒缓形体,让情志活动如万物萌生一样充满生机,这便是适应春气主生的养生道理。

日常起居是指平时的生活习惯与作息安排。自古以来,广大民众就认识到日常生活起居与健康长寿有着密切的关系。因此,我们的生活起居的安排要遵从生命规律,要符合人体生理节奏。

首先,春天要保证足够的睡眠时间。春天白昼时间逐渐延长,人们睡眠时间相对减少。因此,春季要按时睡眠,避免入睡时间太晚。因为工作学习或娱乐活动连续"开夜车",会加重春天的疲倦感觉。另外提倡春季应当早起,诚如《黄帝内经》指出,春季应当早些起床,以适应春季生发的自然规律。起床后最好能披散头发,舒展形体,在庭院、小区里漫步行走或其他适合自己的运动,这样可以活络经脉,条达肝气,舒畅情志,使人保持良好的精神状态,以迎接一天的工作学习。

其次,居室绿化是春季起居养生的一个重要内容。春天是植物发芽、生长的季节,也是绿化居住环境的有利时机。尤其是生活在都市中的人,声光与空气污染都比较严重,可在室内选用吸音性和吸尘性较强的植物,比如吊兰,就具有很好的净化空气能力。

再次,春天气候转暖,雨水逐渐增多,比较潮湿,细菌、病毒容易繁殖。为了防病保健起见,要保持居住环境的清洁卫生,经常打开门窗,最好让光线直接照进室内,这样既能保持空气流通、空气清新,又能驱除湿气。春天天气多变,温差较大,要调节好室内温度,这也是春季防治感冒的重要环节。

最后,要注意衣着方面,春季尤其是初春之时不宜过早减少衣服。民间历来有"春捂秋冻"的说法,这是古人为我们总结的一条养生经验。

4. 饮食营养

首先,春季需要进食一些助阳食品,比如韭菜、大葱、生姜等。《黄帝内经》主张"春夏养阳"。意思就是说,春天应该多食用一些助生助长、温补阳气的食物或者药物,这样有助于充实人体的阳气,增强人体的抵抗能力。

其次,春天要少食酸略增甜。春季人们应少吃酸味的食品,适当多吃些甜味的饮食,比如瘦肉、禽蛋、大枣、蜂蜜、水果、新鲜蔬菜等,富含优质蛋白和糖类的食物,这样有助于调补人体的脾胃之气。因为根据中医理论,春天通以肝,而酸味入肝,如果多食酸味,容易引起肝气过旺而伤及脾胃。而甘味入脾,适当多食用一些微甜的食物,既能避免肝气过旺,又能补益脾胃之气。

再次,春天的饮食应该清淡多样,避免过多食用重油厚腻的食物。春天比较容易出现疲劳、嗜睡等"春困"的现象,如果过多食用油腻之品,容易影响脾胃的消化吸收功能,进而使人产生饱胀的感觉,加重"春困"现象。春天的膳食,要提倡多样化,科学合理地搭配好主食与副食、粗粮与细粮、荤菜与素菜的比例。

最后,春季要注意补充水分。春季多风多温,容易耗散水分,容易出现咽干口燥、嘴唇干裂、皮肤干燥、干咳、咽痛等表现。因此,宜多吃一些能补充人体水分的食物。春天在多吃新鲜蔬果的同时,经常喝粥便是一个简便易行的好方法。粥里面最好再加一些荠菜、芹菜、韭菜等,既能使营养更为全面,又能在补充水分的基础上生发阳气。

(二) 夏季养生

1. 气候特点

夏季是指从立夏到立秋前,包括立夏、小满、芒种、夏至、小暑、大暑六个节气。根据我国传统的季节划分概念,每年农历的四至六月为夏季。

夏季也是四季中最炎热的季节,自然界阳气越来越旺,万物在夏季生长达到顶峰并开始结果,所谓的夏季主"长",长夏主"化",即指此而言。

夏季的气候特点除了炎热以外,在我国的大部分地区还具有湿气偏重的特点,尤其以南方地区为甚,这些地区民间每以"暑湿"来形容夏季的气候特点,即是指夏季天暑下迫,地湿上蒸,人处天地之间,受到暑湿两气的影响。

2. 多发疾病

夏季感冒,民间称"热伤风"。就其原因而言,多因天气炎热,人体出汗多,睡

传统养生之道与现代健康生活

064

眠不足等,导致抗病功能、免疫功能低下而发病。又因睡眠当风、露宿野外、过食生冷或久居空调间室温太低,以致夏热着凉,更易好发夏季感冒。从临床表现而言,除常见的恶寒发热、鼻塞流涕、头痛身痛等外,夏季感冒又常伴有恶心欲呕、腹痛腹泻等肠胃道症状,中医称其为"暑多夹湿"。

急性肠炎,是夏季的常见病之一。因夏天气候炎热,细菌繁殖快,如果不注意饮食卫生,喝了不洁生水,食用变质食物,细菌便会乘机侵袭肠道上皮细胞,造成肠黏膜的炎症和损害,引起急性胃肠炎,可见急性腹痛腹泻、恶心呕吐、发热等。一旦出现上述不适,应及时就医以控制病情发展。

疰夏,是中医特有的病名,是一种季节性病症,又称苦夏,是炎热夏季的一种常见病,身体虚弱的女性尤为多见。中医认为,疰夏是因为长期体虚者感受暑热之气所致。常见乏力倦怠、胸闷不适、精神不振、头晕心烦、多汗、纳呆等。若有低热,现代医学多诊其为"夏季低热",由于暑热的物理原因而致体温调节功能紊乱所致。疰夏诸症至秋天天气凉爽后会自行消失。

中暑,江浙沪地区俗称"发痧",是指在高温和热辐射的长时间作用下,机体体温调节障碍,水、电解质代谢紊乱及神经系统功能损害症状的总称。中暑的常见症状为突然胸闷如堵、恶心呕吐、头晕欲仆,严重者可致昏厥不省人事,需要及时救治。中暑的发生,与高温环境作业过久、夏日阳光暴晒太长、人群拥挤导致散热困难等有关。

热中风,指病发于夏季的"小中风",大多属于缺血性脑卒中,为夏季老年人的高发病。热中风的常见症状为,哈欠连连,突然无力,言语不利,口角流涎,突然眼前发黑(多见数秒后恢复),短暂性视力障碍,视野缺失,偏侧麻痹。热中风的原因多为夏季炎热,出汗较多,增加水分消耗,加之老年人体内水分本来偏少,导致血液黏稠度增加。也有因为老年人多习惯于夏季午睡,若睡得过于深沉、时间过长,以致血压相对偏低,脑部血流过于缓慢,也容易导致脑血栓形成。临床上见到的另一种原因是,天气炎热,人体周围血管扩张,血压趋降,高血压患者若仍用原有剂量的降血压药,有可能使血压过低,是形成缺血性脑卒中的一种诱因。凡高血压、糖尿病、高脂血症、肥胖或心脑血管疾病的老年人需切切注意夏季脑卒中的预防。

3. 生活起居

《素问·四气调神大论》曰:"夏三月,此谓蕃秀,天地气交,万物华实。夜卧早起,无厌于日,使志无怒,使华英成秀,使气得泄,若所爱在外。此夏气之应,养长之道也。"意思是说,夏季三个月,是草木繁茂、万象秀美的季节。天地阴阳之气上下交合,各种植物开花结果。为适应这种环境,人们应该晚些睡觉,早些起床,不要厌恶白昼太长,让心中无存郁怒,令容色显得秀美,使皮毛腠理宣通,暑气得以疏泄,精神饱满地与外界相适应,这样才能与夏季长养之气相呼应,这是夏季的养生之道。

首先,夏季养生要保证充足的睡眠时间。夏季昼长夜短,天气炎热,人的新陈代谢相对旺盛,身体较易出现疲惫感。夏季晚上睡眠的时间不宜过迟、过短。最佳的入睡时间最迟也不能超过晚上 11 点(晚上 11 点至清晨 6 点,被称为睡眠的黄金时间)。凡有条件者,适当午睡,以保证下午体力精力的充沛。

夏季睡眠,慎勿贪凉。盛夏闷热,皮肤汗孔开泄,极易遭受风寒之邪侵袭。因此,夏天纳凉不宜太晚;入睡后不可让电扇直接对着身体吹;使用空调,不宜将温度调得过低,也不宜整夜开空调;不宜赤身入睡,应用薄被或毯子盖好腹部,以防腹部着凉。

其次,要合理降温,防潮防蚊。夏季居室降温,首推以自然通风为好。长时间使用空调,亦带来了新的疾病——"空调病"。因此,室温不能降得太低,室内外温差不能太大,夏季从室外进入空调间,若因汗出而湿衣的,应先换掉湿衣服,擦干汗水,切不可立于空调风口。无论是晚上睡眠,还是白昼午休,都不可当风而睡。电风扇直吹或穿堂风较大状态下长时间睡眠,很容易因此而着凉患病。因为熟睡状态下人体的新陈代谢趋缓,热量产生相对减少,因此处于同样的气温,清醒状态时尚感凉爽舒适,而睡眠状态下就易着凉患病。

夏季空气湿度大,尤其是梅雨时节,湿气更重,食物容易发霉,蚊蝇容易滋生,所以夏季要做好居室的防霉防潮工作。保持居处通风,清除积水,安装纱窗等是最好的防护措施。

再次,衣着宽松,夏季服装面料以轻、薄、柔软、透气吸潮为好。炎热的夏季,人体每小时排汗 500 毫升左右,透气性、排湿性愈好的衣服,愈能有效地帮助人体散热,衣服材质以棉织品、人造丝、真丝、亚麻为好。服装的颜色以浅色为好,因为浅色衣服,反射性强,散热性好。另外,夏季穿着还要考虑衣服内的"吸风"和"鼓风"作用,衣服要相对宽松些,尤其领、袖、裤腿等开口处要做的敞开些。

4. 饮食营养

夏季应适当多食酸味食物,如酸梅汤、番茄、山楂等,因为中医认为酸能化阴,能生津止渴。也可适当多食苦味食物,如苦瓜、苦菜、茶等,因苦味食物有助于清火防暑。

夏季多湿,不宜多食甜味食物。过食甜品会降低食欲,影响脾胃消化吸收功能。夏季要慎食寒凉之品,过多食用生冷食物、冰镇食品,容易伤及脾胃运化功能,出现食欲不振、腹痛腹泻等症。另外,夏季大量出汗,使得体内水分、盐分不断排出。因此,夏季要及时补充水分和盐分,应多饮水,适量饮用淡盐水。

(三)秋季养生

1. 气候特点

秋季,在农历是指立秋到霜降,包括立秋、处暑、白露、秋分、寒露、霜降六个节气。在现代气象学意义上,连续五天平均气温在10～22℃为秋季。

秋季的时令特点,民间有俗语"白露身不露",是指过了白露时节,就要注意适当保暖,不要再穿短袖短裤了。秋季总的气候特点是西风劲急,气候干燥。其中,初秋之时,暑热未消,湿气较重,气温尚高,是为"温燥";深秋之时,气候干燥,气温下降,渐趋寒冷,是为"凉燥"。

中医认为,秋气主燥,燥易伤肺。因此,秋季人们常常感到口鼻干涩,干咳少痰,甚至痰中带血。针对早秋多温燥和晚秋多凉燥的情况,药补和食补也应有所不同。清代《温病条辨》对于早秋温燥,创有代表方桑杏汤,对于晚秋凉燥,则创有代表方杏苏散,至今仍是中医临床治疗秋燥咳嗽的首选处方。

2. 好发疾病

秋季易发疾病有肺燥咳嗽、过敏性鼻炎、干燥综合征等。

(1)肺燥咳嗽 为中医病名,是指好发于秋季的因肺阴不足或燥邪伤肺所致的咳嗽。其临床表现多为咳嗽痰少,咽喉干痒,口鼻干燥,声音嘶哑,舌干而少津液;初起可伴有轻微怕冷、发热、头痛、骨节酸楚等感冒表证。中医治疗多以清燥润肺止咳为主。首选的具有一定的润肺止咳作用的食物有杏仁、白果、百合等;常用的非处方中成药如参贝北瓜膏、蜜炼川贝枇杷膏等,具有较好的润肺止咳作用。此外,自制雪梨膏(由雪梨、蜂蜜组成)、姜蜜膏(由生姜汁、蜂蜜组成)、百合杏仁粥(由百合、杏仁、大米、冰糖组成)等,也都为家庭常用的润燥止咳作用的食疗方。

（2）过敏性鼻炎　又称变应性鼻炎，是鼻腔黏膜的变应性疾病。其主要症状为鼻痒、鼻塞、打喷嚏和流清涕。每逢过敏性鼻炎发作时，多有鼻内奇痒，连续打喷嚏，流大量清水样鼻涕，鼻塞，发作时间短暂，春秋两季高发。

对于本病的预防与保健，可以从以下几方面着手：一是远离过敏原。减少外出，关闭下风向的窗户，尽量在室内活动，可减少发病。二是积极参加体育运动，提高机体的免疫能力。坚持冷水洗脸，经常做保健操，其方法是用双手拇指掌侧缘，在鼻背两侧，作上下交替摩擦运动，每次擦至局部皮肤温热为止，早晚各一次，持之以恒，必有收益。三是注意保暖。关注气候变化，出门尤其是迎风时最好戴上口罩，因为戴口罩除了对保持鼻腔湿度有较好的效果外，还可同时预防感冒等疾病。香水、化妆品等都会刺激鼻腔黏膜，应尽量避免接触。四是保持室内空气的温度和湿度。暖气或空调的过度使用，会导致鼻腔干燥及黏膜上皮的抵抗力减弱。如果合并使用空气加湿器会有较好的效果。需经常使用空调的房间应每天开窗通风，补充室内的新鲜空气。五是过敏性鼻炎频繁发作的时段，可适当服用抗过敏的药物，以控制或减缓发作的频率与程度。

（3）干燥综合征　是一个主要累及外分泌腺体的慢性炎症性自身免疫性疾病。临床除有唾液腺和泪腺受损功能下降而出现咽干口燥、两目干涩外，尚有其他外分泌腺及腺体外其他器官的受累而出现多系统损害的症状。本病分为原发性和继发性两类。原发性干燥综合征属全球性疾病。有文献表明，该病在我国人群的患病率为 0.3%～0.7%，在老年人群中患病率为 3%～4%。本病以女性为多见，男女发病比为 1:（9～20）。发病年龄多在 40～50 岁。也可见于儿童。本病目前尚无根治方法。主要是采取措施改善症状，控制和延缓因免疫反应而引起的组织器官损害的进展以及继发性感染。中医治疗干燥综合征，多以益气养阴、生津润燥为主，长期服用中成药六味地黄丸、石斛夜光丸，或黄芪、石斛等补气生津药煎汤代饮，具有一定的改善口干、目涩等作用。

3. 生活起居

《素问·四气调神大论》指出，"秋三月，此谓容平，天气以急，地气以明。早卧早起，与鸡俱兴，使志安宁，以缓秋刑，收敛神气，使秋气平，无外其志，使肺气清。此秋气之应，养收之道也"。秋季三个月，是草木自然成熟之际。秋令天气紧急，地气清明，应该早些睡觉，早些起床，做到鸡鸣而起，使情志保持安定，以此来舒缓秋令肃杀之气,不使神志外驰,令肺气得以清肃。唯有如此,才能与秋天收养之气相呼应,这是秋季的养生之道。

在日常生活方面,增减衣物也要因人而异。虽说"白露身不露",但是也不能穿着太厚,尤其是幼儿,适当"秋冻"对健康更为有利。

中老年人则要防止便秘的发生或加重。多食蔬菜、水果,适当运动,必要时服用中成药如麻仁丸、清宁丸等,是防治习惯性便秘的必要措施。

脱发,具有一定的季节倾向,秋季是其好发季节。避免长时间熬夜,及时舒缓紧张焦虑情绪,服用具有养血补肾乌发的中成药二至丸、首乌生发丸等或有一定疗效。饮食上要营养均衡,可适当多食黑豆、黑芝麻、核桃等食物,有助于头发的健康生长。此外,选择适宜的洗发产品,洗头不宜过频。减少烫、染头发,否则容易破坏发质。可适当按摩头部,促进头部的血液循环。

4. 饮食营养

秋令饮食宜甘淡滋润为主,避免辛辣食物,特别是火锅之类,燥热过重,容易加重秋燥症状。

秋季正是新米上市时节,此时可多吃新米和粗粮。秋季多喝水,多食果蔬。水果中以梨、柿子、柑橘、荸荠、香蕉等最为适宜;蔬菜中以胡萝卜、冬瓜、海带、紫菜等当属首选。另外,皮肤干燥的人群,在秋季可多食牛奶、蜂蜜、银耳、苹果、猕猴桃、黑芝麻、鸡蛋、黄瓜等具有一定的润肤养颜作用的食物;若需润肠通便,又可在食谱中增加蜂蜜、核桃仁、香蕉、麻油、杏子等,也可以多吃茭白、芹菜、青菜等含粗纤维的蔬菜以缓解便秘困扰。

除了上述常见食材,秋季时令养生也可熬制梨粥、莲藕粥或制作藕米糕食用。梨是秋季果中的上品,有"百果之宗"的美誉。梨生食能去实火,熟食能去虚火,梨粥具有补益润肺的功效。莲藕也是秋令食养的上品,煮熟的莲藕性质甘温,有补血生肌、健脾止泻、滋养强壮的作用,能够缓解秋季口干烦渴、鼻腔干燥渗血的秋燥症状。

(四) 冬季养生

1. 时令特点

根据我国传统的季节划分概念,每年农历十至十二月为冬季。若按传统的节气概念,冬季包括立冬、小雪、大雪、冬至、小寒、大寒六个节气。冬季是万物冬眠的季节,天气渐趋寒冷。这一季节是阳气潜藏,阴气盛极,草木凋零,蛰虫伏藏,万物活动趋向减缓,养精蓄锐,为来春生机勃发作准备,中医学称其为"冬气主藏"。

2. 好发疾病

支气管哮喘、急性和慢性支气管炎等呼吸系统疾病,在冬季最易发生或最易复发。支气管哮喘是典型的过敏性疾病,最常见于儿童及青少年。支气管哮喘的发病因素,包括遗传因素和环境因素两个方面,患者本身又多属于过敏体质,往往有过敏性鼻炎、特应性皮炎,或对某些变应原、某些食物、某些药物等过敏史。慢性支气管炎多与年龄有一定关联,好发于老年人,简称老慢支。

冻疮是由于暴露于零度以下寒冷环境引起的局限性、红斑性炎症损害。冻疮是对寒冷、潮湿、非冰冻环境的异常炎症反应,组织学上证实冻疮为一种淋巴细胞性血管炎。中医学认为本病的发生多由于阳气不足,外感寒湿之邪,使气血运行不畅,瘀血阻滞而发病。

3. 生活起居

《素问·四气调神大论》指出,"冬三月,此谓闭藏,水冰地坼,无扰乎阳。早卧晚起,必待日光,使志若伏若匿,若有私意,若已有得,去寒就温,无泄皮肤,使气亟夺。此冬气之应,养藏之道也"。意思是说,冬季三个月,是万物生机潜伏闭藏的季节。冬寒之气使水结冰地冻裂,其时不要扰动阳气,应该早睡晚起,一定等到日光显露时再起床,使精神情志如伏似藏,心里充实,犹如心怀隐私不显露,又若有所得很满足。还应避寒就温,不要让皮肤开泄而过多出汗,使阳气藏而不泄。唯有如此,才能与冬季闭藏之气相呼应,这是冬季的养生之道。这是《黄帝内经》提示我们的适应冬季气候而保养人体闭藏功能的方法。

首先,早卧晚起,注意睡姿。冬天是生机潜伏、万物蛰藏的时令。应该早睡晚起。要防寒保暖。不少人冬夜睡眠时多用被子蒙住头部,这是不利于健康的睡眠习惯。因为被窝内本身存在的螨虫等微生物,加上人体皮肤汗腺排泄的有害物质、呼出气中的二氧化碳、肠道排出的气体,致使被窝内环境异常混浊,蒙头吸入这些混浊空气,会使体内氧饱和度下降,次晨起床时会出现头昏脑胀、精神萎靡、食欲不振、记忆衰退等症状,长期蒙头睡眠容易诱发呼吸道感染,工作效率下降和脑缺氧引发的病症。另外,被褥的厚薄应根据室温的变化适当调整,以人体感觉温暖而不出汗为度。

其次，开窗通风，常晒太阳。冬季天气寒冷，室内的温度要适宜，室温以18～25℃最合适。室内温度过高，会造成室内外温差过大，易引发感冒；室内温度过低，人体长期生活在低温环境中，易引发呼吸系统疾病。

再次，去寒就暖，衣着宽松。冬季加强头、颈部保暖。人体阳气最容易从头部走散，所以冬季如不重视头部保暖，很容易引发感冒、头痛、鼻炎、牙痛、三叉神经痛等疾病。冬季穿开领服装暴露颈部，可使寒冷的空气直接刺激气管，导致咳嗽，宜改换高领服装或戴上围脖保暖。加强背部保暖，背部为足太阳膀胱经、督脉所过之处，是人体的阳中之阳，冬季若背部不注意保暖，则风寒极易从背部经络侵入人体，损伤阳气，使人得病。加强足部的保暖，足为人体之本，是三阴经之始，三阳经之终，与人体十二经脉、气血相联系。足部一旦受凉，便通过神经的反射作用，引起上呼吸道黏膜的血管收缩，血流量减少，抗病能力下降，以致隐藏在鼻咽部的病毒、细菌乘机大量繁殖，引发感冒或使气管炎、哮喘、关节炎、痛经、腰腿痛等旧病复发。每晚坚持用热水洗脚，可促进全身血液循环，也可用力揉擦足心，以御寒保暖、解除疲劳、促进睡眠、防治感冒等。

4. 饮食营养

冬季饮食，以温补为宜，少食生冷，也不宜燥热。饮食调养应遵循"秋冬养阴""无扰乎阳""虚者补之，寒者温之"的古训，以温补为宜。少食生冷，也不宜燥热。

其次，多食果蔬。冬季是蔬菜的淡季，数量既少，品种也较单调，尤其是在我国北方，这一现象更为突出。因此，往往一个冬季过后，人体出现维生素不足，如缺乏维生素 C 而导致口腔溃疡、牙龈肿痛、出血、大便秘结等症状。冬天绿叶菜相对减少，可适当多吃些富含维生素 C、维生素 B 的薯类，如红薯、马铃薯等。除常用的大白菜以外，还可选择卷心菜、白萝卜、胡萝卜、黄豆芽、绿豆芽、油菜等。

三　调补养生

（一）调补的概念

中医调补，是指在中医理论指导下，合理应用具有调补作用的药物或食物，以达到却病纠偏、养生保健的目的。它既是中医养生术的一大特色和方法，也是中医养生学的重要组成部分,历来受到医家及民众的高度重视。

古人为了追求健康长寿,千方百计去寻觅具有延寿调补作用的药物、食物及其他各种营养物质,以强化机体功能。由于受当时历史条件的限制,人们的物质生活还远未达到普遍的温饱水平。因此,进补大多局限于年长者"虚证"的治疗。随着社会的发展,物质生活水平的提高,当今调补的群体和目的也发生了相应的变化。试看周围,健康壮硕的青年也热衷于冬令进补,青春勃发的少女到处寻找美容补方,朝气蓬勃的学生考试前夕每多服用健脑补品,甚至牙牙学语的婴儿也成天补钙壮骨……过去人们生活贫困,能吃上鱼肉算是最好的饮食,而眼下,野菜素食、天然食品成了热门的健康补养食品。由此看来,现代人的调补目的已经远远超出了"补虚"。然而,要达到健康长寿依然必须遵循中医传统的调补理论和方法。

(二)调补的原则

1. 虚者补之,偏者调之

凡需调补者,必有其需要或补或调之处,也即中医学所说的"虚者补之,偏者调之",其最终目的如《黄帝内经》所言"以平为期"。

"精气夺则虚"。虚者补之,是中医治疗原则之一,包括补气、补血、补阴、补阳等。而气虚、血虚、阴虚、阳虚等落实到脏腑经络,又有更为具体、明确的辨析。如气虚,有肺气虚、脾气虚、心气虚等的不同;血虚,有心血虚、肝血虚、冲任血虚等的不同。阴虚、阳虚也是如此。可见,虚者补之之中,大有文章可做。

阴阳盛衰谓之偏,偏者调之,即所谓"不足者益之,有余者损之"。临床上功能减退固然是病,功能亢进也是病。如胃纳欠佳,消化不良,多为脾胃功能低下,需要治以健脾和胃助化;而消谷善饥,多饮多食,多为胃热亢盛,也需施以清热平胃之法。

2. 辨证调补,辨体调补

所谓辨证调补,是指在调补养生过程中,坚持辨证的原则。中医学的"证",是对疾病发展至某一阶段的病理概括。这一病理概括,一般都能反映致病病因、病变部位、病证性质以及邪正盛衰。因此,辨证调补,一般是针对有病之人而言的。

所谓辨体调补,是指在中医养生过程中,坚持"辨体"的原则。体,在这里是指体质。体质是指人体在形态结构、生理功能和心理状态等方面综合的、相对稳定的某种特质、特点。体质决定于先天禀赋,影响于后天因素。体质是隐藏于健康背后最关键、最根本的问题。体质与一个人的自然寿命、发病倾向、预后转归等密切相关。因此,辨体调补,更适合于无病之人或亚健康状态的人。

人体的禀赋不同,生活环境各异,因而各自的身体素质和精神心理也不尽相同。根据中华中医药学会颁布的中医体质九分法,将体质类型分为阴虚质、阳虚质、气虚质、痰湿质、湿热质、瘀血质、气郁质、特禀质及平和质九种。其中,平和质是健康体质,属于平和质的人只需继续保持平时良好的饮食起居习惯即可。其他多种体质都是偏颇体质,进行调补时就要根据体质特点,纠偏扶正。具体如下。

阴虚质的人具有五心烦热、口干咽燥、舌红少津、脉细数等特点。此类人应多吃鸭肉、绿豆、冬瓜等甘凉滋润的食物,少吃羊肉、韭菜、辣椒等性温燥烈的食物。日常生活中,还可以经常按摩足底涌泉穴,以散热生气。若以药物调补,也应侧重于滋阴生津为主。

阳虚质的人具有畏冷喜热、精神不振、舌淡胖嫩、脉沉迟等特点。此类人应多吃牛肉、羊肉等具有温阳功效的食物,少吃梨、苦瓜、荸荠等生冷寒凉的食物,并应少饮绿茶。若以药物调补,也应侧重于温补阳气为主。

气虚质的人具有语声偏低、少气懒言、容易疲乏、容易出汗、舌边有齿痕、脉欠有力等特点。此类人应多吃黄豆、白扁豆、鸡肉等具有益气健脾功效的食物,少吃空心菜、生萝卜等性质滑利的食物。若以药物调补,也应侧重于益气健脾为主。

湿热质的人则具有面垢油光、易生痤疮、口苦口干、身重困倦、排泄不畅、男性阴囊潮湿、女性带下增多、舌红、苔黄腻、脉滑数等特点。此类人应多吃冬瓜、绿豆、薏仁等具有清热利水功效的食物。若以药物调补,也应侧重于清利湿热为主。

3. 清补之法,先清后补

分析时下的社会现状,大部分亚健康者存在营养过剩,压力过大,睡眠不足等健康问题,属虚性亢奋,此类人多适用于清补法。

所谓清补,一是指轻清补益,多用气阴双补法,而切忌峻补。二是指"先清解,后补益",先把体内积存的毒素、油腻清除,保证气血通调,肠腑通畅,然后施以益气养阴之法。清补养生之法特别适合现代人体质，可以纠正生活不规律、烟酒过度、劳累过度而导致的亚健康状态，也适宜"三高"人群和术后康复者的调养。

清补药物之中，属铁皮石斛为最佳。唐朝御医叶法善的宫廷秘方中，即有铁皮石斛这味主药。《神农本草经》中将此药列为"上品"，常服既可延天年，又可厚肠胃。铁皮石斛有"滋阴圣药"之称。《道藏》中将其列为"中华九大仙草"之首。《本草纲目》指出其能"强阴益精，厚肠胃，补内绝不足，轻身延年"。

（三）调补的分类

养生调补，可分为药补和食补两类。

1. 药补

药补有单味药、中成药、汤药、膏方、药酒等的不同形式。

（1）单味药调补　单味药调补，简便易行，但多作用单一，适用于仅有体质倾向或临床症情较为单纯者。例如：单味进补之中，以人参最为常用，其中生晒参偏于平补，西洋参长于凉补，红参善于温补。冬虫夏草平补肺肾，益气固表，尤宜慢性喘咳、素多感冒之人。燕窝、蛤士蟆油滋肺润肤，养颜美容，中老年女士最为适用。此外，党参、黄芪、山药、红景天之补气，当归、熟地黄、首乌、阿胶之养血，生地黄、枸杞、龟板、鳖甲之滋阴，鹿茸片、肉苁蓉、紫河车、淫羊藿之温阳，均为单味进补的常用药品。

（2）中成药调补　平素自汗，容易感冒，而需补气固表者，可选用玉屏风口服液、人参蛤蚧散之类。食欲不振，腹胀便溏，而需健脾和胃者，可选用人参健脾丸、香砂六君子之属。头晕目眩，心悸健忘，而需气血双补者，可选用十全大补丸、人参归脾丸之族。畏寒肢冷，腰酸耳鸣，而需补肾温阳者，可选用金匮肾气丸、右归丸之辈。口干便秘，烘热盗汗，而需益肾滋阴者，可选用知柏地黄丸、左归丸之列。

（3）汤药调补　与中成药调补相比，选用汤药调补，更讲究因人而异，一人一方，君臣佐使，配伍得当，需由执业中医师处方确定。

（4）膏方调补　所谓膏方，俗称膏滋药，是由药物煎熬而成的呈黏稠糊状的特殊剂型。这种剂型便于较长时间的保存与服用，而且理法方药度身定做，故颇受欢迎。膏方并非单纯补剂，具有纠偏却病、补虚扶正等作用，对于慢性、顽固性、消耗性或老年性疾患尤为适宜。

膏方调补也有一定的禁忌,有古训可鉴:"宜发散者"(如急性感染)、"宜攻下者"(如腹满便秘)、"宜通利者"(如湿阻纳呆)、"宜涌吐者"(如食积痰嗽),一般均不宜用膏方。此外,妇女经期、感冒发热等需暂时停服。

(5)药酒调补　药酒,是以中医理论为依据、以保健治病为目的、以药和酒有机配制为剂型的功能饮品(参见"药酒养生"篇)。

2. 食补

食补也是中医调补的重要内容。唐代医家孙思邈的《备急千金要方》指出,"食疗不愈,然后遣药""不知食宜者,不足以存生也;不明药忌者,不能以除病也。食能排邪而安脏腑,悦神爽志,以资血气。若能用食平疴,释情遣疾者,可谓良工"。对照现实生活,营养不良与营养过剩往往同在。在注意优化饮食结构、平衡膳食营养的同时,了解食疗、食养的知识,对于科学养生也很重要。兹就常用食品的调补作用简介如下,以资选用。

具有辅助补气温阳作用的食品,如淡菜、大蒜、韭菜、鸡肝、虾、羊肉、狗肉、鹿肉、海参等。

具有辅助滋阴降火作用的食品,如多种水果、菊花、枸杞、苦瓜、菠菜、白萝卜、黄瓜、龟板、鳖甲等。

具有辅助健脾开胃作用的食品,如大麦、酸牛奶、苹果、山楂、西红柿、白菜、橘皮、鸡肫、火腿等。

具有辅助润肠通便作用的食品,如蜂蜜、核桃仁、香蕉、苹果、麻油、杏子、茭白、芹菜、青菜等。

具有辅助行气解郁作用的食品,如荞麦、豌豆、黑豆、蘑菇、胡萝卜、洋葱、南瓜等。

综上所述,若需调补者,均需"谨察阴阳之所在而调之,以平为期"(《素问·阴阳应象大论》)。大凡先天禀赋不足、后天脾胃失养、劳累过度损伤、病后体虚待复、年迈形神不支等,皆可施以调补。合理的调补有利于养生,峻补不利于健康,甚则反而生害,这在现实生活中屡屡可见。如阳盛之体,投以温补之物,必致"火上浇油";阴盛之体,施以凉补之物,多成"雪上加霜"。若需调补,务必正确辨证辨体,切切慎之。

自古以来,酒与医、药结下不解之缘。"醫"字从"酉"（酒器）,以示酒能治病。《汉书·食货志》有"酒为百药之长"之说,正是先人对酒在医药上应用的高度评价。酒本身即能通血脉、散湿气、温肠胃、御风寒、行药势。而药酒更是既能保健养生,又能却病祛邪。

（一）中华药酒飘香

1. 药酒的基本概念

药酒,是以中医理论为依据、以保健治病为目的、以药和酒有机配制为剂型的功能饮品。

（1）根据制作方法分类

1）用酒（白酒或黄酒）为溶媒,与中药材采取不同方式结合后取得的含有药物成分的澄明液体。

2）以药物和谷物共同作为酿酒原料,以不同形式加曲酿制而成的药酒。

（2）根据功效分类

1）药酒:是以防治各种疾病为主要目的的特制酒。这种酒多具有通经活络、祛风散寒、活血通脉、疗伤止痛等功效,如麝香虎骨酒、独活秦艽酒、苏木红花酒等。其配方有严格要求,饮用时也必须在专业医师的指导下进行。

2）补酒:又称滋补酒、养生酒、保健酒,供一般身体虚弱者强身健体之用。其具有益气养血、滋阴壮阳、补脾益肾、强筋壮骨等功效,如十全大补酒、长生固本酒、鹿茸枸杞酒等。补酒的配方及饮用虽不似药酒那么严格,但最好咨询专业医师,根据饮用者的身体状况选择适当的补酒,以防"虚不受补""因虚乱补"的弊端。

2. 造酒的起源传说

我国酿酒的历史,可以上溯至上古时期。《史记·殷本纪》有纣王"以酒为池,悬肉为林"的记载。《诗经》有"十月获稻,为此春酒,以介眉寿"的诗句。

考古资料证明,我国酒之兴起至少已有五千年的悠久历史。从出土的新石器时代的陶瓷用具中,就可见到有不少专用的酒器,说明在原始社会我国酿酒已很盛行。经夏商两代之后饮酒器具类型更丰富、制作更精美。殷商时期的青铜酒器占有相当比重，纹饰华美，表明当时特别是贵族阶层的饮酒风气相当盛行。

我们国家关于酒的起源，至少有以下几种推测或传说。

（1）酒星造酒的神话　东汉末年以"座上客长满，樽中酒不空"自诩的孔融，在《与曹操论酒禁书》中有"天垂酒星之耀，地列酒泉之郡"之说。素有"诗仙"之称的李白，在《月下独酌·其二》中有"天若不爱酒，酒星不在天"的诗句。唐代诗人李贺的诗文中，多次提及"酒星""酒旗"。说明中国古代就有天上"酒星""酒旗"造酒的神话传说。

（2）猿猴造酒的传说　酒是一种发酵食物，其由酵母分解糖类产生。含糖的水果是猿猴的重要食物，猿猴在水果成熟的季节，收贮大量水果于石洼之中，堆积的水果受自然界中酵母的作用而发酵，石洼中流出的液体即是"酒"，其有一种特别的香味可供享用，久而久之，猿猴居然在不自觉中成了酿酒的创始人。明代文人李日华在他的著述中就有记载："黄山多猿猱，春夏采杂果于石洼中，酝酿成酒，香气溢发，闻数百步。"

猿猴不仅会"造酒"，而且还"嗜酒"。中国民间至今流传着捕捉十分机敏的猿猴的方法，即利用猿猴嗜酒的习性，设法令其大醉，然后可轻易捉拿之。

（3）仪狄酿酒的记载　相传夏禹时期的仪狄发明了酿酒。《吕氏春秋》有"仪狄作酒"之说。先秦史官撰写的《世本》中明确记载"仪狄始作酒醪，变五味"，认为仪狄是酒的始作人。西汉刘向的《战国策·魏策》指出，"昔者，帝女令仪狄作酒而美，进之禹，禹饮而甘之，曰：'后世必有饮酒而亡国者'，遂绝旨酒而疏仪狄"。大禹品尝美酒之后断言后世一定会有因酒亡国的事件发生，其后的不少帝王因贪酒灭国则完全应验了大禹的预言。

（4）杜康作酒的故事　"杜康作酒"之说在民间广为流传，特别是三国时代曹操的《短歌行》中的"慨当以慷，忧思难忘。何以解忧？唯有杜康"。诗中提及的杜康已成为美酒的代名词，不少人认为他就是酿酒祖师爷。

民间传说杜康是一个技艺高超的酿酒师，曾为周天子酿过酒，白水县康家卫村东有条大河，人称"杜康沟"，沟的起点处的泉水，水质清洌，汨汨不竭，名曰"杜康泉"；又如河南汝阳县有杜康酿酒的"遗址"，如"杜康矶""杜康仙庄"等。在汝阳县，至今尚在流传杜康造酒的一个故事："有饭不尽，委之空桑，郁结成味，久蓄气芳。本出于此，不由奇方。"是说杜康原是个叫花子，常在汝阳县杜康矶一带乞讨,乞到残羹剩饭,就蹚过杜康矾旁边一条名叫杜水的小溪,在溪边一棵空心的老槐树下歇息、充饥。吃饱了,就把吃剩下的饭渣往树洞里一倒了事,也不洗碗。如此日复一日,因树洞底部渗了水,饭渣遇水发酵,散发出一阵阵诱人的香味。杜康伸进手去舀了一碗,尝了尝,酒香扑鼻,味道甘美,于是就不断地往树洞里倒饭渣,有了香味,再舀出来喝。消息不胫而走,当地一个财主觉得这玩意儿新鲜,可以赚钱,便找杜康商量,由他出本钱,杜康当酿酒师,造井挖窟,用当地产的粮食煮成熟饭,开始酿造杜康酒。于是,杜康造酒就流传下来了。上述民间故事,充分说明了人们对美酒的无上喜好。

（5）历史经验的累积　诸种造酒说大多源于零星的历史记载,在古代往往将酿酒的起源归于某某人的发明,把这些人说成是酿酒的祖宗,由于影响非常大,以致成了主流观点。不过,宋代《酒谱》曾提出过质疑,认为"皆不足以考据,而多其赘说也"。

当代较为一致观点:酒的产生是一个在自然状况下偶然形成的,并经过漫长的历史演变而形成。酿酒技术是劳动人民在经年累月的观察和劳动实践中积累而成,经过有知识、有远见的"智者"归纳总结,形成了一定的流程和技术规范。后人沿袭先祖方法并加以改进,是当代酿酒技术的基础。笔者认为这一观点说法比较靠谱,比较符合客观事实。

3. 药酒的发展简史

药酒的起源与发展经历了漫长的历史过程。

（1）远古时期　殷商的酒类,除了以"酒""醴"命名之外,还有称之为"鬯"的。鬯是以黑黍为酿酒原料,加入郁金草酿成,这是有文字记载的最早药酒。鬯常用于祭祀和占卜,还具有驱恶防腐的作用。《周礼》指出,"王崩,大肆,以鬯"。也就是说帝王驾崩之后,用鬯酒洗浴其尸身,可较长时间保持不腐。

长沙马王堆三号汉墓中出土的医方专书《五十二病方》,被认为是公元前3世纪末、秦汉之际的抄本,用到酒的药方不下于35个,其中至少有5个方可认为是酒剂配方,用以治疗蛇伤、疽、疥瘙等疾病。书中有内服药酒,也有外用药酒。

《养生方》是马王堆西汉墓中出土帛书之一,其中共有6种药酒的酿造方法,可惜这些药方文字大都残断,只有"醪利中"较为完整,此方共包括了十道工序。

值得强调的是,远古时代的药酒大多数是药物加入酿酒原料中一起发酵的,而不是后世常用的浸渍法。可能是远古时代还没有发明蒸馏技术,当时的酒中乙醇含量低,不易保存,如采用浸渍法或许药物成分尚未溶解充分,酒就变质了。采用药物与酿酒原料同时发酵,由于发酵时间较长,药物成分可充分溶出。

(2)秦汉至隋唐以前　《黄帝内经》对酒在医学上的作用有专篇论述《素问·汤液醪醴论》。该论首先讲述醪醴的制作:"必以稻米,炊之稻薪,稻米者完,稻薪者坚。"即用完整的稻米做原料,坚劲的稻秆做燃料酿造而成,醪是浊酒,醴是甜酒。还指出,"自古圣人之作汤液醪醴,以为备耳……中古之世,道德稍衰,邪气时至,服之万全"。说明古人对用药酒治病是非常重视的。

采用酒煎煮法和酒浸渍法最晚始于汉代。成书于汉代的《神农本草经》指出,"药性有宜丸者,宜散者,宜水煮者,宜酒渍者"。用酒浸渍,一方面可使药材中的一些药用成分的溶解度提高,另一方面酒行药势,疗效也可提高。

张仲景《金匮要略》中有多例浸渍法和煎煮法的实例。"鳖甲煎丸方",以鳖甲等20多味药为末,"取煅灶下灰一斗,清酒一斛五斗,浸灰,候酒尽一半,着鳖甲于中,煮令泛烂如胶漆,绞取汁,内诸药,煎为丸"。"红蓝花酒方",也是用酒煎煮药物后供饮用。《金匮要略》中还记载了一些有关饮酒忌宜事项,如"龟肉不可合酒果子食之""饮白酒,食生韭,令人病增""夏月大醉,汗流,不得冷水洗着身及使扇""醉后勿饱食"。这些实用知识对于保障身体健康有着重要作用。

南朝齐梁时期的著名本草学家陶弘景,总结了前人采用冷浸法制备药酒的经验,在其所著的《本草集经注》中提出了一套冷浸法制药酒的常规:"凡渍药酒,皆须细切,生绢袋盛之,乃入酒密封,随寒暑日数,视其浓烈,便可漉出,不必待至酒尽也。滓可曝燥微捣,更渍饮之,亦可散服"。这里注意到了药材的粉碎度、浸渍时间及浸渍时的气温对于浸出速度、浸出效果的影响,并提出了多次浸渍,以充分浸出药材中的有效成分,从而弥补了冷浸法本身的缺陷,如药用成分浸出不彻底,药渣本身吸收酒液而造成的浪费,反映了当时药酒冷浸法已达到较高水平。

热浸法制药酒的最早记载应是北魏《齐民要术》。书中记有"胡椒酒",将干姜、胡椒末及安石榴汁置入酒中后,"火暖取温"。尽管这还不是严格意义上的药酒制法,但可以视作药酒热浸法的起源,热浸法成为后来的药酒配制的主要方法。

酒不仅用于内服药,还用来作为麻醉剂,传说华佗用的"麻沸散",就是用酒冲服。华佗发现醉汉外伤时,痛觉较常人轻,由此得到启发,从而研制出"麻沸散"。

（3）唐宋时期　唐宋时期，药酒、补酒的酿造较为盛行。这一时期的医著如《备急千金要方》《外台秘要》《太平圣惠方》《圣济总录》都收录了大量的药酒和补酒的配方和制法。如《备急千金要方》卷七设"酒醴"专篇，卷十二设"风虚杂补酒煎"专篇。《千金翼方》卷十六设"诸酒"专篇。《外台秘要》卷三十一设"古今诸家酒方"专篇。《太平圣惠方》所设的药酒专篇多达六处。除了这些专篇外，还有大量的药酒方散见于其他章节中。

唐宋时期，由于饮酒风气浓厚，社会上酗酒者趋多，故在当时的医学著作中，解酒、戒酒方也应运而生。据统计，在上述四部医著中这类药方多达100多种。

唐宋时期的药酒配方中，用药味数较多的复方药酒所占的比重明显提高，成为当时显著特点。复方增多正表明药酒制备整体水平的提高。唐宋时期，药酒的制法有酿造法、冷浸法、热浸法，以前二者为主。

（4）元明清时期　元明清时期，随着经济、文化的进步，医药学有了新的发展。药酒的制备在整理前人经验的基础上，创制新配方，发展配制法，取得了新的成就。

忽思慧为蒙古族营养学家，任宫廷饮膳太医时，将历朝亲侍进用奇珍异馔、汤膏煎造、诸家本草、名医方术，以及日所必用之谷肉果菜，取其性味补益者，集成《饮膳正要》。书中关于饮酒避忌的内容，具有重要的价值，还记载了一些相传很有功效的补酒，其配方并无详细记述，但在《本草纲目》中则有详细记载。

《本草纲目》计52卷，万历六年（1578年）成书。该书集明及历代我国药物学、植物学之大成，还涉及食品学、营养学、化学等知识。该书在收集附方时，也集录大量前人和当代的药酒配方。卷25"酒条"下，设有"附诸药酒方"的专目，其本着"辑其简要者，以备参考。药品多者，不能尽录"的原则，辑药酒69种。除此之外，《本草纲目》在各药条目的附方中，也附有药酒配方，内容丰富。据统计，《本草纲目》中共计药酒方200多种，其配方大多为便方，具有药味较少、简便易行的特点。

《遵生八笺》是明代高濂所著的养生食疗专著，共19卷，约成书于万历十九年（1591年），全书40多万字，分为八笺，以却病延年为主，涉及医药气功、饮馔食疗、文学艺术等。其中的《饮馔服食笺》共有三卷，收酿造类内容17条。酿造类中的碧香酒、地黄酒、羊羔酒等，均为宋代以来的名酒，其中一些是极有价值的滋补酒。此外，在《遵生八笺》中的《灵秘丹药笺》中还有30多种药酒。

《随息居饮食谱》是清代王孟英所编撰的一部食疗名著,共一卷。咸丰十一年(1861年)刊行。书中的"烧酒"条下附有七种保健药酒的配方、制法和疗效。这些药酒大多以烧酒为酒基,与明代以前的药酒以黄酒为酒基有明显的区别。以烧酒为酒基,可促进药中有效成分的溶解。这是近现代以来,药酒及补酒制作上的一大特点。

明代朱橚的《普济方》、方贤的《奇效良方》、王肯堂的《证治准绳》等著作中辑录了大量前人的药酒配方。明清时期也是新配方药酒不断涌现的时期。这些新方有两大特点,一是补益性药酒显著增多。延龄聚宝酒、延寿获嗣酒、史国公药酒、八珍酒、扶衰仙凤酒、长生固本酒、长春酒、红颜酒、参茸酒、养神酒、健步酒等,均出自这一时期的医学著作或养生专著之中。二是慎用性热燥热之药。唐宋时期的药酒,常用一些温热燥烈的药物,如乌头、附子、肉桂、干姜等。这些药物若滥用、久用,往往会伤及阴血,故明清时期药酒配方多采用平和、平缓之药。

(5)近现代 近代,中药药酒的医疗保健作用受到人们的关注,在继承和发扬传统中药药酒制备方法优点的基础上,大胆采用了现代先进的酒剂制备工艺,严格了卫生和质量标准,使药酒的质量大大提高。同时对多种传统历史名药酒,如虎(护)骨酒、五加皮酒、鸿茅药酒、十全大补酒、史国公酒、龟龄集酒等的功效、配方和组成药物,开展了深入的临床和实验研究,为其应用和提高疗效提供了宝贵依据。

4. 药酒的命名依据

远古的药酒方或许与其他中药方剂一样,未必特意标注名称,在马王堆出土的医药帛书中,所记载的药酒方就没有具体的方名,这种情况在唐代方书中仍有少量保留,如《备急千金要方·脾脏》"治下痢绞痛肠滑不可差方",《外台秘要》卷15的"疗风痹瘾疹方"等。

最早的药酒命名,首见于《黄帝内经》中的"鸡矢醴"及《金匮要略》中的"红蓝花酒"等,多以单味药或一方中主药的药名作为药酒名称,成为后世药酒命名的重要方法。

汉代以后,药酒命名的方法逐渐增多,传统命名方法可归纳为以下几种。

一是单味药配制的药酒,多以药名作为酒名。如鹿茸酒、人参酒、红花酒等。

二是两味药制成的药酒,大都两药联名,如五倍子白矾酒、人参鹿茸酒等。

三是多味药制成的酒,用其中一个或两个主药命名,如羌独活酒、仙茅益智酒;也可用易于记忆的方法命名,如五蛇酒、五花酒、二藤酒等。

四是以人名为药酒名称,如仓公酒、史国公酒、北地太守酒等,以示纪念。为了便于区别,有时也用人名与药名或功效联名的,如崔氏地黄酒、周公百岁酒等。

五是以功能主治命名,如安胎当归酒、愈风酒、红颜酒、腰痛酒。这种命名方,在传统命名方法中也占相当比重。

六是以中药方剂的名称直接作为药酒名称,如八珍酒、十全大补酒。

七是从其他角度命名药酒,如白药酒、玉液酒、紫酒、戊戌酒、仙酒、青囊酒等。

5. 药酒的大体分类

药酒是中药的一种剂型,又称为酒剂。它的溶媒含有乙醇,而蛋白质、黏液质、树胶等成分均不溶于乙醇,故药酒的杂质较少,澄清度较好,且长期贮存不易变质。

我国的中药资源十分丰富,所以我国药酒资源的种类繁多。药酒的功效主要由中药处方来决定,但与酒的性质也有一定关联。酒对中药有良好的溶解性,其溶剂也不限于白酒,还可以使用米酒、黄酒和果酒。

药酒的分类,目前尚无统一规定。大致分类法如下。

(1) 按给药途径分类

1) 内服药酒:指口服后起到养生保健或治疗疾病作用的药酒。内服药酒品种多、数量大,是中药药酒的主要类型。

2) 外用药酒:指主要作用于皮肤、穴位或需要敷、揉之处,产生局部药理效应和治疗作用。

(2) 按功能分类

1) 保健性药酒:这类药酒对人体气血阴阳偏虚起到滋补保健作用,促进身体健康,提高抗病能力,减缓机体衰老,达到益寿延年的目的。如补气养血类、滋阴壮阳类、补肝益肾类药酒等。

2) 治疗性药酒:这类药酒以治疗某些疾病为主要目的。如祛风除痹类、散寒止痛类、行气化湿类、活血治伤类、祛瘀通脉类的药酒等。治疗类药酒又可根据其适用范围的不同,分为内科用药酒、外科用药酒、妇科用药酒、骨伤科用药酒、儿科用药酒、皮肤科用药酒、五官科用药酒等。

3) 美容类药酒:这类药酒主要有美容润肤、乌发防脱、除黄褐斑等功效。如乌发类、养颜类药酒等。

（3）按使用基酒分类

1）白酒类药酒：使用蒸馏酒为基酒制备的药酒，所用白酒要符合国家质量标准。蒸馏酒的浓度依据各品种要求而定，内服酒剂应以谷类酒为原料。《中华人民共和国药典》收载的中药药酒，均用白酒制备。

2）其他：采用黄酒、米酒、果酒等含醇量较低的酒作基酒制成的药酒。由于其醇含量较低，适合不善饮酒者饮用。这类酒较之白酒含有葡萄糖、氨基酸、微量元素等多种营养成分，常用以制备保健酒和美容酒。

（4）按制作方法分类

1）浸提类药酒：采用浸提方法制备的药酒，依据浸提温度的不同，分为冷浸法和热浸法。依据使用工艺手段的不同，分为一般传统制药酒浸制法和工业化生产的浸制法等，如循环法浸渍法、罐组式逆流循环提取法、热回流法以及渗漉法制药酒等均可归入浸提类药酒。

2）酿制类药酒：是将药物或药汁配合造酒原料、酒曲等，一起发酵酿制而成。

3）配制类药酒：是指药材经提取得到提取物，加基酒和其他添加剂配制而成的药酒。

（5）按外观形态分类

1）液体酒：外观形态为液体的药酒，这是常用的药酒。

2）固体酒：指固体状态的药酒，为便于携带，采用环化糊精等辅料作基料。环化糊精能使酒中有用物质全部吸收，然后加工成粉末，饮用时只需把粉末用凉开水溶解即可，其色、香、味均可保持原酒汁的特点。这类酒还不多，但已逐步开发成为治疗药酒的一种方向。

6. 药酒的功效特点

中国药酒独到优点，概括起来，主要表现在以下几方面。

（1）适应面广　药酒，既能治病防病，凡临床各科常见多发病和部分疑难病症均可应用；又能养生保健，美容润肤，病后调养，日常饮用可延年益寿。

（2）便于服用　饮用药酒，不同于中药其他剂型，可以缩小剂量，便于服用。有些药酒方中，虽然药味庞杂众多，但制成药酒后，其药物中有效成分均溶于酒中，剂量较之汤剂明显缩小，服用方便。又因药酒多一次购进或自己配制而成，可较长时间储存、服用,不必经常购药、煎药,减少不必要的重复麻烦,省时省力。

（3）吸收迅速　饮用药酒后,吸收迅速,可尽早发挥药效。因为人体对酒的吸收较快,药力通过酒的吸收而进入血液循环,周流全身,能较快发挥治疗作用。经临床观察,药酒一般比汤剂的作用时间快 4～5 倍,比丸剂更快。中医认为酒性温热,走而不守,既有调和气血、贯通脉络之功,又有振阳除寒、祛湿散风之效,故称为"百药之长"。

（4）稳定性好　因为酒本身就具有一定的防腐、消毒作用,可以防止微生物的滋生,提高被浸药物的稳定性。药酒只要配制适当,遮光密封保存,便可经久存放。

（5）容易掌握剂量　汤剂一次服用有多有少,浓度不一,而药酒是均匀的溶液,单位体积中的有效成分固定不变,按量（规定饮用量）服用,能有效掌握治疗剂量。

（6）有助改善口感　一般药酒口味平和,既没有饮用酒的辛辣呛口,又没有服用汤剂的苦涩难耐。因为大多数药酒中渗有糖和蜜,作为方剂的一个组成部分,其具有一定的矫味和消臭作用,因而服用起来甘甜悦口。

7. 药酒的基酒类别

酒是由米、麦、玉米、高粱等和酒曲酿制形成,酒按照酿造工艺的区分有蒸馏酒和非蒸馏酒两大类,前者可见于一般的白酒;后者有黄酒、米酒、葡萄酒等。

古时浸泡药酒,其基质酒多选用非蒸馏酒。唐《新修本草》记载"凡作酒醴须曲""诸酒醇醨不同,唯米酒入药"。可见唐代的药用酒的基质酒是采用以曲酿造的米酒,是非蒸馏酒中的一种。清代时渐渐普及用蒸馏酒即白酒（烧酒）作药用酒。

2010 年版的《中华人民共和国药典》中规定"酒剂系指饮片用蒸馏酒提取制成的澄清液体制剂"。由国家标准管理局发布的白酒标准中,既包括谷类原料制成的白酒,也包括用薯类等为原料制得的白酒。《中华人民共和国药典》明确指出"生产内服酒剂应以谷类酒为原料",故标准药酒生产选择谷类原料制成的白酒作药用酒的基质。

医学专家认为浸泡药酒的基质酒一般宜选用乙醇浓度 50% 或以上的饮用酒为佳,可在浸泡过程中很大程度上杀灭所浸泡的中药材中黏附的微生物、寄生虫及虫卵,以保障所浸泡药酒的安全性。

此外,浸泡用酒的酒精浓度还应根据各种药酒的功能进行选择。一般来说,滋补类药酒所用的基质酒的浓度可低一些;活血疗伤类、祛风湿类药酒因行散活血的需要,所用基质酒的浓度可以相对高一些。家庭自制药酒选择基质酒,大多选用白酒或黄酒、米酒,尤以白酒为宜。基质酒浓度的选择,还应考虑饮酒者酒量的个体差异,善饮者浸泡用基质酒的乙醇浓度可高一些,不善饮者浸泡基质酒的乙醇浓度则不宜过高,可选择低度白酒。禁用乙醇(酒精)或甲醇残存量高的劣质白酒浸泡药酒。

8. 药酒的药材选取

药酒是由酒和药材配制而成的,药酒中的药材按药酒组方的功效、主治等特定要求而选取。配制药酒时,应按照药酒方剂组成的要求,针对具体疾病或体质选择适宜的中药。

一般而言,治疗性药酒是为主治各类疾病而设的药酒,其配方用药较为严格,针对性较强,多选用具有较强药效功能的中药材。而保健性药酒虽然对某些疾病也有一定的防治作用,但主要是为养生健体、促进健康而设,其配方用药多选用具有滋养补益功能的中药材。

选择药材关系到药酒的有效性、安全性及口感,并不是所有的中药材都可以用来配制药酒。《神农本草经》指出,"药性有宜丸者,宜散者,宜水煮者,宜酒渍者……亦有不可入汤酒者,并随药性,不得违越",也就是说有些药物是不适宜入酒的。

家庭制作保健药酒,其中药材更应首选药食两用之材,注意养生进补的安全性。药性过偏、作用剧烈或又有大毒的中药,如川乌、草乌、马钱子、苍耳子、附子、水蛭等,均需慎用,不可随意配制药酒。这些药物都有严格、规范的炮制要求,必须由专业的中药师指导操作。

有些药物具有良好的治病或保健作用,因其颜色过浓、浑浊(如熟地黄、桑寄生等)或因口感苦涩、麻木、腥臭(如羌活、独活、白藓皮、细辛、狗肾、鹿鞭等)选取时应注意其药物的配制比例。

浸泡药酒所用的中药材,除了要求其品种优良、醇正地道外,还应注意同名但不同基源药材之间的区别。如牛膝有怀牛膝与川牛膝的不同,怀牛膝产于河南,功效以补肝肾、强筋骨为主;川牛膝产于四川,临床用于活血化瘀、引血下行为主,两者区别较大。又如五加皮有南五加皮和北五加皮的不同,两者均有祛风湿、强筋骨的功效，但前者无毒，作用较佳，后者有毒，用量过大容易引起中毒造成心力衰竭，甚至死亡，两者不能混用或代用。

此外，浸泡药酒所用药材的加工炮制也十分讲究。《备急千金要方》指出"凡合药皆薄切药"。"薄切"是指中药加工的一项要求。而2010年版的《中华人民共和国药典》中规定"生产酒剂所用的饮片，一般应适当粉碎"。药材适当粉碎后，可扩大药材与酒液的接触面，有利于加速扩散、溶解，以及有效成分的析出。但不宜过细，过细则可能使大量细胞破坏，细胞内的不溶物质、黏液质进入酒中，还会使药酒混浊。

9. 药酒的组方宜忌

药酒方的组成，与汤方、丸方的组方原则基本相似，也讲究中药四气五味、升降沉浮、君臣佐使等配伍原则。但是，用以药酒的方药更应考虑其口味、色泽及毒性等方面，尽可能保证口味较好，色泽较佳，安全有效。

长期以来，民间的浸酒方往往使用土方、偏方，或不加分辨地将高档补药加入酒中浸泡饮用，这种方法具有一定的弊端。

首先，民间土方、偏方，或单味补药浸酒，在药方、药物的选择上，不分辨体质、病证，不分辨阴阳、表里，服用这样的药酒极易造成药不对证、伤害身体的后果。民间自主泡酒多选用传统汤剂方或经验方不作更改直接浸泡，结果有的无明显效果，有的口感较差，有的色泽较差，甚至有因药量过大、药味过多，或毒性太强，存在安全隐患。因此，制作药酒需要在专业人士指导下，才能确保其安全性和有效性。

其次，在原料的选择上，由于缺乏专业中药学知识，无法正确选用和处理药材，导致药材的提取效果差，不仅影响药酒的治病、保健功效，而且不能确保其安全性。基酒的选择也有讲究，不是所有的酒都可以作为药酒的基酒，尤其是使用廉价劣质、掺入工业乙醇和香精的调制白酒，会对健康造成危害。

最后，民间常用的浸泡法，在制作药酒时提取效果差，制作周期长，药渣中的有效成分残留较多，而且因反复浸泡的药酒，其酒精浓度不稳定，提取效果差，无法正确掌握服用剂量。

10. 药酒的制作方法

根据我国古今医学文献记载和家传经验的介绍，药酒配制方法有以下几种。

（1）冷浸法 冷浸法是最为简单，尤其适合家庭配制药酒的一种方法。采用此法时先将炮制后的中药材薄片(饮片)或粗碎颗粒置于非金属的容器之中,也可先用绢袋盛药后再纳入容器,加入适量的白酒,酒的用量一般为药材的5~8倍,密封后放置于阴凉避光处。浸泡期间,应经常摇动容器或搅动药材。浸泡2~4周,待酒色浓郁,即可取上清液,静置数日过滤后,即得澄清的药酒,以供饮用。如果浸酒的药量过多,一次浸取不完全,其药渣还可加酒多次浸泡。最后将药渣压榨,提取的压榨液与上清液合并,过滤而成。

冷浸法适用于药材有效成分容易浸出,单味中药或药材味数不多,且挥发性较强者。

(2)热浸法 热浸法,又称煮酒法,是一种古老而有效的药酒制作方法。通常将配方中的药材切碎后,与基质酒同煮一定时间,然后放冷贮存。也可采用隔水煮酒的间接加热法,即将药物切制后,置于适宜的容器内,按配方加入适量的基质酒,密闭容器,然后放在更大的盛水锅中,隔水加热至沸后即取下,换注到另一个容器内,继续浸泡30天以上,每天搅拌1~2次,然后取上清液,滤过,药渣压榨后取余液,与前上清液合并,静置沉淀,过滤即得。

热浸法适合用药量众多,基质酒量有限,以及用冷浸法其有效成分不易完全浸出者。

(3)渗漉法 渗漉法是将药材粗末装入渗漉筒中,基质酒缓缓自渗漉筒上部加入,渗过药材粗末,收集从下端渗出口流出的浸出液,由此浸提出药酒有效成分的一种方法。若处方中需要加糖或炼蜜矫味者,应加至渗漉完毕后的药液中,搅拌密闭,静置一定的时间,密闭即得。

使用渗漉法时,药材加工不宜过细。装药末时,不能过紧或过松;渗漉筒中药粉以装至容积的70%为宜,其上部不可装满,需留有一定的空间。一般浸出液达到所需要量的3/4时,便可停止渗漉,取药渣进行压榨,然后将压榨液与浸出液合并静置,滤取上清液即得。

渗漉法适用于药酒数量较大的批量生产。

(4)酿制法 加药酿制药酒的方法由来已久,是以米(糯米、粳米、粟米、黍米等)、酒曲(大曲、小曲、红曲)、中药材加水,直接发酵成药酒。家庭酿制药酒,可选好米(糯米为佳)、酒曲和药材,米以水浸泡,令吸足水,蒸煮熟透,淋水冷却至30℃,然后再加入事先加工好的药材、酒曲。搅拌均匀后置缸内糖化发酵。发酵过程中,必须保持适当温度,如温度升高,可搅拌以降低和控制温度,并可排出积聚的二氧化碳,供给酵母新鲜空气,促进酵母繁殖。7～14 天发酵即可完成,然后经压榨、过滤取澄清酒液,酒液盛入存贮容器后,应隔水加热,以杀灭酵母及杂菌,便于储存。

11. 药酒的家庭配制

药酒的家庭配制,最常用的是冷浸法。制作药酒时通常是将中药材浸泡在酒中,经过一段时间后,中药材中的有效成分溶解在酒中,此时即可滤渣饮用。

具体做法是将材料清理干净,再用冷开水浸泡,这样既可以洗去脏污,又能防止药材吸酒太多。然后捞出浸湿的药材,放入玻璃容器内,并倒入白酒。中药与酒之比例可为 1∶(7～10),白酒要浸没药材。最后,将容器口封严,每日摇动几次,使药性充分析出。一般浸泡半个月后就可饮用,有些贵重药材可将酒喝完后再浸泡 2～3 次。

家庭自制药酒首先是要选择适宜的药酒配方,如对药性、剂量不甚清楚,又不太明了药酒配制常识,就需要请教专业中医师,千万不要盲目配制供饮用药酒。对于来源于民间验方中的中药,首先要辨清其品名、规格,以防同名异物而造成用药错误。

家庭配制药酒的容器必须确保不会与中药材和酒起化学反应,一般以玻璃、陶器、瓷器等容器为宜,避免使用铁、铜、锡等金属类容器,尤其不可用含铅较多的锡合金的酒器,以免过多的铅融进酒中而危及健康。

12. 药酒的储存保管

药酒的贮存和保管不当,不仅会直接影响到药酒的疗效,而且能造成药酒中有效成分的损失,甚至造成药酒变质或污染而不能饮用。因此,药酒的贮存与保管务请注意如下。

盛装药酒的容器一定要保证清洁干净。在盛装药酒之前,可以用开水或用医用酒精进行消毒。

当药酒配制完成后,应放入有盖的坛、罐、缸或玻璃瓶等容器,加盖密封保存,避免与其他物质接触而影响药酒功效。

药酒宜贮存于温度变化不大的阴凉处,温度以 10～25℃为宜,不能与汽油、煤油以及有刺激性气味的物品混放,以免串味。

夏季存放药酒时,切忌受阳光的直接照射,以免药酒中的有效成分遇到强光而发生分解,使药酒的功效降低。冬季存放药酒要避免其因受冻而造成药性破坏,温度一般不应低于零下5℃。

当药酒配制完成后,应在其盛器上贴上标签,写清楚药酒的名称、功效、配制时间、用量等内容,方便自己和他人辨识和饮用。

13. 药酒的适应范围

药酒具有"药食同用"的特点,加之酒本身也是药,所谓酒为"百药之长",其与药同用,药借酒势,酒助药力,其效尤著。因此,药酒既能防病治病,又能养生保健,其适应范围广泛,深受民众欢迎。概而言之,其主要适应于以下几类人群。①身体偏虚或体质偏颇的亚健康人群。适当服用药酒,以达到补气养血、滋阴壮阳、健脾助化、补肝益肾、宁心安神、养肺固表等目的。②生理功能减退为主的中老年人群。年纪越大,生理功能减退越明显,老年性疾病越普遍,适当服用药酒有助于延缓衰老、延年益寿。③需要病后调养或辅助治疗的人群。病后气血不足、阴阳失和、肝肾亏耗者较为常见。适当服用药酒能促进血液循环,加之酒中的药物成分有助于促进病后康复,也有助于某种疾病的辅助治疗。④对养颜美容、乌发润肤有需求的爱美人群。适当服用药酒,能使人面色红润、皮肤光泽、乌须生发,以维持与改善人体的外在美观。⑤患有某种疾病需要一定治疗的人群。药酒能治疗的疾病甚多,包括内科、妇科、外科、骨伤科、皮肤科、五官科等的常见病、多发病及部分疑难病症,且疗效显著,深受患者欢迎。

14. 药酒的饮用方法

药酒通常应该在饭前服用,一般不宜佐餐饮用,以便药物迅速吸收,较快发挥作用。除此以外,还应注意以下几点:①适量而止。药酒饮用不宜过多,适量而止。凡服用药酒须根据自身的耐受力而定。治疗性药酒的服用量须遵医嘱,保健类药酒一般每次饮用10~30毫升为宜,不善饮酒者更应从小剂量开始。药酒不可过多服用,以免引起头晕、呕吐、心悸等不良反应。过量服用含有人参的补酒,容易出现胸腹胀闷、不思饮食;过量服用含有鹿茸的补酒,容易引起烦躁、失眠,甚至鼻衄等症。②因人而异。凡对酒精过敏的人群,以及孕妇、乳母和儿童不宜饮用药酒。年老体弱者,新陈代谢功能相对缓慢,饮用药酒更应适量,避免给身体造成不良影响。③辨证而饮。要根据病情酌情选用药酒,以免加重病情甚至引起中毒等不良反应。如遇感冒、发热、呕吐、腹泻等病症时,不宜饮用药酒,尤其是滋补类药酒。④外用药酒切忌内服。凡规定外用的药酒,切忌内服,以免引起头晕、呕吐,以及休克等不良反应。

15. 药酒的服用禁忌

饮用药酒需了解各种禁忌。

（1）了解禁忌与药酒共服的药物

1）不能与抗精神分裂症和安眠药物，如氯丙嗪、奋乃静、地西泮、氯氮卓及抗过敏药苯海拉明、氯苯那敏等同用。因其与酒对中枢神经有协同抑制作用，轻则使人昏睡，重则血压下降、昏迷或产生呼吸抑制，导致死亡。

2）不能与镇静药同服，如巴比妥类。因其能增大镇静和催眠作用，剂量过大时可导致昏迷甚至死亡。

3）不能与降压药、利尿药、强心药、解热镇痛药、激素类药同服，容易引起胃肠道刺激、肝损害。

4）不能与磺胺类药及灰黄霉素同服。前者可增强酒精的精神症状，稍饮即醉，后者则可导致情绪异常及精神症状。

5）不能与甲硝唑、替硝唑、呋喃妥因、甲苯磺丁脲、头孢孟多等同服，这些药可抑制乙醇的代谢产物乙醛的氧化分解，产生蓄积中毒，轻者出现面部发热、头颈部血管剧烈搏动或呈搏动性头痛；严重者可出现烦躁不安、心跳加剧、呼吸困难、恶心呕吐、口干、汗出、休克，甚至死亡。

（2）了解禁忌饮用药酒的疾病

1）慢性肾炎、慢性肾功能不全、慢性结肠炎、肝炎、肝硬化、消化系统溃疡、浸润性肺结核、癫痫、心功能不全患者：切忌饮用药酒，以免加重病情。

2）高血压、冠心病患者：慎用药酒。其他各种器质性心脏病，也因饮酒能加快心率，扩张血管，增加心脏负荷，最好不要饮用药酒。癌症患者，一般也不提倡饮服药酒。

3）感冒、咽痛、咽喉炎、气管炎等外感疾病患者：应停饮药酒。

16. 药酒的佳话趣闻

在中医药发展史上，有不少因著名药酒留下的佳话趣闻，经久不衰，流传至今，举例如下。

（1）五加皮酒　据说，五加皮酒早在唐代已很有名气，大诗人李白就曾为之倾倒。传说李白泛舟富春江，船至睦州（今建德梅城），离船登岸，访山中隐士权昭夷。权昭夷以五加皮酒相待。李白见此酒色如红玉，晶莹透亮，味道甘醇，香郁可口，极为欣赏。李白离别后意犹未尽，行至严陵滩，登上江中洲渚大石，又赠诗谢权昭夷。诗曰:"我携一樽酒,独上江祖石。自从天地开,更长几千尺。举杯向天笑,天回日西照。永愿坐此石,长垂严陵钓。寄谢山中人,可与尔同调。"至今,当地还流传这样一首民谣:"子陵鱼,加皮酒,喝得太白不放手。醺醺醉卧严陵滩,一篇诗章寄山友。"这是人们对五加皮药酒的赞誉。致中和五加皮酒在1876 年因其酒色如榴花,酒香如蕙兰,入口醇厚甘甜,金黄挂杯品等特色被行内人士推崇为世界四大区域特色名酒。至此,致中和五加皮酒誉满海内外。"白酒为基五加浓,三十种中药溶其中。祛风行血舒筋络,滋补养身有奇能",这是人们对广东省多种五加皮酒的颂歌。广州五加皮酒不仅在广东省被评为名牌,在1963 年和 1979 年全国评酒会上均被评为全国优质酒。我国著名画家、诗人钟灵先生,除酷好白酒之外,最喜饮此酒。大概是在 1976 年,他到北京西山瞻仰曹雪芹故居时,就曾以五加皮酒祭奠这位伟大的文学家。祭毕,吟诗一首道:"千古风流石头记,十二金钗可人怜,我今酹君加皮酒,诗人应喜换人间。"

(2)竹叶青酒 竹叶青酒的大名,早在晋代就已香及海内。如晋人张华在《轻薄篇》中品鉴当时最好的美酒时,就写下了"苍梧竹叶青,宜城九酝醛"的评语。南北朝时期的北朝文学家庾信对竹叶青酒也是推崇备至,在《春日离合二首》一诗中唱道:"田家足闲暇,士友暂流连。三春竹叶酒,一曲鹍鸡弦。""鹍鸡弦"是指当时一种极为珍贵的弹拨乐器。据说朗鸡很似仙鹤,其筋制成的琴弦可奏出人间仙乐。在这样的乐器弹奏之下,才来饮"三春竹叶酒",可见此酒之名贵。对竹叶青酒,唐代时杜牧曾写过赞美的诗句:"清明时节雨纷纷,路上行人欲断魂。借问酒家何处有,牧童遥指杏花村。"有人说,唐代诗人杜牧所朝思暮想的杏花村酒,一指汾酒,一指竹叶青酒。因为这两种酒当时都已颇具盛名,而杜牧更喜这竹叶的清香味。据史料记载,唐宋时期的成都、杭州、泉州等许多地方也产竹叶青酒,当时此酒已普及民间。四大名著之一《水浒传》就有"野店初尝竹叶青,三杯竹叶穿胸过,两朵桃花飞上来"生动描写。

(3)巴陵仙酒 唐代大诗人李白在洞庭醉饮后,曾写下"白鸥闲不去,争拂酒筵飞""巴陵无限酒,醉杀洞庭秋"的名句。李白痛饮、盛赞的就是岳阳产的巴陵仙酒。之所以称其为"仙酒",是因此酒确有滋补强身之功。关于"巴陵仙酒",还有不少有趣的故事。岳阳,古称巴陵,故李白有"巴陵酒无限"之说。据《巴陵志》记载,汉武帝和秦始皇一样,欲成仙不死,派人寻"不死药"。他听说巴陵有一种仙酒,服之能登仙界,于是派其驸马栾巴到巴陵取得仙酒,岂料被大臣东方朔给偷喝了。汉武帝大怒,欲杀东方朔。东方朔笑笑说:"果为仙酒,喝已成仙,杀当不死,如死则非仙酒。"汉武帝一想也是有道理,就没杀东方朔。可见巴陵的益寿延年酒早已有了名气。岳阳民间还流传着八仙之一的吕洞宾三醉岳阳楼的故事和收服蛇妖后题诗"朝游北越暮苍梧,袖里青蛇胆气粗。三醉岳阳人不识,朗吟飞过洞庭湖"的趣闻。岳阳楼上还有吕洞宾的雕像,周围还有"三醉亭""朗吟亭""酒香楼""仙人洞"等遗址。

(4)史国公酒 史国公酒,是以民族英雄史可法的敬称命名的。史国公酒还与史可法可歌可泣的悲壮历史有内在的联系。史可法(1601—1645年)是明崇祯年间进士,曾任南京兵部尚书。李自成灭明以后,他在南京拥立福王朱由崧为弘光帝,官封大学士,称"史阁部""国公"。当时执政的马士英等奸臣忌惮史国公的正直,屡向弘光帝进谗言,于是朱由崧遂以督师之名派他去镇守扬州。史可法本来就十分喜欢饮酒,还有个酒后不吃饭的毛病。拥立福王之后,一心复国,日理万机,但又处处被马士英等掣肘,心中忧愁万分,常常以酒浇愁,酒后就更吃不下饭了。他的医生见此情景,也是焦急万分。为了史可法的健康,他们就精心研究,在史可法饮的酒中加入豆蔻、砂仁、丁香、桂曲等多种中药材。这些药材都有独特的功效,经合理配伍,成了一剂非常好的补药,而且可以开胃健脾,引气止痛。史可法饮了一个多月,不仅身体强壮起来,而且酒后能吃饭了。因为此酒当时仅供史可法一个人专用,他的帐下人等就都称之为"史国公酒"。史可法镇守扬州时,能死守孤城,多次战败清兵,和他常饮"史国公酒"是分不开的,因此酒保证了他的身体健康,精力旺盛。清太祖努尔哈赤第十四子多尔衮当时独揽清朝大政,致书史可法诱降。史可法严词拒绝,孤立无援,城破被执,不屈而被杀。扬州人民为纪念民族英雄史可法,在城外梅花岭修筑了史可法的衣冠冢。史可法虽光荣献身,但"史国公酒"并未失传。他帐下有个叫丁斯的护兵,经常侍奉史可法饮食,深知此酒配制方法。扬州城破以后,他逃到现在的齐齐哈尔市,遂以配制"史国公酒"谋生。因此,这一著名补酒得以延传下来。现在的"史国公酒",是在原配方基础之上,又经专家们精心研究,加以改进,以纯正粮食白酒为基料,用科学方法配制,更为精美,疗效更好,酒味香醇,色泽鲜艳,久服可以健胃驱寒、强身壮体,已成为历史名药酒之一。

(5)虎骨药酒 在中国药酒中,虎骨酒可谓鼎鼎有名。此酒是北京著名的同仁堂药店生产经营的十大名牌中成药之一,历史悠久,并在长期发展中得到不断完善和提高。早在唐代,王焘在《外台秘要》中就对虎骨酒的功能作了评述。唐代名医孙思邈在《备急千金要方》《千金翼方》中,就指出虎骨酒能治疗骨虚酸痛。虎骨酒的配方在长期实践中,经过了由简到繁、从粗到精的变化,使之质量更好。南北朝和初唐时期,只有虎骨单一的药物,北宋时发展到6味,南宋时发展到15味,1615年龚廷贤创制的"万病回春虎骨酒"为74味。清朝引入皇宫时,已达147味,成为秘方。现在同仁堂制药厂生产的虎骨酒,药味数达140多种。同仁堂的虎骨酒,是以纯高粱白酒为酒基,经浸泡、回流、过滤、封存等几十道工序精心炮制而成,酒质清香浓郁,色泽樱红,晶莹剔透,除有壮筋骨、祛风湿、溶化胆固醇、缓解老年动脉硬化的功效外,还具有补养、健胃、镇痛等功效。同仁堂虎骨酒因其质地优良,在国内多次评比中均被评为优质产品,畅销世界各地,颇受欢迎。

(二) 药酒古方验方

药酒方的组成,与汤方、丸方的组方原则基本相似,也应讲究按中药四气五味、升降沉浮、君臣佐使等配伍原则。但是,用以药酒的方药更应考虑其口味、色泽及毒性等方面,尽可能保证口味较好,色泽较佳,安全有效。古医籍中有大量药酒方记载,现代中医也有不少药酒方经验。

家庭自制药酒,最好请资深中医师根据自身病症或禀质状况,开出针对性强的药酒处方。然后可将药酒方中药物饮片用纱布袋装,扎口后入白酒中密封存储,容器以专用玻璃大口瓶为宜,半月后滤渣备饮。药渣可再取适量白酒浸泡,时间稍延长再过滤取用。下列药酒古方验方中药物总剂量均以白酒1500毫升为配比,药物与白酒的剂量比为1∶7左右。

1. 补益气血类

(1) 八珍酒 全当归20克,白术20克,炒白芍12克,白茯苓12克,川芎6克,人参6克,熟地黄15克,炙甘草5克,核桃仁15克,五加皮24克,大枣15克。

八珍酒益气养血、补肾健脾。适用于气血不足导致的神疲乏力,以及肢体困倦,面色少华,不思饮食等症。

本方出自明代龚廷贤所著的《万病回春》。该药酒方由八珍汤加五加皮、核桃肉、大枣组成。方中人参、白术、茯苓、炙甘草(即四君子汤)补气健脾,当归、川芎、熟地黄、白芍(即四物汤)滋补阴血,五加皮补肝肾、强筋骨,核桃仁补益肺肾、润肠通便,酌加大枣健脾补气、兼调酒味。

方中人参,目前多用生晒参或移山参。阳虚畏寒者,也可用红参。

血糖不高者,本药酒中尚可酌加冰糖 150 克或蜂蜜 200 克,以增添甘醇风味。

(2) 十全大补酒　当归、川芎、熟地黄、白芍、党参、白术、茯苓、黄芪各 20 克,甘草、肉桂各 10 克。

十全大补酒温补气血,补益脾肾。适用于气血不足所致的虚劳咳嗽,面色少华,精神倦怠,腰膝无力,妇女崩漏等。

本方出自宋代官修方书《太平惠民和剂局方》。方中当归、川芎、熟地黄、白芍是养血调血要药,四者相配即“四物汤”;党参、白术、茯苓、甘草是补气健脾之药,四者相配即“四君子”;黄芪、肉桂温阳固卫。诸药合用,除气血双补外,还能温里固表,是一个温补力较强的保健药酒方。

十全大补汤方用作药酒方由来已久。如方中党参改用人参则更好,但人参的用量需减半。

现代研究表明,本方能增强造血功能,促进红细胞生长,对白细胞下降者能升高白细胞,同时还能加强白细胞的吞噬和免疫功能,促进白蛋白的增加。本药酒方可作为温补气血、调补脾肾的通用方。

(3) 两仪酒　人参 20 克,熟地黄 60 克,蜂蜜 100 克。

两仪酒气血双补,扶羸益智。适用于气血不足所致的面色不华,头晕目眩,神疲气短,心悸失眠,记忆力减退等症。

本方出自明代张介宾《景岳全书》,原名两仪膏,为蜜膏剂,现改为酒剂。人参大补元气,益智宁神;熟地黄养血填精;蜂蜜补脾,兼有调味作用。

明代张介宾创制“两仪膏”,方中取人参、熟地黄两味。“两仪”之名,源于《易经》之“易有太极,是生两仪”。若该药酒方中再加天门冬一味,即天(天冬)、地(熟地黄)、人(人参)“三才”齐全,人参补气,熟地黄补血,天冬补阴,可谓补气血,调阴阳之妙方。

方中人参用生晒参或红参,视体质而定。一般无明显寒象者用生晒参为宜,有明显寒象者用红参为宜。

(4) 延龄酒　枸杞子 60 克,龙眼肉 30 克,当归 15 克,炒白术 10 克,黑豆

25 克。

延龄酒养血滋阴,益气健脾。适用于气血亏虚、心脾不足所致的精神倦怠,头晕眼花,失眠多梦等症。

本方出自清代尤乘所编著的《寿世编》。本药酒方以枸杞子为主药,养肝明目,滋阴补血;龙眼肉养心安神;当归养血和血;炒白术、黑豆健脾补气利湿。诸药配伍而用,补益气血,调补心脾。

本药酒药性平和,气血双补,心脾并调,有显著的保健作用,尤其适合于中老年人。长期适量服用,确有其"延龄"(抗衰老)作用。

2. 调补阴阳类

(1) 生脉酒　人参 50 克,麦冬 90 克,五味子 30 克。

生脉酒益气养阴,生津复脉。适用于气阴两虚所致的神疲乏力,口干欲饮,脉细无力等症。

本方出自金代李东垣《内外伤辨惑论》,原名生脉散。方中人参甘温,大补元气;麦冬甘寒,滋阴润燥;五味子酸收,敛肺生津。三药合用而为益气养阴、生津复脉之剂。制成药酒,凡病后体虚、气阴不足者,皆为所宜。

因本方可补肺气,旺百脉,故取"生脉"之名。人参入药酒中,目前多用生晒参或移山参。若阴虚火旺较重者,也可用西洋参。

若家庭自制药酒,人参需切成薄片,五味子以捣碎为佳。

(2) 二至桑椹酒　女贞子 50 克,墨旱莲 50 克,桑椹 50 克。

二至桑椹酒补肝肾,滋阴血。适用于肝肾阴虚所致的头晕目眩,耳鸣眼花,腰膝酸软,脱发白发,失眠多梦,妇女月经过多等症。

本方出自明代王三才所辑的《医便》。二至丸始载于《医方集解》,女贞子、墨旱莲均为补肝肾、滋阴血之药,另加桑椹,可使滋补肝肾精血之力更强。

女贞子与墨旱莲相须为用,之所以称"二至丸",是因女贞子以冬至日采者为佳,墨旱莲以夏至日采者为佳,故有其名。桑椹补肾益精,为入药酒的佳品,单独浸酒也颇为常见,即桑椹酒。

本方具有降低人体血清三酰甘油和过氧化酯质的作用,能加快氧自由基的清除,并能改善高脂血症者的血液黏滞性,降低全血黏度和血浆黏度。所以,长期适度服用本药酒可降低血脂、血液黏度,加强清除自由基,也有一定的抗衰老作用。

（3）熟地枸杞酒　熟地黄 45 克，山药 30 克，枸杞子 30 克，茯苓 30 克，山茱萸 20 克，炙甘草 15 克。

熟地枸杞酒滋阴补肾。用于肾阴不足所致的腰酸遗泄，口燥咽干，入夜盗汗，耳鸣头晕等。

本方出自明代张介宾《景岳全书》，原名"左归饮"，现改为酒剂。方中熟地黄为滋阴补肾的重要药物。配伍枸杞子、山茱萸，滋阴补肾作用更强。山药、茯苓是健脾、益气的重要药物，茯苓又有安神、利水的作用。

方中熟地黄、山萸肉、山药为补肾滋阴名方"六味地黄丸"中的"三补"。配以枸杞子、茯苓、甘草养肝健脾，全方以滋补肾阴为主，补而不滞。

本药酒也可用黄酒为酒基，乙醇浓度低，不善饮酒者及妇女均可饮用，但须以冷藏为宜，不可久贮，一般一个月内服完。

（4）左归酒　熟地黄 30 克，淮山药 20 克，枸杞子 20 克，山茱萸 15 克，菟丝子 15 克，鹿角片 15 克，炙龟甲 15 克，怀牛膝 12 克。

左归酒补肝肾，益精血。用于中老年人精血偏虚所致的年老形衰，久病体虚，肝肾精血亏损，腰痛腿软，头晕目眩，耳鸣失聪，小便自遗，口干舌燥，舌红少苔等。

本方出自明代张介宾《景岳全书》创制的左归丸，现改为酒剂。本方熟地黄、山茱萸、淮山药、炙龟甲、枸杞子补肾养肝，滋阴益精。适量配伍炙鹿角、菟丝子补肾温阳，寓意"阳中求阴""阳生阴长"之义。

此方尤其适宜于中老年精血不足者，因中老年人脏腑阴阳渐趋衰弱，若纯补肾阴或肾阳，效果往往欠佳。需侧重补肾阴者，在多味滋阴药中适当加入温阳之品，即为"阳中求阴"。反之，则为"阴中求阳"。

用于药酒方中，鹿角不宜全角入酒，而以鹿角胶或鹿茸血片为好。

（5）春寿酒　熟地黄 30 克，生地黄 30 克，山药 30 克，莲子肉 30 克，天冬 30 克，麦冬 30 克，大枣 30 克。

春寿酒补肾养阴，健脾宁心。适用于腰酸耳鸣，神疲乏力，食欲不振，须发早白等。

本方出自明代万全所著《万氏家传养生四要》。方中熟地黄为滋阴补肾之要药，生地黄、天冬、麦冬为养阴生津之佳品，山药健脾补气，莲子肉宁心，大枣益气血，共奏补肾滋阴、健脾宁心之功。

万氏以"春寿"命其药酒名,是由《诗经》"为此春酒,以介眉寿"而来,意思是长饮此酒有延年益寿之功。

本药酒也可用民间自酿之米酒来制作,服用剂量可适量增加。

(6)长生固本酒 枸杞子、天冬、五味子、麦冬、淮山药、人参、生地黄、熟地黄各24克。

长生固本酒补肾养阴,益气健脾。用于中老年气阴不足所致的腰腿酸软,神疲倦怠,四肢无力,心烦口干,心悸多梦,头晕目眩,须发早白。

本方出自明代龚廷贤所著《寿世保元》。方中枸杞子、生地黄、熟地黄、五味子滋阴补肾,天冬、麦冬养阴清热,人参、淮山药益气健脾。全方具有气阴同补、脾肾并调的特点。

此酒药性平和,中老年气阴不足、脾肾偏虚者,常服此酒确有长生固本、养生保健的功效。

(7)保真酒 鹿角片6克,杜仲15克,巴戟天15克,山药15克,远志10克,五味子10克,茯苓15克,熟地黄15克,肉苁蓉15克,山萸肉10克,益智仁15克,补骨脂15克,胡芦巴15克,川楝子6克,沉香3克。

保真酒温肾壮阳,填精补髓。适用于肾元亏虚所致的阳痿滑泄,精冷无子,肢软无力。

本方出自明代王肯堂所著《证治准绳》。方中鹿角片配巴戟天、杜仲、肉苁蓉、胡芦巴、补骨脂、益智仁补肾壮阳,配熟地黄、山萸肉、五味子补阴敛精,配山药、茯苓健脾益气、利湿,配川楝子、沉香疏肝理气以行滞。全方共奏温肾壮阳、填精补髓之功。

本药酒方中配伍得当,补而不腻,温而不燥。身体亏虚、肾阳虚衰者,若能坚持长期适量饮服,对改善体质不无裨益。

(8)二仙加皮酒 淫羊藿(仙灵脾)75克,仙茅50克,刺五加50克。

二仙加皮酒温肾壮阳,散寒除痹。适用于肾阳虚所致的精神不振,阳痿早泄,寒湿腰痛,关节痹痛。

本方出自明代龚廷贤所撰的《万病回春》。方中淫羊藿补肾助阳益精,配仙茅能增强其补肾壮阳之力,刺五加能温助阳气,强健筋骨,并有祛湿行痹之功。

仙茅、淫羊藿(仙灵脾)合称"二仙"。已故沪上中医学家张伯讷教授创制二仙汤(仙茅、淫羊藿、巴戟天、知母、黄柏、当归),寒温并用,阴阳并调,主治更年期阴阳失调之证。二仙汤也可作为药酒方。

刺五加可增强机体抗病康复能力。如不用刺五加,可改为五加皮,以增强渗湿行痹作用。

3. 强筋壮骨类

(1)杜仲酒　杜仲(炒)50克,淫羊藿25克,怀牛膝25克,制附子25克,独活25克。

杜仲酒补肝肾,强筋骨,祛风湿。适用于风湿痹痛日久、肝肾不足所致的筋骨痿软,腰膝无力,周身骨节疼痛。

本方出自清代陈梦雷所编类书《古今图书集成·博物汇编艺术典》。本方重用杜仲,配伍淫羊藿、怀牛膝,侧重补肝肾、强筋骨,独活祛风胜湿行痹,制附子温阳祛寒止痛。

杜仲入药酒中,宜按法炒制后使用。因为生杜仲皮中含有大量胶质,影响有效成分浸出,经炒制后,胶质被破坏,有利于有效成分的浸出。

生附子有大毒,入药酒中也应经炮制后使用。

(2)还童酒　熟地黄15克,生地黄15克,当归10克,羌活10克,独活10克,怀牛膝10克,秦艽10克,苍术10克,五加皮15克,续断15克,陈皮10克,草薢10克,枸杞子10克,麦冬15克,木瓜10克。

还童酒补肝肾,强筋骨,祛风湿。适用于老人肝肾不足所致的腰膝酸软,行走无力,关节疼痛,筋骨不舒。

本方出自清代陈杰所编《回生集》。方中熟地黄、当归、枸杞、续断、牛膝补肝肾,益精血,强筋骨;秦艽、苍术、五加皮、木瓜、草薢、羌活、独活祛风胜湿,通络止痛。配以生地黄、麦冬滋阴生津,并可制约多味祛风胜湿药之温燥太过。

本药酒适用于老年人肝肾不足诸症,故名其"还童酒",取其返老还童之义,故原书指出还童酒"久饮能添精补髓,强壮筋骨,祛风活络,大补气血"。

(3)黄芪杜仲酒　黄芪30克,杜仲(炒)20克,牛膝15克,防风10克,草薢10克,桂心10克,石斛15克,肉苁蓉15克,制附子10克,山茱萸10克,石楠10克,茯苓10克。

黄芪杜仲酒温肾阳,强腰膝,祛风湿。适用于肾阳虚损所致的气怯神疲,腰膝冷痛酸软,风湿痹痛。

本方出自宋代官修方书《太平圣惠方》。方中黄芪补气,杜仲、牛膝、山茱萸、石斛补肝肾,强腰膝;附子、肉苁蓉、桂心温补肾阳;萆薢、防风、石楠祛风湿,配以茯苓健脾利湿。全方补泻结合,重在补肝肾以扶正固本。

本药酒方药味较多,大体可分为补肝肾、强腰膝、祛风湿三类,凡因肝肾不足所致的腰膝冷痛、风湿痹痛者,均可饮用。

4. 延年益寿类

(1)人参固本酒　人参 15 克,天冬 30 克,麦冬 30 克,生地黄 30 克,熟地黄 30 克。

人参固本酒益气阴,养心肺,补肾精。适用于中老年人脏腑虚弱,气阴不足所致的咽干口燥,短气无力,大便干结。

本方出自明代韩懋所著《韩氏医通》,原书所载本方为丸剂,现改为酒剂。方中人参补脾肺之气,天冬、麦冬补心肺之阴,生地黄、熟地黄补肾阴、填肾精。全方三脏之阴并补,兼补脾肺之气,是气阴双补的代表方剂。

中老年体虚,气阴两虚者居多,本方气阴双补,药性平和,普适面广。凡心、肺、肾三脏之阴俱虚兼有气虚者均可饮用。

(2)中藏延寿酒　黄精 40 克,天冬 30 克,苍术 40 克,松叶 60 克,枸杞子 50 克。

中藏延寿酒益气阴,健脾胃,抗衰老。用于中老年人抗老防衰,或用于气阴不足,脾胃不调所致的倦怠乏力,气短食少者。

本方出自《中藏经》。方中黄精历来被视为滋补强壮要药,具有养阴润肺、益气补脾的功效。天冬味甘苦、滋润肺肾,苍术健脾燥湿,枸杞子养肝明目。松叶民间多用于治腰腿疼痛,跌打损伤,提示其有活血祛风作用。

《中藏经》相传由三国名医华佗所著,故称"中藏延寿酒"。方中用松叶,因松龄久长,象征长寿,其叶经冬不凋,古人将其入药酒,制成松叶酒。北周庾信《庾子山集》中就有"方饮松叶酒,自和游仙吟"的诗句。现代研究表明,松叶中含有多种有机酸、β-胡萝卜素及多种维生素,多用于治疗神经衰弱。

本药酒药性平和,可以经年长服,是中老年人很好的滋补药酒。

(3)延年益寿酒　制何首乌 60 克,茯苓 20 克,山药 15 克,牛膝 10 克,菟丝子 15 克,补骨脂 15 克,枸杞子 30 克,炒杜仲 20 克。

延年益寿酒填精补髓,乌须延年。用于肾虚所致的早衰,腰膝酸软,耳鸣遗精,须发早白。

本方出自《寿世传真》。方中重用制何首乌以补肾养血、乌须发;茯苓、山药健脾益气;牛膝、杜仲、菟丝子、补骨脂、枸杞子补肝肾,填精髓,强腰膝。全方侧重于补肝肾、养精血。

中医学认为人体生、长、壮、老、已的变化与肾中精气的盛衰密切相关,肾中精气不足,必然导致早老、早衰。因此,中医学防止早衰、延年益寿的方法,常从补肾填精入手。

(4) 八仙长寿酒　生地黄 30 克,山药、山茱萸各 15 克,茯苓、牡丹皮、泽泻各 12 克,麦冬、五味子各 10 克。

八仙长寿酒补肾养肺。适用于中老年人肺肾阴虚所致的咳喘气短,腰膝酸软,遗精耳鸣。

本方出自明代龚廷贤所著《寿世保元》。本方由六味地黄丸加麦冬、五味子而成,原书所制丸剂名"麦味地黄丸",现改为酒剂。方中所含六味地黄丸配方滋补肾阴,麦冬、五味子养肺阴、敛肺气。所以本方为肺肾同补,"金水相生"的代表方。如咳嗽痰少,可酌加冰糖或蜂蜜于药酒中,以增强润肺作用。

麦味地黄丸方在中医临床颇多应用,改为酒剂,其效类同,适合于中老年人群中肺肾阴虚者。方中生地黄也可改为熟地黄。

(5) 龟鹿二仙酒　龟甲(制)100 克,鹿角片 200 克,枸杞子 40 克,人参20 克。

龟鹿二仙酒大补精髓,益气养神。适用于肾精不足所致的虚赢少气,头晕耳鸣,视物不清,腰膝酸软,阳痿遗精等症。

本方出自明代王肯堂所著的《证治准绳》,原书所载为膏剂,名"龟鹿二仙膏",现改为酒剂。龟甲补肾滋阴,鹿角补肾壮阳,一阴一阳,阴阳并补。人参益气补阳,枸杞子滋阴补血,一气一血,气血并补。全方配伍符合"阳生阴长"的原理,具有大补精髓、益气养神的功效。

本方组成虽仅有四味,但气(人参)血(枸杞)阴(龟甲)阳(鹿角)兼顾,作为中老年人养生保健、延年益寿的普适药酒,是很合宜的。

(6) 人参不老酒　人参 20 克,怀牛膝 20 克,菟丝子 20 克,当归 20 克,杜仲 20 克,生地黄 10 克,熟地黄 10 克,柏子仁 10 克,石菖蒲 10 克,枸杞子 10 克,地骨皮 10 克。

人参不老酒滋肾填精,补气益智。适用于腰膝酸痛,神疲乏力,心悸健忘,头晕耳鸣。

本方出自元代邹铉所撰《寿亲养老新书》。方中人参补气,牛膝、菟丝子、杜仲补肝肾、强腰膝,生地黄、熟地黄补肾填精,当归、枸杞子养血益精,柏子仁、石菖蒲安神益智,地骨皮善清虚热。全方气血阴精俱补,最适宜老年人服用。

本方以"不老"命名,说明长期服用,能抗老延衰,养生益寿。方中人参现多用生晒参或移山参,其性味功效均较平和,普适面较广。

5. 乌须养颜类

(1) 七宝美髯酒　制首乌 60 克,茯苓 30 克,牛膝 20 克,当归 20 克,枸杞子 20 克,菟丝子 10 克,补骨脂 15 克。

七宝美髯酒补益肝肾,乌须黑发。适用于肝肾不足所致的齿牙动摇,梦遗滑精,腰膝酸软,妇女带下,男性不育。

本方出自清代医家汪昂所著的《医方集解》,原书为丹剂,名"七宝美髯丹",现改为酒剂。方中重用制首乌补肝肾、益精血、乌须发,茯苓健脾渗湿,当归、枸杞子滋补阴血,菟丝子、补骨脂补肾固精且助阳,牛膝补肝肾、强腰膝。本方药物七味,功专乌须黑发,故名"七宝美髯酒"。

本方为抗衰延年之良方。现代研究发现,本方具有提高实验动物应激生存能力和抗凝血作用。方中何首乌用于补益肝肾,须用制何首乌,不能用生何首乌,后者有损伤肝功能和泻下作用。

(2) 当归驻颜酒　当归 45 克,白芍 45 克,熟地黄 45 克,蜂蜜 100 克,柚子 120 克。

当归驻颜酒养血驻颜。适用于气血不足所致的面色㿠白,发枯不荣。

本方出自现代吴家镜所著《长生食物和药酒》。方中选用当归、白芍、熟地黄养血以荣发质,改善面色。柚子有理气健胃功能,《本草纲目》中即有记载,专治痰气咳嗽。配以蜂蜜以调味。

"发为血之余",发质的荣华或枯萎与阴血的盈虚有密切关系。当归、白芍、熟地黄均为养血之品,意在养内荣外,驻颜美容。方中柚子一味,也可用适量的橘皮、香附等芳香理气药物替代。

(3) 熙春酒　柿饼 75 克,枸杞子 15 克,龙眼肉 15 克,女贞子 15 克,干地黄 15 克,淫羊藿 15 克,绿豆 20 克。

熙春酒补肾精,泽肌肤,润毛发,美容颜。适用于肌肤枯槁,毛发稀少,容颜憔悴,早老早衰。

本方出自清代王孟英所著的《随息居饮食谱》。柿饼有润肺生津、化痰止咳的作用,选用柿霜多者为佳。枸杞、女贞子、生地黄为补肾精、养肾阴的佳品。孤阴不生,独阳不长,故配淫羊藿以壮肾阳,使阴阳和谐。肾精充足,可使毛发黑亮而有光泽,生命活力旺盛,防止早衰早老。绿豆性凉,清热利尿,与柿饼合用,在润肺清热方面有协同作用。

本方由《随息居饮食谱》的熙春酒方减猪油、白蜜而成。取名"熙春",是根据老子《道德经》"众人熙熙,如享太牢,如春登台"而来,意思是熙熙攘攘的人群,如古代帝王祭祀社稷时举行隆重的宴会,又如春光明媚,百花争艳于乐台。意为饮熙春酒,使人欢快,春意盎然。

6. 安神定志类

(1) 归脾养心酒 酸枣仁30克,龙眼肉30克,人参20克,黄芪30克,白术15克,茯神20克,木香10克,当归15克,远志10克,炙甘草10克。

归脾养心酒养心血,补脾气,宁神志。适用于思虑过度,劳伤心脾所致的心悸怔忡,失眠健忘。

本方出自宋代严用和所著《重订严氏济生方》,原书为汤剂,名"归脾汤",现改为酒剂。方中酸枣仁、龙眼肉、茯神、远志养心安神,人参、黄芪、白术健脾补气,当归养血,炙甘草益气和中,木香行气醒脾。全方补气血,调心脾,安神助眠。

本方补而不壅,对神经衰弱、失眠多梦、情志抑郁者有较好的调理作用。尤其方中酸枣仁,为养心安神之要药,以酸枣仁为主要的酸枣仁汤即是治疗失眠的常用方。酸枣仁即酸枣的种子,经炮制后药用,其含有生物碱、多种氨基酸和金属元素等成分,能起到宁心安神、补中养肝、敛汗等作用,对虚烦不眠、惊悸怔忡、体虚自汗等病症有较好的治疗效果。

(2) 天王补心酒 生地黄45克,人参10克,玄参10克,丹参10克,茯苓10克,远志6克,桔梗6克,五味子6克,当归15克,麦冬15克,天冬15克,柏子仁15克,酸枣仁20克。

天王补心酒滋阴清热,养心安神。适用于治疗心肾不足、阴亏血少所致的失眠多梦、心悸怔忡、眩晕健忘。

本方出自宋代陈自明所著《妇人良方》，原书为丹剂，名"天王补心丹"。方中生地黄滋肾阴、降心火，为君药；玄参助生地黄壮水以制火，天冬、麦冬养肺阴以滋水之上源，丹参、当归补心血，人参、茯苓益心气，柏子仁、远志宁心安神，共为臣药；五味子、酸枣仁敛心气，安心神，为佐药；桔梗载药上行，共为使药。诸药合用，共奏滋阴养血宁神之功。

纵观全方，本药酒对心阴不足、心火偏旺类型的神经衰弱、失眠多梦者尤为适宜。方中重用甘寒之生地黄，入心能养血，入肾能滋阴，故能滋阴养血，壮水以制虚火，故为君药。

（3）地黄养血安神酒　熟地黄 50 克，当归 20 克，制首乌 20 克，龙眼肉 20 克，枸杞子 20 克，炒薏苡仁 25 克，沉香末 1 克。

地黄养血安神酒有养血安神之功。适用于失眠健忘，心悸怔忡，头晕目涩，须发早白。

本方出自清代陶承熹、王承勋所辑《惠直堂经验方》。方中熟地黄、当归、首乌、枸杞子、龙眼肉养心补血以安神，配伍炒薏苡仁健脾利湿，少许沉香末行气，使全方补而不腻。

本药酒方重用熟地黄，旨在养血以安神，对血虚所致的失眠多梦、心悸头晕等有较好的保健作用。

7. 养血调经类

（1）调经酒　当归 12 克，川芎 10 克，吴茱萸 10 克，白芍（炒）12 克，茯苓 12 克，陈皮 6 克，延胡索 10 克，丹皮 10 克，熟地黄 15 克，香附 10 克，小茴香 6 克，砂仁 6 克。

调经酒养血活血，疏肝温经，调经止痛。适用于气滞血瘀所致的月经不调、经行痛经、经色暗淡或紫黯，或癥瘕成块。

本方出自清代吴世昌所著《奇方类编》。方中当归养血活血，为调经要药，白芍、熟地黄柔肝养血，川芎、丹皮凉血活血，吴茱萸、小茴香温里祛寒止痛，延胡索、香附、陈皮疏肝行气止痛，茯苓、砂仁健脾和胃化湿。

本方养血调经，疏肝止痛。适用于气滞血瘀所致的月经不调、经行腹痛者。就本方的药物组成看，若气虚或血热所致的月经先期、量多甚或崩漏者慎用。

不善饮酒之女士可改用黄酒为基酒，但药材浸泡时间不宜过长，多以一周为宜。

（2）当归延胡酒　当归50克，延胡索25克，制没药15克，红花15克。

当归延胡酒活血调经，行瘀止痛。适用于月经欲来腹中疼痛。

本方出自金代医家张子和《儒门事亲》。方中当归活血养血，红花活血调经，延胡索化瘀止痛，没药活血止痛。全方配伍，共奏化瘀止痛之功。

本方对妇女因气滞血瘀引起的痛经及血滞经闭、产后瘀阻腹痛、跌仆损伤所致血瘀疼痛，均有较好的疗效。

（3）少腹逐瘀酒　当归24克，川芎24克，赤芍24克，生蒲黄20克，五灵脂15克，延胡索（醋制）15克，肉桂10克，制没药10克，制乳香10克，小茴香10克，干姜10克。

少腹逐瘀酒活血化瘀，温经止痛。适用于妇女少腹寒凝血瘀所致的四肢不温、经行腹痛、经色暗黑、久不受孕等。

本方出自清代王清任《医林改错》，原书为汤剂，名为"少腹逐瘀汤"，现改为酒剂。当归、川芎、赤芍活血祛瘀止痛，小茴香、肉桂、干姜温经散寒止痛，生蒲黄、五灵脂、延胡索、乳香、没药疏肝行气止痛。全方温经活血，化瘀止痛。

王清任《医林改错》创制五逐瘀方，如血府逐瘀汤、通窍活血汤、膈下逐瘀汤、身痛逐瘀汤及少腹逐瘀汤。其中少腹逐瘀汤专用于女性少腹寒凝瘀血所致的积块或痛经。其他逐瘀方根据需要，也可以由汤剂改为酒剂。

（4）桃红四物酒　桃仁30克，红花25克，熟地黄25克，白芍30克，当归25克，川芎20克。

桃红四物酒养血活血，化瘀止痛。适用于气滞血瘀所致的经行腹痛，尤其是现代临床所称的"膜样痛经"，大多于月经来潮第3～4天时疼痛最剧，待膜状物排出后疼痛缓解。

本方出自《医宗金鉴》，原书为汤剂，名为"桃红四物汤"，现改为酒剂。方中四物汤（熟地黄、白芍、当归、川芎）为养血调经、活血祛瘀的代表方，配伍桃仁、红花增强其化瘀止痛作用。

桃红四物汤为中医临床，尤其是中医妇科的常用方，配伍合理，用药精专，功效显著。红花有杜红花与西红花之分，若改用西红花，因其价格昂贵，且易出油，故剂量可适当减少。

8. 祛风散寒类

（1）独活寄生酒　独活15克，桑寄生15克，秦艽12克，防风10克，细辛6

传统养生之道与现代健康生活

克,当归 12 克,白芍 15 克,川芎 12 克,干地黄 15 克,杜仲 15 克,牛膝 15 克,党参 15 克,茯苓 20 克,甘草 10 克,肉桂 6 克。

独活寄生酒祛风湿,止痹痛,益肝肾,补气血。适用于风寒湿痹所致的关节疼痛,屈伸不利,腰膝酸痛,肢体麻木。

本方出自唐代孙思邈所著《备急千金要方》,原书为汤剂,名"独活寄生汤",现改为酒剂,借酒活血通络之性,行药势以速其功。方中独活祛风除湿,桑寄生、杜仲、牛膝祛风湿、补肝肾,防风、秦艽祛风除湿、通络止痛,肉桂、细辛散寒止痛,川芎、当归、地黄、白芍养血活血,党参、茯苓、甘草补气健脾。诸药合用,共奏祛风湿、止痹痛、益气血、补肝肾之功。

本方以祛风寒湿药为主,辅以补肝肾、益气血之品,祛邪兼以扶正,为中医临床祛风胜湿、行痹止痛、补肝益肾最具代表性的方剂。现代研究表明,慢性关节炎、腰肌劳损、骨质增生症、风湿性坐骨神经痛等病证,凡属风湿,兼有肝肾、气血不足者,均可饮用。

(2)当归细辛酒　当归 60 克,细辛 15 克,防风 60 克,制附子 20 克,麻黄 20 克。

当归细辛酒活血祛风,散寒止痛。适用于风寒湿痹、关节肢体疼痛。

本方出自宋代官修医书《圣济总录》。本方重用当归、防风养血活血,祛风行痹;细辛、麻黄、制附子温阳散寒止痛。

中医所称痹证,"风寒湿三气杂而为痹",其中风气为主者为行痹,湿气为主者为着痹,寒气为主者为痛痹,另有邪郁化火者为热痹。本药酒方尤其适用于风寒痹证。

(3)海桐皮酒　海桐皮 20 克,五加皮 20 克,独活 20 克,防风 20 克,牛膝 20 克,杜仲 20 克,枳壳 20 克,生地黄 25 克,白术 6 克,薏苡仁 9 克。

海桐皮酒祛风化湿,强腰壮骨。适用于风湿湿痹所致的肢节疼痛,活动受限,或脚膝重着,举步艰难。

本方出自宋代太医院所撰医书《圣济总录》。方中海桐皮、五加皮、独活、防风祛风除湿,利水和中;牛膝、杜仲补肝肾,强腰膝;枳壳行气消肿;生地黄养阴清热;白术、薏苡仁健脾益气,燥湿利水。

现代研究表明,海桐皮被广泛用于治疗风湿性关节炎、类风湿关节炎、退行性膝关节炎、肩周炎等疾病,常配伍其他祛风湿药与补肝肾药。考虑到这类疾病多病程绵延,反复发作,伴有肝肾亏虚之像,故须兼顾祛邪与扶正治法。

（4）史国公酒　独活 15 克,川芎 10 克,桑寄生 10 克,牛膝 10 克,木瓜 15 克,蚕沙 10 克,羌活 15 克,玉竹 30 克,醋鳖甲 10 克,炒白术 10 克,防风 10 克,当归 15 克,红花 10 克,甘草 6 克,续断 15 克,鹿角胶 10 克,红花 15 克。

史国公酒祛风除湿,养血通络。适用于风寒湿痹所致的关节疼痛,四肢麻木等症。

本方出自明代王肯堂所著《证治准绳》。方中独活、羌活、防风祛风除湿,木瓜舒筋活络,牛膝、续断、桑寄生强腰壮骨,川芎、当归、红花活血通络,玉竹养阴生津,配伍少量鹿角胶、鳖甲等血肉有情之品,滋补肝肾。全方补泻结合,标本兼治。

史国公酒,是以民族英雄史可法的官衔命名的(详见本书下篇)。本药酒对于久病的风湿痹痛患者,以及年老体弱的风湿痹痛、周身不适、腰膝疼痛者较为适宜。

（5）牛膝独活酒　牛膝 45 克,独活 25 克,桑寄生 30 克,杜仲 30 克,秦艽 25 克,当归 30 克,人参 10 克。

牛膝独活酒祛风除湿,补肝肾,益气血。适用于肝肾不足所致的风湿痹痛,腰腿疼痛,屈伸不利者。

本方出自唐代孙思邈所著《备急千金要方》。本方重用牛膝、桑寄生、杜仲补肝肾、强筋骨,配伍独活、秦艽祛风湿,当归、人参养血益气。全方标本同治,补泻结合,祛邪不伤正,扶正不恋邪。

本药酒方的配伍特点是祛风胜湿药与补肝肾益气血药同用,这与慢性风湿性疾病多伴有气血不足、肝肾亏虚的病机特点有关。

9. 活血治伤类

（1）接骨紫金酒　制乳香 15 克,制没药 15 克,血竭 10 克,当归 20 克,红花 10 克,延胡索 10 克。

接骨紫金酒舒筋活血,散瘀止痛。适用于治疗跌打损伤,血瘀肿痛。

本方出自清代医家沈金鳌所著《沈氏尊生》,原书为丹剂,名为"接骨紫金丹",现改为酒剂,并稍作加减。方中乳香、没药活血通络,血竭化瘀止血,当归、红花、延胡索活血祛瘀止痛。

本方对跌打损伤、闪腰扭挫所致的肌肉、肌腱、韧带等损伤有较好疗效。由于本方中乳香、没药、血竭等行气活血化瘀之力较为猛烈,故孕妇及肝功能异常者忌用。本药酒也不宜空腹饮用。

(2)复元活血酒　柴胡25克,当归25克,红花25克,瓜蒌根25克,穿山甲10克,桃仁25克,甘草10克,制大黄20克。

复元活血酒疏肝通络,活血祛瘀。适用于胸胁挫伤,局部疼痛,憋气,胸闷。

本方出自金代李杲所著《医学发明》,原方为水煎剂,名"复元活血汤",现改为酒剂。方中制大黄荡涤瘀血,柴胡疏肝行气,桃仁、红花活血化瘀,穿山甲破瘀通络,当归补血活血,瓜蒌根消瘀散结,甘草缓急止痛。加酒煎服,借酒通脉行血之力,更好地发挥药效。

本方以"复元活血"为名,清代医家张秉成《成方便读》对此有解释:"去者去,生者生,痛自舒而元自复矣",故名。

本方主要的配伍特点在于大黄活血化瘀,主下行,配柴胡疏肝理气主升散。升降相合,速攻胁下瘀血。原方主要用于胸胁瘀肿,两胁疼痛。事实上其他部位的挫伤瘀痛均可饮用。

(3)伤科跌打药酒　红花、参三七、生地黄、川芎、当归、乌药、落得打、乳香、五加皮、防风、川牛膝、干姜、牡丹皮、肉桂、延胡索、姜黄、海桐皮各12克。

伤科跌打药酒活血行气,祛风除湿,消肿止痛。适用于跌打损伤,气滞血瘀,筋骨疼痛,活动受限。

本方出自清代钱秀昌所著《伤科补要》,原书为酒剂。方中红花、三七、川芎、当归、丹皮、姜黄均为活血化瘀常用药物;乌药、乳香、延胡索、川牛膝、落得打除活血止痛外,兼能祛风除湿;防风、五加皮、海桐皮祛风止痛;生地黄、干姜、肉桂滋阴温阳并用。

方中落得打,又名接骨草,为骨伤科的常用药。本方活血化瘀,祛风化湿,消肿止痛,药物较多,适应面较广,无论跌打损伤,还是风湿痹痛均可饮用。

10. 作者经验方

笔者从医近50年,临诊时或亲友间常有索要药酒方者,兹将有案存录的药酒方脉案略作整理,并依据功能主治自拟药酒方名,以供读者参考试用。

药材总量与基质酒(白酒)的比例为1∶(7～10)。

(1)二仙温肾酒　仙茅20克,淫羊藿(仙灵脾)30克,巴戟天20克,肉苁蓉20克,菟丝子20克,蛇床子10克,韭菜子20克,桑椹子20克,怀牛膝20克。

二仙温肾酒温肾壮阳,益气固精。适用于肾虚阳弱所致的腰酸耳鸣、畏寒疲乏、阳痿早泄以及肾虚不孕不育者。

二仙(仙茅、仙灵脾)补气壮阳为君药;巴戟天、肉苁蓉、菟丝子、蛇床子、韭菜子具有益气壮阳,补肾填精之功为臣药;桑椹子、怀牛膝补益肝肾之阴,且寓有阴中求阳之意为佐使。阴虚火旺者慎用。

(2)双鞭壮阳酒　鹿鞭 15 克,牛鞭 15 克,狗肾 10 克,海马 10 克,淫羊藿 30 克,补骨脂 25 克,五味子 15 克,覆盆子 15 克,西红花 3 克,玉竹 20 克。

双鞭壮阳酒补肾壮阳,益气补虚,填精益髓,健步轻身。适用于肾阳虚损所致的腰膝冷痛,阳痿早泄,神疲气怯等症。

鹿鞭、牛鞭补肾壮阳为君药;狗肾、海马温肾助阳、填精益髓为臣药;淫羊藿、补骨脂补肾温阳,五味子、覆盆子固肾摄精,西红花散瘀利湿,均为佐药;玉竹滋阴生津,可制约阳药之温燥,并使酒质醇厚为使药。阴虚火旺者慎用。

(3)强筋壮骨酒　鹿筋 10 克,川杜仲 25 克,怀牛膝 25 克,刺五加 25 克,金狗脊 25 克,续断肉 25 克,西红花 2 克,炙甘草 10 克。

强筋壮骨酒益肾补肝,强筋壮骨。适用于腰膝酸软,肢体无力,骨质疏松,筋脉不舒或年迈体虚等症。

鹿筋补肾温阳,强筋壮骨为君药;杜仲、牛膝、刺五加、狗脊、续断补肝肾,强筋骨为臣药;配少量西红花养血活血,以增药力为佐药;炙甘草调和诸药为使药。

(4)降脂通脉酒　参三七 20 克,野灵芝 20 克,生山楂 30 克,决明子 20 克,银杏叶 20 克,制首乌 25 克,紫丹参 25 克,西红花 2 克。

降脂通脉酒降低血脂,活血通脉。适用于血脂、血压偏高者,也可用于形体偏胖者。

方中药物现代研究认为均有平降血脂、改善血供的作用。传统中医理论则认为,三七活血祛瘀,灵芝补气安神,生山楂行气散瘀,决明子清火通便,银杏叶活血化浊,制首乌养血润肠,丹参祛瘀通脉,西红花活血和营。诸药相合,具有活血祛瘀、降脂通脉作用。

(5)枣仁助眠酒　酸枣仁 30 克,生晒参 20 克,抱茯神 20 克,合欢皮 30 克,炙远志 10 克,五味子 10 克,龙眼肉 30 克。

枣仁助眠酒益气宁心,安神助眠。适用于情志不宁,失眠多梦者。

方中诸药均有宁神助眠作用。其中枣仁养肝安神,人参补气安神,茯神健脾安神,合欢皮解郁安神,远志化痰安神,五味子敛阴安神,龙眼肉养血安神。

当今社会中睡眠障碍者颇多,该药酒方具有明显改善睡眠质量的作用,需要者不妨一试。

(6) 三七疗伤酒　参三七 20 克,杜红花 20 克,全当归 30 克,大川芎 25 克,苏木 30 克,落得打 30 克,肥玉竹 20 克。

三七疗伤酒活血祛瘀,疗伤止痛。适用于一切跌打损伤者。

三七祛瘀止血、活血止痛为君药;红花、当归、川芎活血化瘀、行气止痛为臣药;苏木、落得打为中医伤科要药,有祛瘀止痛的疗伤功效为佐药;玉竹滋阴生津,令酒质醇厚以改善口味为使药。

本药酒方对一切跌打损伤及慢性劳损、骨质增生等均有良好的辅助治疗作用。

(7) 乌须葆春酒　制首乌 30 克,熟地黄 25 克,女贞子 25 克,旱莲草 25 克,枸杞子 25 克,麦门冬 25 克,生晒参 15 克,炙甘草 10 克。

乌须葆春酒乌发润肤,补肾滋阴。适用于精血不足、肾精亏虚所致的须发早白、面色少华、腰膝酸软、头晕耳鸣等症者。

重用首乌补肾养血乌发为君药;熟地黄、枸杞子、麦门冬益肾滋阴养血为臣药;生晒参益气以助阴血化生,也为臣药;女贞子、旱莲草(即二至丸)滋补肝肾为佐药;炙甘草味甘调和诸药为使药。

本药酒方也可作为养颜美容的功能饮品。

(8) 固本益寿酒　生晒参 10 克,生白术 20 克,云茯苓 25 克,怀山药 25 克,山萸肉 20 克,熟地黄 25 克,制首乌 25 克,不老草 25 克,炙甘草 10 克。

固本益寿酒补脾补肾,益寿延年。适用于中老年人欲养生保健、延年益寿者。

人参、白术、茯苓(合甘草为四君子)健脾益气,以补后天之本;山药、山萸肉、熟地黄(六味地黄丸中"三补")滋阴补肾,以补后天之本;制首乌、不老草均有延年益寿抗衰老作用;炙甘草调和诸药为使。

肾为先天之本,脾为后天之本,人体能否健康长寿均与脾肾功能有关,本药酒方先天并补,故命其为"固本益寿酒"。

(一) 跟从《论语》,修身正心

《论语》是一部记录孔子与弟子言行的我国儒家重要典籍,其以语录体为主,叙事体为辅,集中体现了孔子的政治主张、伦理思想、道德观念及教育原则等,其中也不乏论及身心发展与情志摄养方面的内容。比如"君子三戒"(少戒色,壮戒斗,老戒得)的教诲,对身处二十一世纪的现代人,依然有着现实的警示作用。

孔子曰:"君子有三戒:少之时,血气未定,戒之在色;及其壮也,血气方刚,戒之在斗;及其老也,血气既衰,戒之在得。"(《论语·季氏第十六》)

孔子指出,君子有三种应该避忌的情况:少年时血气尚未充盛,应该避忌对女色的迷恋;中年时血气最为旺盛,应该避忌争强好斗;老年时血气趋于衰退,应该避忌过于贪得。

两千年前的"君子三戒"之论,对当下浮躁社会依然是需要警钟长鸣的。

"君子三戒",是孔子根据常人的生理心理的自然规律结合社会经验总结得来。戒之在色、戒之在斗、戒之在得,放在当下社会背景中解读,不仅具有字面上的意义,更具有深层次的养生内涵。当下社会,人心不古,人们经常处于过度紧张和亢奋的状态之中,这无疑有损健康甚至危及生命。孔子"三戒"之论,引申而言,戒之在色的"色",不仅仅指女色,更可延伸为声色犬马,当今花花世界对年轻人的各种诱惑和刺激;戒之在斗的"斗",不仅仅指争斗,更有逞强好胜、与他人攀比之意;戒之在得的"得",不仅仅指贪恋钱财,更包括名誉、地位等非物质层面的内容。

1. "少之时,戒之在色"的当代万象

案例一:小琴是一个出身于南方都市富裕家庭的高中女生,生活中与同学、父母关系较为疏远,唯一的嗜好就是喜欢养猫。一年前,未与家长商量,高价购买一只英短,取名毛毛,遂将全部情感倾注于这只猫咪身上,将其视作"闺蜜",日常相处中以猫咪的"姐姐"自居。放学回家后,几乎把所有时间均花费在猫咪身上,无休止地与猫咪搭话而乐此不疲。英短比较娇贵,要养好它,不仅需要花费时间精力,还需要不菲的经济支出。为此,无心读书,成绩日下,性格越发怪异,

且与父母的关系也越发紧张,以致母女反目,险酿悲剧。

案例二:湖北一位16岁女孩,因为迷恋网络游戏,不仅暂停学业,而且两年没有洗澡。原本开朗活泼的她,变得易怒暴躁。只因母亲说了一句"再不出门就拔网线",女孩竟用锤子把房门钉死,父亲只得强行打开房门。令母亲心痛的是,女儿脖子变脏变黑,右脚趾甲流脓水。女孩被父母送医后诊断为因沉溺于网络游戏而触发的"青春期精神障碍"。

(1)沉溺声色犬马,大伤少年气血　少年之时,血气未定,自我控制能力较弱。在这样的身心状态下,一旦受到外界强烈的刺激和诱惑,往往难以抵抗,容易沉溺其中,不可自拔。

"年少之时,戒之在色",说明"色"对于青少年的影响,这种影响甚至会波及其成年后的整个人生。"色",在当下社会,对青少年来说,既包含色情内容的图片、视频,还包括迷恋宠物、网络游戏、狂欢派对等追求极度刺激、过度沉迷的行为。

上述案例中,高中女生将学业置于脑后,过度迷恋宠物;湖北女孩沉溺于网络社会,隔绝外界社会。这种行为对青少年的身心健康极为不利。

少年时为追求刺激而沉溺于此,对身心健康有莫大损害。中医理论认为,人的肾气与"志"(自制力)相关。只有少年时心身得以正常发展,成年后其志向方能远大,才有可能成就大事。而少年时沉溺声色,伤其肾气,成年后自制力弱,非但难成大业,甚至还会做出危害家庭、危害社会的举动,比如成年男子沉溺赌博,输光家产,导致妻离子散;瘾君子为筹钱买毒品,专事偷窃、抢劫等犯罪行为,往往与少年时的放荡成性有关。

(2)戒色:立志发奋学习,不断充实自己　"戒之在色"还应从小树立远大志向,培养良好的学习、生活习惯开始。少年时应以学习为重,如此成年后方能在社会上立足。当然,正如孔子在《论语》中所说,"古之学者为己,今之学者为人"。这里的"学者为己"是说,努力学习是为了充实自我,完善自我,掌握真实本领,而绝非仅仅为了获取可在他人面前炫耀的文凭、证书、奖状等。

2."及其壮也,戒之在斗"的当代万象

案例一:七年前,54岁的创新工场CEO李开复推出新书《向死而生》,将自己从2013年9月得知罹患淋巴癌以来的心路历程和人生思考与读者分享。曾经的他认为睡眠是浪费时间,凌晨3点起来给员工回E-mail,证明他工作多努

力;直到生病以后,才深深体会到,失去了健康,什么都没有了。"以前我总鼓励年轻人去追求,但现在不一样了,健康、亲情、爱才是永恒。牺牲健康去换取所谓的成功,这实在是得不偿失的荒唐事!"

案例二:近期,股市在暴涨过后大跌,40 岁的股民陈先生,现在已经不敢和妻子提股票的事。自从妻子得知他满仓持股后,每当股票下跌,夫妻间就会爆发争吵。妻子曾经劝他"割肉止损",但他不肯,自以为时间长了总会回到高位,没想到现在股票账户跌到只剩下了个零头。为提振一下精神,陈先生提议去餐馆吃顿好的,可妻子一句话就把他怼了回去:"股票都亏成这个样子,还想着吃大鱼大肉,你就自己在家熬点粥喝得了!"

(1) 逞强攀比,害己害人 54 岁的 CEO 李开复与 40 岁的股民陈先生,都还正值壮年,他们在人生都或多或少地犯了一个错误:就是"斗",这里的"斗"更多地是指逞强好胜、与人攀比。

人值壮年,血气方刚,在事业上取得了一些成绩,拥有了一定人生阅历,而体力精力还算充足。他们既有收获,还可付出,因此,特别想再有所突破。其实,壮年之时恰是在老年之前,人的体力、精力已经不及青年时,开始走下坡路了。如果还像李开复原来那样,半夜爬起来给员工回复电子邮件,与年轻人比谁工作更努力,那就是过分恃强逞能,必然会对身体造成极大的伤害。其实,熬夜工作对任何年龄段的人来说都是不可取的,更何况是壮年之人,其付出的代价比起年轻时来说要大得多。

"斗"还表现为一种攀比的心态。股市见涨时,有些人眼见身边亲友同事大赚后购车买房,便分外眼红,倾其家产投入股市,也想"搏"进一套房子。正是由于这种攀比、赌博的心态,忘记了风险意识,结果让不少人在如今股价大跌后损失惨重,有些夫妻因此反目,甚至家庭破裂。

(2) 戒斗:中庸处事,凡事留余地 当今社会普遍存在着浮躁的心态,到处都在宣扬竞争比拼和自我展现,要想戒"斗",确实很难。《论语》中讲求的"中庸"之道,或许是当下实施"戒斗"的良策。"中庸"是孔子和儒学提倡的一种伦理思想,是一种人生和道德的最高境界。这种修炼,需要自身的长期积累,正所谓厚积而薄发,这就要求我们树立明确的人生(职业)定位,有所为而有所不为,认定的方向坚持走下去。如此,我们的人生才会变得从容不迫。

3. "及其老也,戒之在得"的当代万象

案例:王教授72岁,不少同龄教授,早已退居二线,在家含饴弄孙、颐养天年。而他依然在大学任职,活跃在教研第一线,除亲自带研究生外,自己还在做课题项目。早在15年前,他就被确诊为高血压病,一直通过吃药控制血压。5年前又被发现得了糖尿病。王教授为了申请国家基金项目,在最近半个月里连续熬夜修改和准备材料。结果有一天,突然头痛剧烈,送医院后发现居然是出血性脑卒中(脑出血),幸亏得到及时手术治疗,总算保住了性命,但也丧失了生活自理能力,只能瘫痪在床。

(1) 名利地位,老人切勿贪得　当人进入老年之后,血气既衰,体力和精力都远不如青壮年时。此时人体由于衰老,往往已有慢性基础疾病缠身。因此,在这一人生阶段,关注自身健康才是头等大事。而老年人如果患得患失,过分追求身外之物,必然会使情绪波动,体力透支,使原有疾病加重。孔子早在两千多年前便提出了"及其老也,血气既衰,戒之在得"的忠告。

这里的"得",不仅仅指物质财富,还包括名誉、地位、荣耀等。王教授的发病,可能是因为过分看重国家基金项目所带来的名誉所致。老年人即便想老有所为,发挥余热,继续追求事业的发展,也应量力而行,适可而止。

(2) 戒斗,把经验感悟传授给年轻人　其实,老年人之所以在意"得",是因为怕"失",怕自己失去价值,而产生无用感,这也是通常人们所说的"退休综合征"。所以,当迈入老年之后,应该调整心态,不再把自身价值的实现放在名利、物质等身外之物上,而是应从精神层面上实现自我价值。孔子说:"老而不教,死无思也。"长者此时虽然不再有年轻时的体力和精力,但拥有丰富的阅历和经验。此时,可以通过著书或口述等形式,把人生感悟、学术经验等传授给年轻人,让后辈们可以继续传承。如此,长者的经验才能在代代相传中体现其应有的价值,而为后人铭记。

(二) 跟从《庄子》,无为静心

《庄子》一书中有养生专论《庄子·养生主》,崇尚自然、无为,教人乐生、贵生、养生。其中很重要的一点就是情志摄养,就是将心态调整好,如此才有可能益寿延年。兹截取《庄子》中著名的故事"妻死鼓盆而歌",与诸君一起分享庄子的心理健康的秘诀。

《庄子·至乐》云:"庄子妻死,惠子吊之,庄子则方箕踞鼓盆而歌。惠子曰:'与人居,长子老身,死不哭亦足矣,又鼓盆而歌,不亦甚乎!'庄子曰:'不然。是其始死也,我独何能无概!然察其始而本无生,非徒无生也而本无形,非徒无形而本无气。杂乎芒芴之间,变而有气,气变而有形,形变而有生,今又变而之死,是相与为春秋冬夏四时行也。'"

原文大意是:庄子的妻子去世,惠子前去吊唁,却见庄子两腿叉开,像簸箕一样端坐在地,敲着瓦盆在唱歌,于是问:"你与死去的妻子生活了一辈子,生儿育女,现在她衰老而死,你不哭也就罢了,还要敲盆而歌,是不是太过分了?"庄子说:"不是这样的。她刚去世的时候,我岂会不悲伤呢? 然而仔细想想,她一开始也是没有生命的,连形体、气息都没有。在一片混沌中,依次有了气息、形体、生命,如今变化了,所以她死了。这种过程就好比四季轮转,都是自然的变化罢了(这有什么好悲伤的呢)。"

1. 生死是自然循环变化的过程

生命轮转,生生不息。在庄子看来,妻子原来并不存在,是在混沌之中渐渐气聚,然后才有了形体和生命,如今妻子死了,不过是再次回到初始状态,这是一个自然循环变化的过程。当然,不是每一个人都能像庄子这样,尤其是中老年人,对生老病死更是极为敏感,由此带来的感伤情绪,对身心健康都会带来不利影响。但庄子告诉我们,因生死而致的悲伤虽不能完全摆脱,但如果以一种通达的心态来看待,或许就能应时而处顺,呵护我们的情志。

2. 活到多少岁,其实是个伪命题

东方智慧特别强调天人合一,人应合天道。而所谓天道,即是自然规律。虽然庄子"气—形—生命"的观点不一定能让所有人信服,但其中暗指的生命活动依循自然规律的理念,与现代科学却是相一致的。既然是规律,就无法依照人的意志而转移,那么不妨坦然面对。

很多老年朋友喜欢给自己定下一个目标:我要活到多少岁! 其实这是一个伪命题。人人都想长寿,但凡事顺势而为,不可过于执着。否则就成了执念,反伤自身。试想一下,如果喝口水、吃块肉都要费神深究其对健康的利害得失,过于关注自身身体,长期处以精神紧张状态,情志不得舒展,指标一超更是焦虑,长此以往怎能健康安泰呢?《黄帝内经》说:"恬淡虚无,真气从之,精神内守,病安从来?"

传统养生之道与现代健康生活

另一方面,生活质量的意义要远远高于生命长度。一味追求长度,既不符合生命活动的自然规律,也会造成对医疗公共资源无谓的耗费。所以活到几岁,大可顺其自然,摄养情志,听天由命,潇洒开心,才能真正达到益寿延年。养生重在养心,庄子所倡"无为"就是"无违""无欲""善为",如此自然可以"无不为"。

3. 从年轻时代走来,享受金色晚年

我们国家,特别是都市里生活的老年人退休后,大多有退休工资和医疗保险,公共卫生资源较丰富,得以无忧无虑地享受退休后几十年的安逸生活。正所谓:老年虽是生命的黄昏,但依然可以如夕阳般美好。老年人可以骄傲地宣告:"我也年轻过",和晚辈分享自己的人生故事和体悟。老年朋友,既可以放开自我,健身娱乐,学琴练字,也可量力而行继续服务社会,发挥余热。相信晚年生活也会是整个生命历程中特别值得珍视的金色乐章。

(三) 养生热中的冷思考

当今社会,对于养生保健的重视程度前所未有。养生类书籍、刊物铺天盖地,养生类药品、食品层出不穷,养生类讲座、节目充斥耳目,养生保健正成为全社会关注的热点。面对日渐升温的养生热潮,可谓喜忧参半。笔者就这一养生热提出几点冷思考。

1. 对养生趋热原因的冷思考

原因之一,当下民众物质生活水平显著提高,势必会更加关注健康,珍视生命。不能温饱,岂谈养生?衣食无忧之人,生活富裕之士,注重养生,注重调补,古今中外,无一例外。由此可见,养生热的形成,也可视作一个社会、一个地域、一个群体的富裕程度、文明发展水平的标志。

原因之二,目前我国正处于社会转型期,对社会做出重要贡献的主体人群,由于压力倍增而更容易身心受损,"亚健康"现象普遍存在。这种状态在白领人群、精英人才、管理阶层中表现尤为突出。多少人为择业艰难、竞争激烈而忧心忡忡;多少人因工作压力大、生存代价高而抑郁焦虑,多少人因生活不规律、饮食不调匀而身心受损。这些人企求通过各种养生方法以却病纠偏,亦在情理之中。

原因之三,近年来,我国传统文化的复兴、振兴得到高度重视,而中医中药养生理论与实践植根于中华传统文化,其同样备受关注。当下文化人中自发学习中医知识者不在少数。近年来中青年人服用膏方的比例日趋增高,便是一个

例证。

原因之四，现行医疗保障体系，其覆盖面虽在不断扩大，但尚不能完全满足广大民众的健康需求。不少民众形成如此共识："求医不如求己""有病求治，不若无病养生"，认为这样可以减少因"看病难、看病贵"的现状所造成的种种不便，因此而渴望学习和践行养生之道和养生之术。

原因之五，由于某种利益的驱动，一些宣传媒体、无良商人、养生达人对养生保健的方法、药物、食品不实宣传，夸大其词，误导民众，以致社会上不辨体质、不分病症、不应时令而过度运动、盲目进补等现象十分普遍。这种现象对于养生热的形成，从另一层面起到了推波助澜的作用。

2. 对养生基本概念的冷思考

不少人认为，养生无非是练练身体、吃吃补药。其实，养生的概念要深刻得多，养生的范围也要广阔得多。

早在先秦时期的《吕氏春秋》就说到："知生也者，不以害生，养生之谓。"也就是说，了解生命规律的人的养生，其生活起居、行为举止都要有益于健康，而不能有害于生命，这就是所谓的"养生"。《吕氏春秋》用"不以害生"四个字诠释养生，确实道出了养生的真谛。养生是一种健康理念，一种文化现象，甚至是一种生活方式。

养生的概念是否可以这样表述：所谓养生，是指根据人体生命过程的活动规律所进行的一切物质与精神的身心护养活动。在此，一是强调有效的养生一定要有理论指导，要根据人体生命过程的活动规律进行。没有理论指导的养生只能是盲目养生，而盲目的养生，有时甚至有害无益。二是强调不要一讲到养生，只想到物质上、躯体上的养生。事实上，心理上、精神上的调养更为重要，也就是民间说的一句话，养生首先要养心、养神。

3. 对养生动静关系的冷思考

如今要讨论养生的动静关系，似乎很难深入。一讲到动静，大家都会喊一句口号——"生命在于运动"。有多少人在高呼这一口号时，也曾想过生命更在于宁静！肢体运动是练形的，情志宁静是养神的。如果要讲动静关系，应该是"动静相宜、以静为主"。当然，这里所说的动，是指肢体的运动；这里所说的静，是指心神的宁静。

如果肢体在运动，意念也在躁动，我想这种运动，绝对无益于养生保健。你若一面打太极拳,一面想着基金、股票的涨落,想着国事、家事的烦恼,想着职称、职级的晋升……形体在运动,心神在躁动,这样的运动状态怎么可能对养生带来应有的好处呢?

中华传统文化给我们留下了丰富多彩的养生功法,诸如气功导引、打太极拳、易筋经、八段锦、五禽戏等。所有养生功法在习练时都讲究调节呼吸,排除杂念,意念守一,最高境界就是进入入静状态。也就说,肢体固需动,心神却要静。

再者,不同的年龄,不同的体质,不同的疾病,对与之适合的养生功法、体育运动均应有所区别。从养生保健角度看,提倡有氧运动,对年迈体弱之人还应提倡自主运动。总之,其应与竞技运动、对抗运动加以区别。

4. 对养生形神关系的冷思考

近几十年来,笔者亲历了中国南方尤其是沪浙一带的以冬令膏方为主角的进补热潮,颇能感受到其中所折射出来的养生领域急功近利、急于求成的社会"通病"。

笔者在临床应诊或朋友相聚中,患者、朋友最多询问的还是如何药补、食补,而很少有人提及情志摄养、养神要点等问题。更有人错误的将膏方价格和养生功效等同起来。

膏方被沦为炫富谈资的同时,也引发我们思考:是不是只要越名贵、越稀有的高档补品服食越多,就越健康、越长寿?回答一定是打问号的。有人在我们面前"叹苦经",我坚持运动了,也用心进补了,但身体还是不好。其实问题的关键就在于其只注重运动养生、调补养生而忽略了精神养生。

三国后期文学家、思想家嵇康写过一篇《养生论》,文中举了很多例子来阐明精神养生的重要性:有的人服用发汗的药依然出不了汗,但一感到难为情马上就出汗;一顿饭不吃就会饥肠辘辘,但在极度悲哀时,几天不吃不喝也没有饥渴感;夜晚时分不让你睡觉,你一定昏沉欲睡,无法自制,但若心怀忧愁,即便躺在床上,也辗转反侧,彻夜不眠。文中甚至说到,梳理鬓发,试图让头发蓬松起来,大量喝酒,试图让面色红润起来,但其效果甚微。然而若有人一旦发怒,便会立刻眼睛充血,面色通红,甚至"直发冲冠"。其虽有文学夸张的成分,但由此可窥见现实生活中精神情志的重要作用。

5. 对养生盲目进补的冷思考

调补,是指在中医理论指导下,合理运用具有调补作用的药物或食物来调养身体。无论是药补还是食补，均有所宜也有所忌。临床情况非常复杂，概括起来，以下人群适宜调补。

一是先天不足，禀赋亏虚。凡涉及先天禀赋、体质倾向的，往往都是相对稳定甚至要影响终身的。禀赋有所不足、体质有所偏颇的人，通过后天调补，或可起到补虚纠偏的作用。

二是后天失养，脾胃虚弱。消化吸收功能长期低下，久而久之，营养不良，气血衰少，身体亏虚，需要调补。当然这类人群的调补，首先要调其脾胃，助其运化。

三是劳累太过，身心疲惫。现代不少人，尤其是对社会做出重要贡献的人，工作压力、竞争压力、生活压力颇大，从这个角度看，寻求中医养生调补的人群越来越年轻化是必然的现象。

四是年迈之体，形神不支。年纪越大，生理功能减退的现象越常见。年纪越大，老年性疾病越普遍。头发白了，皱纹多了，行动迟缓了，这些是外在的、看得见的衰老现象。还有太多内在的、肉眼看不见的、但实实在在存在的衰老现象，可见老年人是中医调补的主要群体。

五是病后体弱，正虚待复。原本身体康健之人，一场大病、急病之后处于康复阶段，如能用汤药、成药、膏方或食物适当调补，显然是大有益处的。

药食调补虽是养生保健的重要手段，但并非人人均需调补。除了讲究如何辨体质调补、辨病症调补外，还要了解有些人、有些情况不适宜调补。以冬令膏方为例，古文献就有记载：宜发散治疗的，如感染发热之人；宜攻下治疗的，如腹满便秘之人；宜通利治疗的，如湿浊内盛之人；宜涌吐治疗的，如食积痰嗽之人，均不宜服用膏方。验之于今天的临床，湿浊较重、虚不受补的人，病情波动、急剧变化的人，邪实为主、无须扶正的人，年轻体壮、不必调补的人，也都不适宜服用膏方。

6. 对膏方人文传承的冷思考

有人认为，膏方是近一二十年才兴起的补养方式，也有不少人包括中医界人士忽略膏方人文传承，还有的人对膏方乱象视而不见，不免让人忧虑。

中医学自古就有丸、散、膏、丹、汤五大剂型，内服膏方即是常用中药剂型之一。其由汤药浓缩演化而来。大凡汤方有效者，均可熬制成膏。据现存文献看，膏方可追溯至长沙马王堆汉墓出土的医学帛书《五十二病方》，是书载有膏剂30

余方。《黄帝内经》仅有的 10 余方中，豕膏、马膏即在其中。《金匮要略》中的大乌头煎、猪膏发煎、鳖甲煎，其煎煮、服用方法，已近似于现代膏方。

从历代文献留存的大量煎膏的组方、制作、服用来看，其不仅有补气血、调阴阳、益脏腑等扶正作用，尚有祛外邪、通血脉、化痰浊等祛邪作用，包含扶正祛邪、却病纠偏的双重意义。今日社会将膏方称为"补膏"，实系误解。

"膏方热"中，医生的表现不尽相同。细品沪上中医名家所写膏方，医文并茂，俨似诗赋。理法方药，丝丝入扣。证之虚实，法之补泻，药之动静，气之升降，均于脉案之中得以反映。与之相反，有些医生只图省事，在事先刻印好的中药名称上勾勾画画，须臾之间，膏方草就，不仅聊无膏方之书卷气息，就连基本的辨证、辨体调补也未必能做到，如此敷衍了事，同仁及患者对此多有讥议。

大批具有高级职称的中医师，冬令膏方盛行之时，为满足社会需求，也为完成医疗任务，十分辛劳，身心疲惫，有自嘲云："病人进补，医生吃苦。"这等敬业精神值得肯定。但也有少数医生只图数量，不求质量，潦草从事。甚至有个别医生不顾病情，不分体质，嗜用名贵，合谋图利，更属不齿。凡此做法，直接影响膏方补益祛病的功效，使服用者及其家人丧失对中医调补的信心和热情，最终让膏方的养生保健、防治疾病的声誉受损。在此和同行互勉：医德至上，精诚服务。

(四) 养生八法，可得天年

所谓养生，是指根据人体生命规律所进行的一切物质上的或精神上的心身护养活动。由此而言，养生实际上是一种健康理念，甚至是一种生活方式。养生之道，无处不在。

1. 养生当先养神——养性调神，可得天年

养生首先要养神，通过主动的修德、调治、节欲等多种途径，保全精神健康，达到形神共养，此为中华养生的基本特色，更是中华养生的最高境界。

（1）修德以怡神　注重修德之人，行事光明磊落，性格豁达开朗，如此则情志怡然安宁，气血和调，脏腑功能平稳，形与神俱，可得天年。"大德必得其寿"（《礼记·中庸》）。现代研究认为，人既是一个受生物学规律制约的生命有机体，更是一个有着复杂心理活动的社会成员，而心理活动的变化可导致一系列生理活动的改变。有学者认为，有道德修养的人大脑皮质的兴奋与抑制相对稳定，体内的酶和乙酰胆碱等活性物质分泌正常，脑中激素的释放增多，强化神经活动，

调节代谢水平,有助于延缓衰老,健康长寿。

（2）调志以摄神　人的情志活动是对外界刺激的反映,喜怒哀乐在所难免。但若情志放纵偏激,极易影响人体气机,轻则引起功能失调,重则导致疾病发生,故而通过主动地控制和调节情志活动,避免产生反常的或不良的情绪状态,可达到宁心摄神、健康长寿的目的。现代研究也证实,长期的精神紧张,情绪焦虑,心理压力,可以直接导致自主神经功能紊乱,免疫功能处于抑制状态,而容易出现精神疲乏,失眠多梦,烘热冒汗,烦躁不宁,情志抑郁,食欲减退,性欲冷漠,心悸怔忡,若经久不已,可诱发癌症。古今养生家所创制的情志转移法,如琴棋书画移情法,歌舞运动怡情法,他如暗示法、开导法、节制法、疏泄法等,均为愉悦心神的有效方法。

（3）节欲以安神　人生在世,孰能无欲。每个人都应有一定的物质上和精神上的需求、期盼、欲望。但人之欲望,永无满足,这是普通的心理状态。要养生保健就必须节制欲望。俗话说:"妄想一病,神仙难医。"早在老子《道德经》就指出:"祸莫大于不知足,咎莫大于欲得。"要想清心寡欲、静养心神,就应自觉地、尽力地做到薄名利、禁声色、廉货财、损滋味、除妄想、去妒忌。养生保健必须保持乐观的处世态度和豁达的心理状态。

2. 保持年轻态——心态年轻,老而不衰

现实生活经验告诉我们,一个人的生命活力,不仅要看生理年龄,更要看心理年龄。观察周围,不难看到,有些人年龄不大,却心态消沉,由此而损及健康;有些人年龄虽大,却心态年轻,由此而有助健康。兹就延缓中老人心理衰老的方法简述如下。

（1）心态永不服老　有不少中老年人总觉得自己年纪大了,似乎身体已大不如前了,经常感到体力不支,由此而不喜欢外出游玩,即使偶尔出游几次,返回后就感觉十分疲惫。其实,这种感觉往往是自身的心理因素在起作用。事实上,具有年轻心态的中老年人,经常外出游玩,既得到了身体上的锻炼,又得到了心理上的愉悦,若能长期坚持,"不服老"的心态十分有助于他们的身心健康。

（2）生活与时俱进　随着生活条件的改善,人们不仅要满足物质生活,更注重精神享受。交谊舞会、茶室聊天、逛街购物、老年大学、老年 KTV 等,中老年人可以根据自身的喜好不时而为。我们经常看到以中老年人为主的"诗歌朗诵专场",当有人因此而感到好奇时,他们的回答是"谁说这只是年轻人的娱乐专利"。这一回答正是中老年人保持年轻心态、生活与时俱进的最佳诠释。

（3）设法多交朋友　老年人退休、卸任后，不再有往日的繁忙，不再有曾经的风光，往往出现心情郁闷、无所事事、抑郁孤单等特有的心理问题。有时又会因为子女问题、家庭琐事而烦躁不宁。凡此种种，都可以用主动多交朋友的方法予以宣泄调节，与朋友聊聊世事，叙叙家常，身心自然而然得到了调节。若有可能，设法多与年轻人交朋友，这对于两代人都是"双赢"，年轻人的朝气蓬勃与老年人的丰富阅历很有互补性。

3. 用则进废则退——勤用脑,防衰老

研究表明，唯有大脑越用越灵，用则进废则退。现今社会，生活节奏快，工作压力大，很多人容易出现了记忆力衰退，失眠多梦，理解能力差等表现。在中老年人则多表现为近期记忆力减退，本来很熟悉的人名、路名、号码等往往会一时想不起来。这些都是大脑衰老的表现。大脑功能随着年龄增长而减退的现象是可以通过一些方法延缓或改善的。

积极用脑，维持必要的学习、交流，参与力所能及的公众活动，是延缓脑衰老的好方法。"活到老学到老"是我们每一个人都应牢记于心的积极态度。中老年人常常因为健康状况的减退、经济能力的下降以及独居、丧偶等问题陷入深深的心理折磨，由此而心境低落，不思进取。事实上，我们还是应该以积极的心态面对现实，努力改善现状，勤用脑，勤思考，看看有趣味的脑筋急转弯，猜猜谜语，玩玩脑力小游戏，不排除以娱乐为目的的打牌、麻将等，不仅可以增添生活乐趣，还能有效地防止大脑"生锈"。

4. 睡好子午觉——午时小憩,子时入眠

人之一生，三分之一的时间在睡眠中度过，这既是生理的需要，也是健康的保证及养生的途径。

子时，是指晚上 11 时至次日 1 时；午时，是指上午 11 时至下午 1 时。子午之时均为阴阳之气交换之际。睡好子午觉具有重要的养生意义，所谓"睡眠是天然的补药"。

午时小憩，对于上班族而言，有助于消除上午工作的疲劳，也为下午高效工作积蓄精力。老年人午睡时间不宜过长，以半小时至一小时为宜。因为午睡时间过长，容易影响晚上的睡眠质量。

子时入眠，晚上 11 点至早晨 6 点为睡眠的黄金时间，因其时容易进入深睡

眠状态。眼下年轻人多睡得很晚,有的甚至出现"晚睡强迫症",长此以往,必然会影响身心健康。

夜不安寐之人,除必要的服药调治外,应注意以下事宜:睡前和泰情志,凡剧烈的情志变化,势必引起脏腑气血功能的紊乱,从而导致失眠;睡前不可进食,因其会增加胃肠负担,影响睡眠质量;睡前不宜过饮,若饮水过多,易使膀胱充盈,排尿频繁,影响睡眠,若饮茶过多,茶叶中含有的咖啡因能兴奋中枢神经,使人难以入睡;睡前宜温水洗脚与足底按摩,以疏通经脉,促进血行,有利于消除疲劳,提高睡眠质量。

5. 早餐好晚餐少——吃好早餐,节制晚餐

一日三餐,合理安排,是饮食养生的重要内容。从生理角度看,一日三餐是合理的,因为白天的早、中、晚三个时段,人体内的消化酶较为活跃。现代研究认为,科学合理的膳食方式应是:吃好早餐,满足午餐,节制晚餐,并强调三餐之中,早餐最重要。

早餐不仅要吃饱,而且要吃好。早餐食品既要有丰富的蛋白质,又要有足够的碳水化合物。若有条件,早餐要有菜、有饭、有牛奶(或豆浆)。午餐要吃饱,品种要丰富。晚餐则以少而精为善,不宜过多摄入蛋白质和脂肪,以免肥胖,影响健康。晚餐不宜过饱,否则对肠胃功能及大脑休息有不利影响。有资料认为,城市人高脂血症比例的大幅度上升,与晚餐吃得过饱、过好有关。

此外,不可嗜食"垃圾"食品。世界卫生组织所定的垃圾食品是指:油炸类、烧烤类、加工肉类、腌腊类、果脯类、碳酸饮料、方便面类、饼干、糖果类等。

6. 食尚清淡——清淡为主,荤素搭配

饮食搭配的总原则:荤素搭配,粗细混吃,菜谱宽广,营养全面。

膳食有辛、甘、酸、苦、咸之异。中医养生理论认为,"谨和五味"是益寿延年的基本饮食原则。所谓"谨和五味"即是依据人体生理需要,合理调配,适度摄取膳食营养,以滋养人体脏腑气血。现代研究认为,许多疾病的产生与不良的饮食习惯有关。偏嗜甜食,易致糖尿病、肥胖症等;偏嗜咸味,易致高血压、动脉硬化,或加剧水肿等;偏嗜辛辣,易致便秘、痔疮,加剧溃疡病等;偏嗜酸味,对于平素胃酸偏多、胃脘嘈杂吞酸的人,尤为不宜;对于阳气不足、脾胃虚弱的人来说,更不可偏嗜苦味,因为苦味多寒,苦寒易伤阳气。

7. 动易静难——动静结合,以静为主

动者属阳,静者属阴,动静相宜,阴阳协调,是生命变化的内在依据。中医学基于对动静的哲学认识,赋予其在生命科学中的具体内涵。

动以静为前提,动以静为基础。运动容易,宁静尤难。若肢体运动、心中躁动,不若不动。任何体育运动、养生功法,都需要调节呼吸,排除杂念,意守一处,最终达到入静状态,这是所有养生功法的基本要求和最高境界。就运动强度而言,运动后最高脉率每分钟应该不超过 220 次减去年龄。体弱者及老年人,不适于剧烈运动,建议运动后最高脉率控制在每分钟 190 次减去年龄以内。

动静结合,以静为主。中医养生学中所言之静,一指身不过劳,二指心不轻动。清代养生学专著《老老恒言》也指出:"动而不妄动,亦静也。"

8. 戒烟少酒——戒烟无早晚,饮酒莫过量

吸烟对健康的危害众所周知,故戒烟无早晚,能戒则戒。一时尚未戒烟者,抽烟时最好将后三分之一的香烟掐掉,因越往后抽,焦油含量越高,对身体的损害越大。

饮酒切莫过量,过量饮酒对身体,尤其对肝脏极其有害。现代研究也认为,少量饮酒对防范心脑血管疾病有一定好处。诚如《饮膳正要·饮酒避忌》所言:"少饮尤佳,多饮伤神损寿,易人本性,其毒甚也。醉饮过度,丧生之源。"

酒为百药之王,不少中药需用酒来炮制,有些处方煎煮时尚须加入适量的酒。适量饮酒,有助于温通经脉,畅行气血,消除疲劳,促进睡眠。平素聚会,酒又是营造气氛的调节剂,似不可少。但饮酒切不可过量,过量则伤身,过量则乱性,过量则损寿,这是人所共知的。看在保全他人健康的份上,劝酒须文明;看在保全自己健康的份上,饮酒莫过量。

(五)亚健康问题面面观

"亚健康"或许是 20 世纪末出现的新名词中最重要的概念之一,甚至可能是医学领域具有划时代意义的概念。

1. 亚健康问题的提出

"亚健康"与"健康""长寿""养生"等这些人类永恒的话题息息相关,直接关系到我们的生命、生活质量。

亚健康是威胁人类健康的一种状态,它的发生和表现形式通常被人们所忽

视。据调查,近70％的都市白领人群处于亚健康状态。尤其在生活节奏加快的今天,当心理与生理活动不能与过快的生活、工作节奏相适应时,这种潜在的危险更具杀伤力。重视亚健康问题,关爱亚健康人群,已引起各界的高度关注。

调查显示,我国亚健康发生率呈逐年上升趋势,发生年龄主要在35～60岁之间。人群分布特点为:中年知识分子和从事脑力劳动为主的白领人士、领导干部、企业家、影视明星是亚健康高发的人群。青少年亚健康问题令人担忧,老年人亚健康问题复杂多变,特殊职业人员亚健康问题突出。当前,亚健康在国内已成为热门话题,越来越多的人担心自己是否受到亚健康的伤害,忧虑自己正走入亚健康,再由亚健康走向疾病……

2. 亚健康的基本概念

世界卫生组织认为:健康是一种身体、精神和交往上的完美状态,而不只是身体无病。根据这一定义,经过严格的统计学统计,人群中真正健康(第一状态)和患病者(第二状态)不足 2/3,有 1/3 以上的人群处在健康和患病之间的过渡状态。世界卫生组织称其为"第三状态",国内常常称之为亚健康状态。

具体而言,亚健康状态多指无临床症状和体征,或者有病症感觉而无临床检查证据,但已有潜在发病倾向的信息,处于一种机体结构退化和生理功能减退的低质与心理失衡状态。

一般来说,亚健康状态由四大要素构成:一是排除因具体疾病原因所引起的疲劳和虚弱状态。二是介于健康与疾病之间的中间状态或疾病前状态。三是在生理、心理、社会适应能力和道德上的欠完美状态。四是与年龄不相称的组织结构和生理功能的衰退状态。

亚健康状态是一个动态概念,是在不断发展变化的,如果处置得当,则身体可向健康转化;反之,则身心向疾病发展。因此,对亚健康状态的研究,是未来生命科学研究的重要组成部分。

事实上,在两千多年前的中国古代,就已经对亚健康状态有了一定的认识与讨论。比如,我们通常说患了疾病,但在古代"疾"与"病"含义不同。疾,病轻也;病,疾重也。"疾"是指不易觉察的小病(疾),如果不采取有效的措施,就会发展到可见的程度,便称为"病"。这种患疾的状态,有似于现代医学所谓的"亚健康"或"第三状态",在中医学中称"未病"。

"未病"不是无病,也不是可见的大病,按中医观点而论是身体已经出现了阴阳、气血、营卫、脏腑的不平衡状态。我们的祖先除积极寻找治病之法外,还积累了许多预防疾患的措施。《黄帝内经》就有"圣人不治已病治未病"之说。由此可见,中医学已深刻认识到对疾病"未雨绸缪、防患未然"的重要性,意识到未病先防是保持健康的根本大法。

3. 亚健康的自我测定

当我们初步了解了亚健康的基本概念以后,先来预测一下自己是否处于亚健康状态。

1) 早上起床时,有持续的头发掉落。(5分)

2) 感到情绪有些抑郁,会对着窗外发呆。(3分)

3) 昨天想好的某件事,今天怎么也记不起来了,而且近些天来,经常出现这种情况。(10分)

4) 害怕按时上班,觉得工作令人厌倦。(5分)

5) 不想面对同事和上司,有自闭症式的意向。(5分)

6) 工作效率下降,上司已表达了对你的不满。(5分)

7) 工作一小时后,就感到身体倦怠、胸闷气短。(10分)

8) 工作情绪始终无法高涨。最令自己不解的是:无名火气很大,但又无力发作。(5分)

9) 一日三餐,进餐甚少,排除天气因素,即使口味非常适合自己的菜,近来也经常如嚼干蜡。(5分)

10) 盼望早早地逃离办公室,为的是能够回家,躺在床上休息片刻。(5分)

11) 对城市的污染、噪声非常敏感,比常人更渴望清幽、宁静的山水。(5分)

12) 不再像以前那样热衷于朋友聚会,有种强打精神、勉强应酬的感觉。(2分)

13) 晚上经常睡不着觉,即使睡着了,又老是在做梦,睡眠质量很糟糕。(10分)

14) 体重有明显的下降趋势,有时早上起来,发现眼眶深陷,下巴突出。(10分)

15) 感觉免疫力在下降,春秋流感一来,自己首当其冲,难逃"流"运。(5分)

16) 性能力下降,昨天妻子(或丈夫)对你明显地表示了性要求,但你却经常感到疲惫不堪,没有什么性欲望。(10分)

如果累积总分＜30分,表明你目前正处于健康状态。

如果累积总分＞50分,说明健康已向你敲响警钟,需要坐下来,好好地反思生活状态,但也不必过于担心,可以主动去了解亚健康,有道是"知己知彼,百战百胜"。

如果累积总分＞80分,请你赶紧去医院找医生,调整自己的心理,或申请休假,好好地休息一段时间,休息期间务必认真思考一下人生的本末问题,最好抓紧补习一下关于健康的知识。

4. 亚健康的范围界定

亚健康内涵丰富,外延广泛。可以说,健康概念的范围有多大,亚健康的涵盖范围就有多大;疾病和病症谱涉及领域有多宽,亚健康谱的涉及范围就有多宽。

以世界卫生组织四位一体的健康新概念为依据,亚健康可划分为如下。

(1) 躯体亚健康　主要表现为不明原因或排除疾病原因的体力疲劳、虚弱、周身不适、性功能下降和月经周期紊乱等。

(2) 心理亚健康　主要表现为不明原因的脑力疲劳、情感障碍、思维紊乱、恐慌、焦虑、自卑以及神经质、冷漠、孤独、轻率,甚至产生自尽念头等。

(3) 社会适应亚健康　突出表现为对工作、生活、学习等环境难以适应,对人际关系难以协调,即角色错位和不适应是社会适应亚健康的集中表现。

(4) 道德方面亚健康　主要表现为世界观、人生观和价值观上存在着明显的损人害己的偏差。

5. 亚健康的临床表现

亚健康的临床表现非常复杂而缺乏特异性,不同人群的临床表现特点亦存在差异,目前对此研究主要包括普通人群和特定人群两个方面,其症状包括一般症状与特异症状。

根据多位学者的研究以及临床所见,从中医学的角度概括出以下亚健康的八大主要典型表现。

(1) 失眠不安,情志异常　主要表现为心慌气短,胸闷憋气,心烦意乱,惶惶无措,夜寐不安,梦幻纷纭,情绪无常,时而焦虑易怒,时而郁郁寡欢。

(2) 汗出异常,经常感冒　经常自汗、盗汗、出虚汗,自己稍不注意就容易感冒,平素怕冷。

（3）舌红苔腻，口苦便燥　舌尖发红，舌苔厚腻，口苦、咽干，大便干燥或便秘、小便短赤等。

（4）面色无华，目光少神　面色无华、憔悴，双目周围特别是眼下灰暗发青，眼睛无神，时而呆滞。

（5）四肢发胀，目下肿胀　有些中老年妇女，晨起或劳累后足踝及小腿肿胀，下眼皮肿胀、下垂。

（6）潮前胸胀，乳生结节　妇女在月经到来前两三天，四肢发胀、胸部胀满、胸胁串痛，乳房常有结节，应予以特别重视。

（7）体温异常，倦怠无力　下午体温偏高，手心热、口干，或手脚冰凉，畏寒怕冷，体温偏低。常感全身倦怠无力，腰酸背痛，颈肩僵硬，劳累后持续不适，通过休息亦难以很快恢复。

（8）视力模糊，头胀头痛　平时视力正常，突感视力下降（非眼镜度数不适），且伴有目胀、头痛，记忆力下降。

6. 亚健康的形成原因

现代医学认为，造成身体出现亚健康状态的原因，主要包括生活方式因素、环境污染因素、社会因素、综合因素。具体如下。

（1）心理失衡　古人云：万事劳其行，百忧撼其心。高度激烈的竞争压力，错综复杂的各种关系，使人思虑过度，素不宁心，会引起睡眠不良，影响人体的神经体液调节和内分泌调节，以及机体各系统的正常生理功能。都市白领人群由于其特定的学历与阅历、能力与财力，往往好胜心强，对职业选择、薪资待遇等的期望值较高，因此心理失衡或许比其他群体更为严重。

（2）营养不全　现代人饮食往往热量过高，营养素不全，加之食品中人工添加剂过多，工业化集中饲养的动物成熟期短、营养成分偏缺，造成很多人体重要的营养素缺乏和肥胖症增多。城市白领人群由于工作压力大、生活节奏快，快餐熟食便成为他们的主要饮食选项，所以营养摄入不全在这一群体中也较为普遍。

（3）环境干扰　科技发展、工业进步、车辆增多、人口增加，使很多居住在城市的人群生存空间狭小，倍受噪声干扰，对人体的心血管系统和神经系统产生不良影响。都市高层建筑林立，房间封闭，一年四季使用空调，空气中的负氧离子浓度较低，负离子是维持人体细胞充放电的必要物质，缺乏后都市白领人群会产生头痛、失眠、神经衰弱、倦怠等症状。

（4）逆时而作　人体在进化过程中形成了固有的生命运动规律（即"生物钟"），维持着生命运动过程气血运行和新陈代谢的规律。逆时而作，就会破坏这种规律，影响人体正常的新陈代谢。这种状况在都市白领人群中更为突出。

（5）练体无章　生命不仅在于"动"，同样也在于"静"。动以练形，静以养神，唯有动静结合，形神合一，才是身心保健的第一要务。人体在生命运动过程中有很多共性，也存在着个体差异。因此，练体强身也是一个个体性很强的内容。每个人在不同时期，身体的客观情况都处在动态变化之中。如练体无章、练体不当，必然会损坏人体的健康。

（6）用药不当　用药不当不仅会对机体产生一定的不良反应，而且还会破坏机体的免疫系统。如稍有感冒，就大量服用抗生素，不仅会破坏人体肠道的正常菌群，还会产生耐药性；稍感疲劳，就大量服用温阳补品，本想补充营养，但实际是在抱薪救火。

（7）内劳外伤　外伤劳损、房事过度、琐繁穷思、生活无序最易引起各种疾病。人的精气如油，神如火，火太旺，则油易干；神太用，则精气易衰。只有一张一弛，动静结合，劳逸结合，才能避免内劳外伤引发各种疾患。

7. 亚健康的种种危害

亚健康没有严重的疾病那样令人感到恐惧，但却不同程度地影响人们的日常生活，降低了现代人的生活质量。其带来的危害主要包括如下。

亚健康状态明显影响学习工作效能和生活质量，甚至危及特殊作业人员的生命安全，如高空作业人员和竞技体育人员等。

多数亚健康状态与生物钟紊乱构成因果关系，直接影响睡眠质量、消化功能，加重身心疲劳。

心理亚健康极易导致精神心理疾患，如抑郁症、焦虑症、神经官能症，甚至产生自尽念头或导致家庭伤害。

亚健康是大多数慢性非传染性疾病的疾病前状态，包括大多数心脑血管疾病、代谢紊乱性疾病、甚至部分肿瘤等。

严重亚健康可明显影响健康，影响寿命，甚至造成早衰、早病。

8. 亚健康的防治措施

针对亚健康的成因和危害，必须强化自我防护。

首先应牢记预防亚健康的"十字"方针：

"平心"，即平衡心理、平静心态、平稳心绪；

"减压"，即适时缓解过度紧张和过度压力；

"顺钟"，即顺行生物钟，调整好休息和睡眠；

"增免"，通过有氧代谢运动等增强自身免疫力；

"改良"，即通过改变不良生活方式和习惯，从源头上堵住亚健康状态的发生。

已有不少有识之士认识到目前存在过度炒作"亚健康"概念的现象。商家将此概念作为保健产品的"卖点"，会给社会带来种种危害。由于亚健康概念尚未厘清，就过早引入大健康市场，通过商业化炒作后，迅即被商品化。许多商家其实连亚健康是什么都没搞清楚，就开展所谓的对症亚健康的服务和产品了。还有不良商人趁机浑水摸鱼，四处兜售伪劣保健品，导致不良后果，使亚健康干预和治疗这一科学在民众中产生负面影响。

对此，医学保健和健康教育专家认为，应当尽快从国家层面组建顶层学术研究机构和行业平台，组建专业研究队伍和科研组织，在此基础上，具体研讨亚健康概念、内涵、界定范围及其他急需解决的问题，为最终形成统一的亚健康评判标准和规范提供理论依据。

（六）养生之诀，睡眠居先

古代养生家有云："养生之诀，睡眠居先。"睡眠，对于维持人体身心健康、维护人体生命活动，具有极其重要的意义。在人类生命的过程中，大约有 1/3 的时间是在睡眠中度过的。俗话说，睡眠是人体"天然的补药"，是健康"终生的伴侣"。长期睡眠不足或睡眠障碍，对健康有很大危害。

也许我们都有过睡眠障碍问题，偶尔睡不着、睡不熟是在所难免的，或许会引起短期不适，如次日感觉头昏脑胀、无精打采等，而随着睡眠时间的满足、睡眠质量的改善，这些感觉即会消失。

现今越来越多的人，尤其是工作节奏快、竞争压力大的都市白领，常常为睡眠问题所困扰。这种睡眠障碍，可有多种表现：或半睡半醒、入睡困难；或早醒后难以再入睡；或整夜处于浅睡眠状态，乱梦纷纭，极易惊醒；间或稍有心事，甚可彻夜不眠。凡有睡眠障碍的人士，平素多头晕乏力、精力不济，容易烦躁。长此以往，会严重危害健康，降低工作效率，影响生活质量。

1. 失眠的概念

科学实验提示：睡眠效果的满意度并不全在于睡眠时间的长短这个"量"，更重要的是在于"质"，即睡得甜不甜，入睡的程度深不深。科学的睡眠时间标准，应以睡后疲劳感消失，全身感到舒适轻松，精力充沛，头脑清晰，能很好地进行一天的工作和学习为标准。

失眠，又称睡眠障碍，中医学称为"不寐"，是指睡眠的时间不足或质量不佳。表现为晚上难以入睡，白天则头昏脑胀，精神萎靡，食欲不振，易发脾气，紧张不安，注意力不集中等。

2. 失眠的分类

根据入睡困难与否，可将失眠分为以下几种类型。

（1）起始失眠　又称难睡性失眠，这种人上床后经久难以入睡，翻来覆去，浮想联翩。

（2）间断失眠　又称浅睡性失眠，这种人睡得很浅，稍有声响就迅速惊醒，形成间断性失眠。

（3）终点失眠　又称早醒失眠，这种人入睡并不困难，但持续时间不长，后半夜醒来后即不能再次入睡。

3. 失眠的原因

造成失眠的原因十分复杂，中医认为，人的正常睡眠，总由心神所主。阳入于阴，心神安宁则为入睡状态，阴虚而不能潜阳，心神不宁则当寐不寐。城市白领阶层是不寐的高发群体，是因为平时工作紧张、竞争激烈、劳神过度而耗伤心血，影响睡眠。

白领群体因睡眠障碍而求诊于中医者越来越多，经临床辨证，引起失眠的原因主要如下。

（1）心脾两虚　多由劳心过度所致，劳心过度则心脾受伤，心伤则血少无以奉神，神不守舍；脾伤则食少纳呆，化源不足，不能养心。所以心脾两虚可致不寐。

（2）心肾不交　《黄帝内经》指出："阳气盛则瞋目，阴气盛则瞑目。"素体虚弱，肾精亏耗，肾阴就不能与心阳相济，以致心火上炎而扰动心神，造成不寐。

（3）心虚胆怯　心气素虚或失血伤神之人，遇事善惊易恐；若胆气不足，忧虑失却果断，亦可影响心神而使之不宁。凡此都可造成睡眠不安或不寐。

传统养生之道 与 现代健康生活

130

中医学的解释可能比较抽象,现代医学认为失眠的根本原因是睡眠节律的紊乱,其诱导因素主要有以下几种。

(1)心理因素 如焦虑者不易入眠,抑郁者经常容易早醒,醒后等天亮。亚健康失眠患者中,80%以上是由于精神心理因素引起的,生活节奏太快、工作压力太大、竞争过于激烈、人际关系复杂和紧张心理冲突等,常常影响睡眠质量,并引起各种形式的失眠。

(2)环境因素 不良的卧室环境也可引起失眠。如噪声过大、光线强烈、蚊虫叮咬、冷热失宜、卧具不适,或因外出旅行、出差睡在陌生的床铺上等。

(3)行为因素 年轻一代经常熬夜,终日与电脑、手机为伴。每逢节假日更是放纵自己,频繁应酬,玩乐无度,彻夜不眠,给节后的工作、生活、心理、生理带来种种问题。

(4)躯体因素 如风湿病引起的疼痛,心源性或肺源性疾病引起的胸闷心悸,甲状腺功能亢进引起的心慌,皮肤病、糖尿病等引起的瘙痒,肺部疾患引起的咳嗽等,但患有某种躯体性疾病而引起失眠的属于少数。

事实上,人的体质与睡眠也密切相关,也就是说,某些人易于失眠与其本身体质密切相关,一般阴虚体质、气血虚体质、气郁体质的人容易失眠。

4. 失眠的防治

治疗失眠的方法有很多,服用安眠药是直接有效的方法,但长期使用,存在药物依赖和安全问题。真正想要以最合适的方法摆脱失眠,必须采取针对性的内服外治措施。

失眠与心理因素关系最为密切,所谓"先睡心,后睡眼"。心理安静不了,即使两眼紧闭,也不能真正入眠。所以,容易兴奋的人,临睡前最好不要参加剧烈活动,也不要阅读情节紧张的小说,不要观看凶杀打斗的影片,也不要喝咖啡、浓茶等致人兴奋的饮料。早在《黄帝内经》就有"胃不和则卧不安"之论,民间也有"晚饭少一口,活到九十九"之说,晚饭不宜过饱,睡前不食零食,以免胃肠负担过重而影响睡眠质量。如因某种不愉快引起的抑郁焦虑,要善于排解烦恼,消除心理负担,严重者可寻求心理咨询师的帮助。另外还存在一些忧天之"杞人",其问题并不在于失眠本身,而是过分夸大了失眠的危害性,使自己陷入对失眠的恐惧与焦虑之中,越是着急就越睡不着,越怕睡不着就越难入睡。

某些食物不仅有一定的营养价值,而且有很好的安眠镇静功效,可以按照个人喜好及体质情况来选用。如小米、莲子、百合有养心安神作用,经常睡不稳的人,可晚餐食用百合莲子粥;牛奶也有一定的安神作用,其所含的色氨酸可以使人产生睡意。

中医学认为,人与自然是统一的整体,人体要保持健康,就必须顺应自然界的变化。平时应注意调整自己的生物钟,养成良好的生活习惯,注意劳逸结合。比如春夏昼长夜短,是阳气生发的季节,人应该晚睡早起;秋冬昼短夜长,为阳气潜藏的季节,人应该早睡晚起。和天地相应,与自然共枕,让失眠远离,使我们的睡眠达到最高质量,身心处于最佳状态,生活更加美好。

中成药(非处方药)中,枣仁安神胶囊(养心安神)、天王补心丹(清心宁神)、逍遥丸(疏肝解郁宁神)、归脾丸(养心健脾宁神)等,也可根据需要自行选购。

(七)免除疲劳,保持活力

案例:林先生是某著名外企的精英和高级管理人员。最近一段时间,由于公司业务繁忙,家中琐事缠身,明显感到疲乏无力、体虚困倦。每至工作日的下午或傍晚,他经常出现明显的疲劳感。下班回家后即往沙发上一坐或往床上一躺就不愿再动了,随后疲劳感可暂时得到缓解,但第二天又会感到同样的疲倦乏力。曾去医院做过检查,但各项指标均显示处于正常范围之内。

其实,林先生就属于比较典型的亚健康状态。亚健康的一种主要标志和典型表现,称为疲劳。处于亚健康状态的患者症状和主诉通常多种多样、五花八门,但基本都有持续疲劳的表现。从身体到精神的疲劳,医学上称为身心疲劳。在亚健康的所有具体表现中,"疲劳"出现频次最高,是躯体、心理疾病的征兆,属中医学"虚证"的范畴。

1. 亚健康疲劳的概念

在日常生活中,说到疲劳,所有人都有体会,再强壮的人偶尔也会感觉到疲劳。中医学十分重视身体的疲劳现象,根据程度不同有不同的称谓,如疲乏、无力、倦怠、脱力、解亦、五劳、七绝等。

累,是个司空见惯的现象,成功人士的一生都在各种疲劳的交替中度过:学生时代应付考试、升学,年复一年,月复一月,身体越来越累;进入工作单位后要不断地充电学习,下班后为考相关专业证书去补习,还要应对工作的压力和无休止的竞争。为完成婚姻大事还须挤出时间强打精神去陪伴未来的配偶。到了中年得到升迁后,肩上的担子重了,为了企业的生存和发展,有时会没日没夜的应酬和接待,日夜兼程的出差,这些情况让正常睡眠时间被压缩,以至劳心劳力,疲惫不堪,身体感觉不适。但医院检查的各项生理指标均属正常,还未达到医学上疾病的标准,将其称为亚健康疲劳。亚健康疲劳首先应排除以疲劳为主症或兼症的疾病,而是表现为以疲劳为主症或可兼有其他症状的一类非疾病情况,是躯体、心理或心身的疲劳不适感,是一种自我感觉不适的状态。

2. 疲劳的分类与表现

现代医学关于疲劳有一种较为全面的分类,将疲劳分为以下几类。

(1)躯体性疲劳　健康人在劳累后出现躯体性疲劳是正常现象,休息后便可恢复。但经常劳累又得不到充分的休息,则可导致亚健康,乃至疾病。

(2)脑力性疲劳　这是用脑过度的表现,你会发现自己头昏眼花、听力下降、耳壳发热,四肢乏力、嗜睡,注意力不集中、记忆力下降、反应迟钝,性格变得烦躁易怒、郁郁寡欢等。应该说,感到疲劳是机体自身对人体健康的一种保护性反应。如果在疲劳出现后得不到充分的休息,则会造成慢性疲劳,进入亚健康状态。

(3)心理性疲劳　日常生活中,很多人感叹"活得真累",这其实是一种心理性疲劳的表现。心理性疲劳多与人际关系相关,与身体疲劳密切相关。营养素供给不足或睡眠不足易导致身体疲劳,人在疲劳状态下,一方面在工作中难免缺乏激情、效率降低,另一方面在与人交往时易于心胸狭窄、多疑冷漠,最终导致严重的心理性疲劳。

3. 引起疲劳的原因

在现实生活中,我们经常会发现以下几种人易于疲劳:①有钱有势的人,特别是只知消费不知保养的人。②有事业心的人,特别是称得上"工作狂"的人。③夜班多,工作时间不规则的人。④长期睡眠不足的人。⑤自我期望高,容易紧张的人。⑥几乎没有休闲活动与个人爱好的人。

据相关调查,相对于女性而言,男性似乎更易于疲劳。现代社会几乎每个男人都喊累。慢性疲劳综合征也正悄然成为现代年轻人健康的隐形杀手,过劳致死的人数在全世界范围内急剧上升,并呈年轻化趋势,令人不可小觑。

就职业而言,大量调查研究表明,亚健康疲劳最青睐3种人。

一是长期面对激烈竞争压力、心理负担巨大的人群,如企事业单位的经营者、领导和部门主管、私营业主等。

二是事业心强、工作繁忙的脑力劳动者,如科研人员、新闻工作者、政府官员等,集中为"白领""金领"人士。

三是长期超负荷、精神处于持续紧张状态的体力劳动者,如劳动密集型企业中的工人、出租车司机等。

从中医学角度来看,疲劳现象的出现,与五脏的失调密切相关。这是我们生活中的常识,如四肢无力多与脾胃有关,腰酸腿软多与肾气虚有关,气力不足多与肺气虚有关,头脑不清多与心气虚有关,不耐疲劳多与肝气虚有关。另外,从中医体质学角度来看,气虚体质、阳虚体质、气郁体质、痰湿体质的人更易于疲劳。

4. 疲劳的预防

疲劳并不可怕,但需要我们关注它、重视它。出现疲劳状态的原因也并不复杂,主要是自己的生活方式决定的。因此,保证睡眠的时间和质量,注意劳逸结合,适当运动,合理膳食,做到心理平衡,就一定能预防持续疲劳的发生。忙于事业的人们一定要知道,健康是最大的财富,是真正影响你一生的伙伴,重视健康就是善待自己、善待家人。

中医防治以持续疲劳为主症的亚健康状态,有其独特的理论和独到的疗效,非处方药中的中成药,如四君子丸、参苓白术散(健脾补气)、六味地黄丸、左归丸(补肾滋阴)、金匮肾气丸、右归丸(补肾温阳)、十全大补膏(气血双补)等,可根据需要自行调补。

(八) 远离耳鸣,愿君"耳根清净"

耳鸣一症,多见于身体亏虚的中老年患者。但就笔者临床所见,近年来,耳鸣的发病似有年轻化趋势。白领人群、管理阶层中的部分人士,工作压力较大,睡眠时间和质量难以保证,又整天与电脑、手机为伍,因耳鸣来就诊之人日渐增多。

耳鸣是一种在没有外界声、电刺激条件下,人耳主观感受到的声音。值得注意的是,耳鸣是发生于听觉系统的一种错觉,是一种症状而不是疾病,严重者可影响正常的生活和工作。

耳鸣之声,在不同的个体可有不同的表现。有的为一侧耳鸣,有的则为两侧耳鸣。有的表现为绵绵的蝉鸣之音,有的表现为低沉的"隆隆""嗡嗡"之声,有的阵发为高亢的机器轰鸣声。耳鸣重者,整日持续不断,严重影响生活质量和工作效率;耳鸣轻者,疲劳或睡眠障碍时,偶有发生,似无大碍。

造成耳鸣的原因复杂,有生理性和病理性的不同。病理性因素最常见的有以下三种:①外耳或中耳的听觉失灵,不能接收周围的声音,内耳所产生的微弱声音就会变得清晰可闻。②内耳受伤,失去了转化声音能量的功能,自身产生的微弱声音的声量就会变得较强,即使在很嘈杂的环境中都能听到。③来自于其他原因的耳鸣。如一些肾病患者,会使耳朵听觉器官附近的血管发生异常变化,使得血液供应和流通不畅,产生一些声音。年老体衰者血液质量较差也会出现耳鸣。因耳周血管的血流不畅而产生的声音,也会被听得一清二楚而形成耳鸣。

耳鸣的出现,有时也可能是某种局部病变的预兆,如位于听神经的肿瘤。他如耳硬化症(一种发生于中耳听小骨的疾病)、耳毒性药物中毒等均可引起不同程度的耳鸣。

导致耳鸣的非病理性因素很多,甚至有可能仅仅由于一小片耵聍(即耳屎)接触到鼓膜而引起耳鸣。较为常见的是劳累、睡眠障碍、噪声干扰、压力过大、年迈体弱或强烈的精神刺激等,均可引起听神经的"异常放电"而出现耳鸣。

临床也可见到少数人因为对味精、盐、咖啡因及酒精等过敏而引起耳鸣。文献研究表明吸烟者的血管系统容易狭窄,使血液流通受到一定程度的阻碍,耳鸣的发生概率相对偏高。

由于耳鸣不是一个独立的病,造成耳鸣的病因又很复杂,因此耳鸣的分类很难统一。

按耳鸣的严重程度分为四级。①轻度耳鸣:间歇发作,或仅在夜间或安静的环境中出现轻微的耳鸣。②中度耳鸣:持续耳鸣,在嘈杂的环境中仍感受到耳鸣。③重度耳鸣:持续耳鸣,严重影响听力、情绪、工作和社交活动。④极重度耳鸣:长期持续的耳鸣,患者难以忍受耳鸣带来的痛苦。

中医学认为,耳鸣是多种病症的常见症状,常与耳聋合并出现,多发于中老年人,故有"聋为鸣之渐,鸣为聋之始"之说。古代医籍中对耳鸣的论述很多,如《黄帝内经》中说:"髓海不足,则脑转耳鸣""上气不足……耳为之苦鸣"。明代医籍《景岳全书》中说:"肾气充足,则耳目聪明,若多劳伤血气,精脱肾惫,必致聋聩。故人于中年之后,每多耳鸣,如风雨,如蝉鸣,如潮声者,是皆阴衰肾亏而然。"

耳为肾之窍,耳由肾所主,其又与其他脏腑经络有着广泛的联系。因此,五脏六腑、十二经脉之气血失调皆可导致耳鸣。其中,由外感邪气、脏腑内生痰火瘀滞引起的耳鸣多为实证,由脏腑虚损、久病耗损所致的耳鸣多为虚证,其病理转机各不相同。

1. 实证耳鸣

(1)风邪外袭 风邪外袭,耳内经气痞塞不宣,清窍不利,故见耳鸣,多由上呼吸道感染所致。治疗当以控制上呼吸道感染为主。

(2)肝胆火逆 多由七情内伤,肝气郁结,郁而化火,肝胆火逆,循经上蒸而致耳鸣。龙胆泻肝丸(汤)是中医药治疗的基本方。

(3)气血瘀阻 气血瘀阻,闭塞耳窍所致,多由高血压、血管硬化、脑供血不足等所致。此类耳鸣的治疗,当以治疗原发性疾病为主。

2. 虚证耳鸣

(1)肾精不足 耳鸣而伴有腰酸、膝软、健忘等症。常服六味地黄丸、左归丸、耳聋左慈丸等中成药有一定的预防和治疗作用。

(2)肾阳亏虚 耳鸣而伴有腰酸、畏寒、肢冷等症。常服金匮肾气丸、附桂八味丸、右归丸等中成药或有一定的疗效。

(3)心脾两虚 耳鸣而伴有食少、心悸、失眠等症。若选择中成药治疗,可首选归脾丸。

中医药学在整体观念和辨证论治原则指导下,运用方药、针灸、按摩、导引等疗法治疗耳鸣积累了宝贵的经验。此外,耳鸣者自身注意休息,保证睡眠,缓解压力,调节情志,加强运动等均不失为预防耳鸣的重要措施。

(九) 捍卫身材,找回轻盈体态

肥胖,渐被人们视为一种社会问题而备受关注。它不仅会使外表臃肿,更重要的是肥胖还可引发其他疾病,所谓"百病胖为先"。肥胖严重损害了我们的身体健康,防止肥胖成为世界各国共同关注的重大健康问题。

是否属于肥胖?这个问题似乎很简单,但是每个人自我标准不尽一致。有的女孩体重并未超标,却想拼命减肥,要追求明星般的身材,崇尚"以瘦为美"。而一些男士则希望自己稍胖一点,大腹便便,美其名曰有老板派头。究竟怎样才算"肥胖"?《黄帝内经》对此作了较为形象地描述：土形之人，"圆面，大头，美肩背，大腹，美股胫……多肉"。这里所说的土形人是通过肉眼观察而得，圆脸大头、肩背丰满、肉多腹大、股胫圆润，即是肥胖之人，但其与现今亚健康肥胖还是有一定区别的。

现代医学认为，肥胖是由于体内脂肪组织过多，超过正常生理需要，而且有害于身体健康和正常功能活动的一种状态。对于肥胖的定义，最为恰当完整的要数日本学者织田敏次所讲的：当人体摄入食物过多，而消耗能量的体力活动减少，摄入的能量超过了机体所消耗的热量，过多的热量在体内转变为脂肪组织而大量蓄积，体重超过正常值的20%以上，并有损于身体健康的一种超体重状态。

正常体重最简单的计算方法：正常体重(kg)＝身高(cm)－105。如身高是170 cm，那么正常体重基数应该是170－105＝65 kg。若实测体重超过正常体重10%～19%为超重，大于20%～30%为轻度肥胖，大于30%～50%为中度肥胖，大于50%者为重度肥胖。

应该说明的是，体重是衡量肥胖的一个重要指标，两者并不一定对等。肥胖一定体重超标，而体重超标不一定是肥胖症。肥胖者体重的增加是指脂肪过多，由于肌肉组织增加引起体重超标如见于某些运动员，则并不属于肥胖症。

肥胖一般分为两类：一类是病理性肥胖，如脑炎、关节炎或患病服用激素造成的肥胖，这类肥胖人数较少，占整个肥胖人数的5%左右；另一类是单纯性肥胖，95%左右的人群均属此类，而单纯性肥胖又可分为体质性肥胖及获得性肥胖。

体质性肥胖的人，往往自出生后半岁左右即开始食欲良好，营养过度，体内的合成代谢超过分解代谢，引起脂肪细胞增生肥大，称为幼年起病型肥胖，其往往具有家族遗传倾向。

获得性肥胖的人，往往是有意无意间饮食过多而引起过食性肥胖。患者一般特别喜欢吃甜食，如糖果与糕点等，有的人特别喜欢吃肥肉与油煎食品等。亚健康肥胖大多是指获得性肥胖。

中医学一般认为，肥胖多与胃热（食欲亢进，摄入过多）、脾虚（产后虚胖，食少失运）、肾亏（老年性或更年期发胖）、肝郁（精神压力，情志因素）有关。肥胖与诸多因素相关，如年龄、性别、遗传、精神、运动、饮食、神经调节中枢障碍、内分泌异常等。单纯性肥胖主要与摄入过多、运动过少、情志不遂、遗传因素密切相关。

继发性肥胖应以治疗原发病灶为主。单纯性肥胖的防治方法应主要从饮食、运动、情志三个方面入手。

（1）饮食方面　应注意饮食结构、饮食量、饮食习惯。饮食结构提倡以五谷为主，辅以适量的蔬菜、水果和肉禽蛋等，均衡搭配，避免偏食甘甜肥腻。饮食量一定要适可而止，特别是晚餐不可过饱。饮食习惯要少煎炸而多清淡，对于脾胃虚弱的人可适当多食粥以减轻脾胃负担。

（2）运动方面　坚持适当运动可帮助消化，促进气血运行，疏通经络，是中西医都十分推崇的防治肥胖的要领，脑力劳动的白领尤其要注意。其实运动未必一定要天天泡在健身房，走路、跑步、爬楼梯、打太极拳、练瑜伽等都是健身减肥的可行方法。

（3）情志方面　不要过度思虑是其首务所在，因为思虑伤脾，脾失健运，不能有效运化水谷，造成"垃圾"堆积体内而致肥胖。这是整天处于思虑之中的白领肥胖的重要原因。

此外，大量临床报道使用中药及针灸减肥确有疗效。中药如用清胃通腑泄热法以治疗胃热型肥胖，健脾益气化湿法以治疗脾虚型肥胖，疏肝理气化瘀法以治疗肝郁型肥胖，化痰降脂散结法以治疗痰浊型肥胖等；针灸能通过刺激人体局部经穴、调节人体功能治疗肥胖。现代研究认为，针灸可通过神经、激素、细胞调节的影响，多环节调整机体能量代谢以及糖类、脂类代谢的平衡状态，逆转代谢异常，减少能量摄入，增加能量消耗，最终实现减肥效应。针灸减肥的同时还对血清总胆固醇、三酰甘油、低密度脂蛋白、高密度脂蛋白等指标有明显的改善作用。

（十）走出抑郁，轻松面对生活

1. 抑郁症的定义

引起抑郁常见的原因：65％的抑郁患者其抑郁是躯体疾病的后果，如各种癌症、脑血管意外、高血压、冠心病、糖尿病、类风湿关节炎等疾病；35％的患者的抑郁发生在躯体疾病之前，即生活事件的应激，如亲人病故、心理受挫、工作压力大等。抑郁症是一种疾病，而不是人的一种缺点或性格缺陷，在专业医生指导下，通过自我心理调节、心理治疗及运用抗抑郁药等治疗，抑郁症患者大多能康复。

抑郁症的发病原因很多。主要是不良的社会因素和心理因素。

（1）社会因素　人生活在社会中，其寿命、健康和疾病无不与之息息相关。人的幸福与烦恼、愉悦与悲痛、舒畅与焦虑等，这一切情绪状态都与社会紧密相连。生活条件包括社会、文化和客观环境的变化，婚姻、家庭、个人身体状况和人际关系的变化，经济条件的变化，以及个人学业成败、职位高低等。

（2）心理因素　生活中凡能造成强大的精神压力、严重的精神创伤或不愉快的情感体验等都可成为心理因素。而心理因素又与以下原因有关。

1）遗传基因：抑郁症跟家族病史有密切关系。研究显示，父母其中1人得抑郁症，子女得病概率为25％；若双亲都是抑郁症患者，子女患病率提高至50％～75％。

2）环境诱因：令人感到有压力的生活事件及失落感也可能诱发抑郁症，如丧偶（尤其老年丧偶，几乎八九成的人会得此病）、离婚、失去工作、财务危机、人际关系紧张、生活方式的巨大变化，这些都会促发抑郁症。有时抑郁症的发生与躯体疾病有关，一些严重的躯体疾病，如脑卒中、心脏病发作、激素紊乱等常常引发抑郁症，并使原来的疾病加重。

3）药物因素：对一些人而言，长期使用某些药物（如中枢降压药、治疗关节炎或帕金森病的药）会造成抑郁症状。

4）疾病因素：罹患慢性疾病，如心脏病、卒中、糖尿病、癌症与阿尔茨海默病患者，得抑郁症的概率较高。甲状腺功能亢进，即使是轻微的情况，也会患上抑郁症。抑郁症也可能是严重疾病的前兆，如胰腺癌、脑瘤、帕金森病、阿尔茨海默病等。

5）个性因素：自卑、自责、悲观等，都较易患上抑郁症。

6）营养因素：缺乏叶酸与维生素 B_{12} 可能引起抑郁症状。

7）其他：抽烟、酗酒与滥用药物。研究人员曾认为抑郁症患者借助酒精、尼古丁与药物可舒缓抑郁症情绪。最新研究结果显示，使用这些东西反而会引发抑郁症及焦虑症。

2. 抑郁症的防治

（1）建立信心　对生活中偶尔遇到的抑郁倾向，不必过分忧虑，相信自己的身体自然会调节适应。人体神经系统代偿能力巨大，国外有案例证明，连续200小时不睡者，仍能保持身心功能正常，一两夜失眠不会造成健康问题。偶尔抑郁之后,到困倦时自然会睡眠。失眠之后愈担心失眠影响健康,反而会加重失眠。

(2) 安排规律生活　避免抑郁最有效方法是使生活起居规律化,养成定时入寝与定时起床的习惯,从而建立自己符合健康要求的生物钟。有时因必要而晚睡,早晨仍要按时起床;遇周末、假期,避免睡懒觉。

(3) 经颅微电流刺激疗法　这是不用服药治疗抑郁最有效的方法,具有疗效快、无副作用和依赖性的特点,该疗法通过美国食品药品监督管理局(FDA)认证、欧洲合规性(CE)认证和中国食品药品监督管理总局认证。

(4) 睡前放松心情　睡前半小时内避免过分劳心或劳力的工作。即使明天要参加考试,也绝不带着思考中的难题上床。临睡前听听轻音乐,有助于睡眠。

(5) 设计安静卧房　尽量使卧房隔离噪声,而且养成关灯睡觉的习惯。养成睡床只供睡眠用的习惯,不在床上看书,不在床上打电话,不在床上看电视。因为在床上进行其他活动时,常常破坏了自己定时睡眠的习惯。

(6) 睡前饮食适度　睡前如有需要,可适度进食;牛奶、面包、饼干之类食物,有助于睡眠。过饱对睡眠不利;而咖啡、可乐、茶等带有刺激性的饮料,不利于睡眠。

(7) 饮酒不利睡眠　不少人对酒产生误解,误认饮酒有助于睡眠。固然,酒后容易入睡,但因酒所诱导的睡眠不易持久。酒气一消,容易清醒,醒后就很难入睡。酗酒容易导致更严重的窒息性失眠。

(8) 保持适度运动　每天应保持半小时至一小时的运动,但睡眠前应尽量避免剧烈运动,有人想借睡前剧烈运动,使身体疲倦而后易睡,是错误的。

(9) 中医治疗　依据抑郁症表现的不同,中医辨证治疗也有区别,有用四逆散疏肝理气的,有用归脾丸补益心脾的,有用逍遥丸调治肝脾的,有用温胆汤化痰壮胆的,也有用甘麦大枣汤、百合地黄汤、酸枣仁汤、指迷茯苓丸、天王补心丸等宁心安神的。

(10) 食疗

1) 百合糖水汤:百合 100 克,加清水 500 毫升,用文火煮至熟烂后加糖适量,分两次服食。百合甘苦微寒,能清心安神,治疗心烦不安、失眠多梦。此汤可用于病后余热不净,体虚未复的虚烦失眠,对伴有结核病史失眠患者疗效尤佳。

2) 甘麦大枣汤:浮小麦 60 克,甘草 30 克,大枣 15 枚(去核)。先将浮小麦、大枣淘洗浸泡,入甘草同煎煮,待浮小麦、大枣熟后去甘草、小麦,分两次吃枣喝汤。此方为医圣张仲景名方,虽用药普通,但养心安神功效显著。

3) 丹参冰糖水:丹参 30 克,加水 300 毫升,用文火煎 20 分钟,去渣,加冰糖适量再稍煮片刻,分两次服用。丹参味苦微寒,活血安神,对长期失眠者有安神作用,对冠心病、慢性肝炎等患者,尚有改善原疾病的作用。

4) 茶叶加酸枣仁:每天早晨 8 点以前,取绿茶 15 克用开水冲泡 2 次,饮服,8 点以后不再饮茶;同时将酸枣仁炒熟后研成粉末,每晚临睡前取 10 克用开水冲服。连续服用 3~5 天,即可见效。茶叶能提神醒脑,其所含的生物活性物质咖啡因能兴奋高级神经中枢,使人精神振作,思想活跃,消除疲劳,所以对失眠者白天精神萎靡、昏昏欲睡的状况有调整作用。酸枣仁有养心安神、抑制中枢神经系统的作用,对失眠者在夜间进入睡眠过程有良好的效应。一张一弛,一兴一抑,效果显著。

(十一) 缓解焦虑,强大"自我"意识

1. 焦虑的概念

焦虑是人们预感到不利情景的出现而产生的一种担忧、紧张、不安、恐惧、不愉快等的综合情绪体验。焦虑伴有明显的生理反应,尤其是自主神经活动的变化。表现为血液内肾上腺素浓度增加、心悸、血压升高、呼吸加深加快、肌张力降低、皮肤苍白、失眠、尿频、腹泻等。焦虑是个体由于达不到目标或不能克服障碍时致使自尊心或自信心受挫,失败感、内疚感增加所形成的一种紧张不安带有恐惧性的情绪状态。焦虑是人们对情境中的一些特殊刺激产生焦虑时正常的心理反应,只是每个人经历的时间长短不一或程度不同。只有当焦虑原因不存在或不明显,焦虑症状很突出而其他症状不突出,焦虑的持续时间及程度均超过一定的范围,以致影响正常的生活、学习、工作时,才可以认为患了焦虑症,又称为焦虑性神经症。

2. 焦虑症的原因

(1) 生物学因素　如家属遗传影响与生理缺陷因素。

(2) 心理因素　如认知偏差、情绪偏激、心理倦怠等。

(3) 社会因素　如城市人口过密、居住空间拥挤、生存环境污染、工作压力过大等。

3. 焦虑症的分类

（1）状态性焦虑　由于某一种情境而引起的焦虑，情境改变时，焦虑随之消失。有时某种情境很特殊，产生的焦虑十分强烈，可能产生短暂的人格变化。

（2）特质性焦虑　由于一个人的人格特点与众不同，在相同的情境中，其情绪反应的频度和强度格外突出，如在与陌生人相处的时候，有的人就会出现这种特质性焦虑。

4. 焦虑症的表现

（1）惊恐发作　这是一类急性发作的强烈焦虑，会突然感到危机或威胁即将来临，甚或感到死亡迫在眉睫，体验到强烈的恐惧，并产生立即逃离的冲动；同时出现各种躯体症状和认知症状，如心悸，出汗，震颤或摇晃，呼吸困难，窒息感、堵塞感，胸痛或不适，恶心或胃不适，头昏或头重脚轻，现实解体，人格解体，害怕失去控制或"发疯"，濒死感，感觉异常，以及寒战或发热。常见于惊恐障碍或各种恐怖症。

（2）无名焦虑或浮游性焦虑　这是一类没有原因的不限于特殊场景的广泛而持久的焦虑。个体预感到危险即在眼前，且几乎不可避免，但是又说不清楚危险来自哪里；同时，又怀疑自己是否有应对这种即将来临的危险的能力。出现警觉性增高，运动性不安和躯体性症状，如心跳加快、窒息感、胸部堵塞感或不适、恶心或胃部不适、出汗、面色潮红或苍白、震颤等。此类焦虑是广泛性焦虑障碍的特征。

（3）预期焦虑　焦虑障碍患者预期再次面临害怕的场合或情境时出现的焦虑，例如：惊恐障碍患者对惊恐再次发作的担心，社交恐惧症患者对即将面临的社交场合的担心。

（4）忧虑性期待　由患者过分担心自己或亲友会发生不幸的事情或非现实威胁引起。例如担心子女出门会发生诸如车祸等的意外。他们常常有恐慌的预感，整日忧心忡忡，心烦意乱，坐卧不宁。其焦虑的程度与现实或诱发焦虑的事件很不相称。

（5）临场焦虑　这种焦虑与执行一项任务有关，完成该项任务越没有把握，产生焦虑的可能性越大。考试前出现的焦虑属此类，临场焦虑特别见于性功能障碍者。

（6）分离焦虑　是儿童对父母分离的一种反应，通常出现哭叫、易激怒和其

传统养生之道与现代健康生活

他痛苦征象。分离焦虑见于儿童的分离焦虑障碍。

5. 焦虑症的防治

按照弗洛伊德的心理分析学说,人的心理防御机制有压抑、投射、否认、退行、固着、升华、置换、抵消、反向形成、认同作用。

根据精神分析理论,自我应用防御机制可以用来保护个体不受焦虑侵袭。防御机制是对实际状况的歪曲,而且是无意识进行的,如果长期运用,个体的功能可能会受到严重影响。当情况恶化时需要建立更极端的防御,以此逃避真实的应对。总之,运用一些防御机制是常见的,但将其成为对不愉快的内部或外部的典型反映,则会伤害有效的功能。

多数防御机制对人类活动有消极影响。我们必须学会接受自己和他人的弱点和局限性。我们应该积极地面对生活中的"问题",建立强大的"自我"。

根据弗洛伊德的理论,婴儿在出生时从母体中分离是人类所体验到的最大的焦虑。弗洛伊德把这种体验称为出生创伤,因为这时的婴儿从一个非常安全与满足的环境突然跨入一个对需要的满足很少能预知的环境。所以,弗洛伊德认为,由于出生而产生的分离感是一切后来出现的焦虑情感的基础。

弗洛伊德将人类的焦虑分为三种:①客体焦虑,是由环境中真实地、客观的危险来源产生的,同时也是最容易降低的焦虑,因为只要采取某些必要的行动就可以从客观上解决焦虑,例如离开一幢着火的建筑物。②精神焦虑,是担心本我的冲动会战胜自我,并导致个人去做某些会使他们遭受惩罚的一种恐惧,也许被强奸就是一个例证。通常这种恐惧会转变成野兽般的恐惧。③道德焦虑,是害怕个人会做违背超我的事情,从而体验到内疚。例如,一个人懂得成功是件好事,那么失败就会使它产生道德上的焦虑。

弗洛伊德认为焦虑是人的自我在感受到威胁时产生的一种警示状态。焦虑可能是个体不恰当地使用防御机制,从而导致心理疾病的产生。显然,自我具有的最重要的职能是避免和降低焦虑。灵活应用如升华、置换、反向形成、认同作用等心理防御方法可以有效缓解我们的焦虑。

(十二)辨析脱发,确保俊美容貌

脱发是指头发脱落的现象。正常脱落的头发都是处于退行期及休止期的毛发,由于进入退行期与新进入生长期的毛发不断处于动态平衡,故能维持正常数的发量,这是正常的生理性脱发。病理性脱发是指头发异常或过度脱落。

1. 脱发的分类

脱发,根据其病因不同,可分为脂溢性、病理性、化学性、物理性、营养性、肥胖性、神经性脱发等。其中,脂溢性脱发最为常见。

脂溢性脱发以男性多见,且脑力劳动者多于体力劳动者。经临床证实,脂溢性脱发可能与人体的内分泌功能(主要是雄性激素)、精神状态、遗传以及某些药物因素有关。

脂溢性脱发的临床表现为患者头皮脂肪过量溢出,导致头皮油腻潮湿,尤其在气温高时更是如此。由于头皮潮湿,细菌滋生感染还可引起脂溢性皮炎。脱发一般先从两额角、前额和头顶中间开始,继而弥漫于整个头顶,但头部四周的头发掉落较少。症状严重者脱发区变得油光发亮,剩余的头发变得细软枯黄,严重影响容貌。脱发进展严重时,每天可见许多头发落在枕巾和发梳上,轻轻一拔就会大量脱落,洗头、洗澡时脱发更多,令人不胜惶恐。

从毛囊的角度来划分,一般脱发可分成两种基本类型,由于毛囊受损造成的永久性脱发和由于毛囊短时间受损造成的暂时性脱发。

永久性脱发(即男性型脱发)的掉发过程是逐渐产生的。其主要原因有三:遗传因素、雄性激素失调、过于肥胖。另外,多种皮肤病或皮肤受伤留下的瘢痕,天生头发发育不良,以及化学物品或物理原因对毛囊造成的严重伤害均可引起永久性脱发。

暂时性脱发往往是由于感染高热后继发的。此外,由于 X 线的损害、摄入有毒金属(如铊、锡和砷)或其他有毒物质、营养不良、某些带炎症的皮肤病、慢性消耗性疾病,以及内分泌失调等也可造成暂时性脱发。

2. 脱发的防治方法

(1)脂溢性脱发　多见于中青年,表现为头皮油性分泌较多,头皮光亮,头发稀疏。这类患者平时应注意清淡饮食,少食刺激性食物,多吃水果、青菜或内服维生素 B_6、维生素 B_2 等。

(2)病理性脱发　指由于病毒、细菌、高热对毛母细胞损伤,抑制毛母细胞正常分裂,使毛囊处于休克状态而导致的脱发,如急性传染病、长期服用某种药物等。这类患者应侧重于原发疾病的治疗,注意多休息,身体康复或停药后头发会重新长出。

（3）化学性脱发　指有害化学物质对头皮组织、毛囊细胞的损害而导致的脱发。防治方法主要是不能再使用刺激性强的染发剂、烫发剂及劣质洗发用品。

（4）物理性脱发　指空气污染物堵塞毛囊、有害辐射等原因导致的脱发。防治方法是避免使用易产生静电的尼龙梳子和尼龙头刷，在空气粉尘污染严重的环境戴防护帽并及时洗头。

（5）营养性脱发　指消化吸收功能障碍造成营养不良而导致的脱发。防治方法主要是加强营养，并多吃有助于毛发生长的食物，如海带、桑椹、核桃仁、黑芝麻等。

（6）肥胖性脱发　指大量的饱和脂肪酸在体内代谢后产生废物，堵塞毛囊而导致的脱发。防治方法是少吃油腻的食物，加强体育锻炼，尽可能控制或减轻体重。

（7）遗传性脱发　指遗传因素而导致的脱发，一般男性呈显性遗传，女性呈隐性遗传。以往认为男性脱发主要缘自父亲的遗传基因。但目前研究表明，从母亲处获得脱发遗传基因的概率与父亲处几乎同等。

（8）精神性脱发　指因精神压力过度导致的脱发。在精神压力的作用下，头皮组织肌肉层收缩引起血流不畅，并使为毛囊输送养分的毛细血管收缩，造成局部血液循环障碍而导致脱发。精神性脱发是暂时性脱发，若能减轻精神压力，一般都可自愈。

3. 中医论脱发防治

中医药学治疗脱发关键在于辨证论治。

（1）肾虚　因"发为肾之华"，意为头发是肾中精气盛衰的标志。治疗多以补肾为主。若偏于肾阴虚者（多伴腰酸耳鸣、升火烦热、舌红少苔等），治宜补肾滋阴，药用六味地黄丸或左归丸之类；若偏于肾阳虚者（多伴腰膝酸软、畏寒肢冷、舌淡苔白等），治宜补肾温阳，药用金匮肾气丸或右归丸之类。

（2）血虚　因"发为血之余"，意为头发由血之余气濡养而生。治疗多以养血为主。若偏于心血虚者（多伴心悸、气短、神疲、失眠等），治宜补血养心宁神，药用四物汤加紫河车、阿胶、远志、枣仁、琥珀等，或中成药归脾丸常服；若偏于肝血虚者（多伴头晕、目糊、肢麻、女性月经量少等），治宜补肝养血，药用补肝汤加阿胶、何首乌等，或常服中成药首乌生发片。

（3）气滞　因肝主疏泄，情志内伤，肝气郁结，气血不畅，影响毛发代谢。治宜疏肝理气解郁,药用柴胡疏肝散加减,或常服中成药逍遥丸。

(4)血瘀 症见头发稀少脱落,发质油腻而细,伴有头痛,心悸,面、唇、甲青紫或暗红,舌质暗红或有瘀斑。治宜活血化瘀,药用血府逐瘀汤或失笑散类加味。

(十三) 慎防目干,令君明眸善睐

眼睛是心灵的窗户,随着电脑、手机、电视等的使用普及,人们普遍用眼过度,使原本清明透亮的"心灵窗户"变得混浊无神,更有许多眼睛不适的症状出现。轻者可表现为眼睛红痒、畏光、干涩、有异物感、多流泪;重者可表现为视力突然减退,视物越来越模糊,有时会看到黑影或黑点在眼前游来晃去,时而看到变形扭曲的物体,明明是一个人有时却会看成两个人,看到灯泡的外围有彩虹样的光圈,等等。

以上这些症状在排除眼部疾病的前提下,均提示眼睛已经处于疲劳状态,是亚健康状态下的眼睛不适的具体表现,其中最易发生的症状是眼睛干涩。

1. 眼睛干涩的概念

眼睛干涩,又称眼结膜干燥症、干眼症,其以眼干少泪为特征,是指由于眼泪的减少或者泪腺功能下降导致眼睛表面出现微小伤痕的一种症状,中医常辨其为"内燥""津亏",是阴亏津少的病症。亚健康状态下的眼睛干涩,通常是由于用眼过度引起的。

我们的双眼,特别是眼角膜部分,经常依靠泪腺供给水分,通过眨眼,使泪水变成一层"泪片"分散到眼角膜,保持眼睛湿润、舒服。在正常情况下,我们平均眨眼的频率为每分钟 20 次,而在盯着闪烁屏幕时,眨眼的频率会明显减少,每分钟仅 4～5 次,导致眼角膜、结膜长时间暴露在空气中,不能及时得到眨眼时泪液的滋润,影响了泪膜的功能,使眼睛干涩。

眼睛干涩常见的症状是眼部干涩和异物感,其他症状有烧灼感、痒感、畏光、红痛、视物模糊、黏丝状分泌物等。眼睛干涩症状的个体差异一般较大。大多数患者抱怨眼部异物感、烧灼感和一般的眼部不适。这些不适被描述为刮擦感,眼干,疼痛,沙粒感,刺痛感或烧灼感,往往是眼睛干涩的证明,因为角膜的表面遍布感觉神经末梢,有相当比例的患者存在畏光和间歇性模糊或其他视力问题。

2. 眼睛干涩的中医辨证分型

近年来干眼症的年轻化趋势明显。主要是由于现代生活中,青年人的工作和娱乐与电视、电脑接触得越来越多,长时间面对荧光屏,缺乏适时地眨眼或让眼睛休息,影响了双眼的泪液分泌。用眼过度引起的眼睛干涩是亚健康状态的一种具体表现。

中医学将眼睛干涩分为两种类型:阴亏血虚型与燥热伤津型,临床表现如下。

(1)阴亏血虚 双目干燥少津,滞涩不爽,视物易疲劳,面色不华,失眠多梦,头晕耳鸣,或五心烦热,或腰痛遗精,舌淡或舌红,脉细数。

(2)燥热伤津 双目干燥作痒,目热且涩,干咳少痰,口鼻干燥,口渴欲饮,舌红少津,脉数。

3. 眼睛干涩的原因

导致眼睛干涩的原因是多方面的,如长期使用电脑、吸烟、空气污浊等,尤其在冬季,长期处于暖气环境下更容易引发该症。

有些干眼症是亚健康的一种具体表现,主要原因如下。

(1)生理性原因 由于高龄、睡眠不足、精神紧张等生理原因,引起泪液分泌质量下降。

(2)服用部分降压药及部分精神安定剂 如服用氯苯那敏(扑尔敏)对泪膜产生有害作用,服用心得安和目前某些避孕药能减少泪液的产生。

(3)环境因素 如所处房间干燥等,引起泪液的蒸发增加。

(4)长时间从事计算机操作、汽车驾驶、读书及其他精细作业,瞬目次数减少。

(5)由于戴隐形眼镜、过敏性结膜炎、大气污染、紫外线等原因而引起的泪液减少。

(6)长期使用抗生素,菌群失调。

中医学认为,眼睛干涩主要由以下原因引起:读书用眼太过,久视伤血;嗜酒恣欲,阴精暗耗;悲哀哭泣,久而耗液;忧思伤脾,生化之源不足。再结合体质学说,中医学认为阴虚体质的人最易于发生眼睛干涩。

4. 眼睛干涩的防治

根据以上所述的引起亚健康状态眼睛干涩的主要原因是用眼过度,所以最主要的防治方法是尽量避免眼睛过度疲劳。此外,可以从饮食方面进行调治。依据现代医学,应多摄入一些富含维生素 A 的食物;根据中医学相关知识,宜多食一些滋阴养血、平肝益肝之品。

在工作期间给予眼睛适当的休息,比如,活动眼球。站在窗前 2~3 米外,双眼依次注视窗户四角,以顺时针、逆时针方向反复交替,共反复 7~14 次,此法可以舒筋活络、改善视力。

用牛奶纱布敷眼睛。将纱布折叠成小片,在热牛奶中完全浸透,在眼皮上敷 20~30 分钟,可以增强眼部肌肉活力,解除疲劳。

多喝水。尤其是在有空调的房间里,应特别注意水分的补充,可以增加体内水分,改善眼睛黏膜干涩的状态。可以喝一杯胡萝卜汁或番茄汁,其中所含的胡萝卜素具有消除眼睛疲劳的功效。也可以喝些菊花茶,对于肝火旺盛、用眼过度所导致的双眼干涩有较好的疗效。

多吃滋润食物。猪肝、胡萝卜、核桃、木耳、黑豆、黑芝麻等都是对眼睛干涩有好处的营养食品。

少吃大蒜、辣椒。民间有"大蒜百益而独害目"之说。如果吃很多大蒜,会对眼睛有不良影响。辣椒也会增加体内的干燥程度,加剧眼睛的干涩。

解决眼睛干涩最直接的方法,当然是让眼睛湿润,而让眼睛湿润最健康的方法就是打呵欠,打不出来就滴人工眼泪。专家建议:在电脑等闪烁荧屏前连续工作或娱乐时应多眨眼睛,干涩程度较重者,可以使用专门用于缓解视疲劳的滴眼液。

5. 根据体质不同调养眼睛

下面重点介绍阴虚体质的人群如何防治眼睛干涩。

(1)中药治疗　阴虚体质的人体内津液、精血等阴液相对亏少,所以在同样的环境中比一般人更易于发生眼睛干涩的症状,常常表现为看东西时间久了眼睛干涩而且有酸痛感,同时还伴有腰膝酸软,有的还伴有耳鸣症状。这类人群常常有头晕健忘,失眠多梦,浑身燥热,心烦意乱的情况。舌色发红,舌苔偏少。治疗宜滋阴明目,中成药可用杞菊地黄丸之类。

(2)饮食调养　阴虚体质人要避免过度食用煎炸炙烤类食物和辛辣厚味之品,宜多吃生津养阴的清补类食物。建议适当吃些猪肝、鸡肝等动物肝脏,同时补充牛肉、鲫鱼、菠菜、荠菜等富含维生素的食物;中药当归、白芍等可以补血,菊花、枸杞则有明目的功效。芝麻有养血润燥、滋阴养肝的功能,能缓解眼睛干涩。如每天坚持吃点熟芝麻,是缓解眼睛干涩的好办法。

（3）足疗调理　按摩涌泉穴,用右手掌心,摩擦左脚心涌泉穴1分钟;再用左手掌摩擦右脚心涌泉穴1分钟。此法每日早晚1次。长期坚持可达到滋阴退热、补肾清心、疏肝明目的功效。

（4）眼保健操　用双手食指螺纹面分别按在两侧穴位上,大拇指抵在下颌凹陷处,其余手指自然放松、握起,呈空心拳状。伴随音乐口令,用大拇指和食指有节奏地揉捏穴位,同时用双脚全部脚趾做抓地运动,每拍一次,做四个八拍。白领人群的眼睛"亚健康"状况不容忽视,做眼保健操能缓解眼疲劳。

（十四）颈椎问题,首重生活方式

研究资料表明,正常人群中颈椎病发病率为3.85%～17.6%。脑力劳动人群由于长期伏案工作或其他不恰当的坐卧姿势,早早受到颈椎病的困扰。

人的颈椎像体内其他器官一样,随着服务期限增加不断老化。而颈椎病的发生、发展,往往有一个较长过程,极易被忽视。如今年轻人多终日以电脑、电视为伴,上班时对着电脑干活,下班后又忙着上网,忙着看电视、玩手机,如此长时间"迫使"身体保持同一姿势,为颈椎病发病的年轻化埋下了祸根。

颈椎病不仅严重影响生活质量,还可导致吞咽障碍、视力障碍、颈源性高血压、胸部疼痛、猝倒甚至下肢瘫痪等。对颈椎的日常保护,是预防发病不可忽略的环节。应尽量避免长时间保持一个姿势,伏案工作一段时间后可暂离座位,活动一下头颈,做做颈椎操,让肩颈部肌肉放松。夏季在空调房中,要注意肩颈部保暖。

眩晕是椎动脉型颈椎病的常见症状,发病时头痛和眩晕症状一般同时存在。常因颈部的伸展或旋转改变体位而诱发。在体征方面,发病时患者颈部活动受限,作颈部旋转或活动可引起眩晕、恶心或心慌等症状。少数患者颈部旋转时会突然感到下肢发软而摔倒。这种患者发病时意识清楚,短时间内能自己起来,甚至行走。这是有别于其他脑血管疾病的鉴别要点。

椎动脉型颈椎病的患者也常常伴有神经根性症状,如颈部不适感及活动受限,双肩发沉,肩部酸痛胀痛,颈部肌肉痉挛,按压颈部有疼痛感。背部肌肉发紧、发僵,活动后或者按摩后好转。颈椎病尚有不少并发症,如吞咽障碍、视力障碍、颈心综合征（心前区疼痛、胸闷、心律失常及心电图 ST 段改变）、高血压颈椎病、胸部疼痛、下肢瘫痪、猝倒等。

简易的颈椎病自查方法，不妨一试：①检查颈椎活动度。把头缓慢向各个方位旋转，看颈部是否出现疼痛。②检查颈椎出毛病的部位。微微低头，从最突出的第七颈椎开始往上，手轻轻地按压颈椎及左右两侧。如果出现压痛，或者摸到条索状、砂粒状的硬块，可能就是颈椎问题的所在。

颈椎病治疗的根本原则，是促使颈椎恢复原有正常、稳定的生物力学结构，其中最主要的是恢复颈椎正常的生理曲度（前屈），绝大多数颈椎病患者通过调整姿势、特别是睡姿，适当休息以及正确的颈肩背部肌肉锻炼就能恢复。药物具有止痛、消炎等作用，针灸、推拿、物理治疗等能缓解颈部肌肉痉挛、促进血液循环，均有一定疗效。但这些方法在促进颈椎恢复正常生物力学结构方面作用不大。极少数患者需要手术治疗。牵引无助于颈椎恢复正常的生物力学结构，甚至有拉直颈椎生理弯曲（前屈）的弊端，应当慎用。

运动可以缓解颈椎问题，具体如下。①颈部运动：头向前倾 10 次，向后仰 10 次，向左倾 10 次，向右倾 10 次。然后缓慢摇头，左转 10 次，右转 10 次。②摇动上肢：左臂摇动 20 次，再右臂摇动 20 次。③抓空练指：两臂平伸，双手五指做屈伸运动，可做 50 次。④局部按摩：可于颈部、大椎穴、风池穴附近寻找压痛点、硬结点或肌肉绷紧处，在这些反应点上进行揉按、推掐。⑤擦掌摩腰：将两手掌合并擦热，随即双手摩擦腰部，可上下方向擦动，做 50 次。⑥掐捏踝筋：两手交替掐捏足踝后大筋。用拇、食指掐揉人中穴。⑦提揉两耳：用手提拉双耳，然后搓揉，待耳发热为止。每日可自行施术一次。手法由轻渐重，以能忍耐为度。依法施术，一般 1～2 月即可见效。

选择合适的枕头对防治颈椎病有重要作用。人在仰卧时最佳的枕头高度为零，因为垫高头部必然导致屈颈（即低头），而低头有损颈椎正常的生理曲度，甚至可能导致颈椎生理曲度的反张（又称反弓）。最佳的做法是在颈后部加垫一个高度适宜的小枕以托起颈椎，以保持颈椎的生理性前凸（又称前屈）。侧卧时，由于面部到肩部之间存在较大的垂直距离，为弥补这一距离，根据体型不同，应该使用 12～25 cm 高的枕头，才能保持颈椎不产生侧向扭曲。

避免受寒也是防治颈椎病的重要方面。受寒将导致肌肉张力增高、失去弹性，从而易于损伤，张力增高也会增加椎间盘压力、压缩椎间隙而恶化神经根压迫症状,受寒还可能导致神经根周围的炎症加重。

由于颈椎病是椎体增生、骨质退化疏松等引起的,所以颈椎病患者应以富含钙、蛋白质、维生素的饮食为主。其中钙是骨的主要成分,以牛奶、鱼、猪尾骨、黄豆、黑豆等含量为多。蛋类、鱼类富含蛋白质。水果、蔬菜富含维生素。需要合理搭配,不可偏食。

中医学认为,肾主骨,肝主筋。以骨质疏松、筋脉挛急为主要特征的颈椎问题,与肝肾不足,气血不畅有关,故中医临床多以补肝肾、行气血为主,六味地黄丸、左归丸、桃红四物汤、身痛逐瘀汤等为常用处方。

(十五) 摆脱头痛,还我轻松生活

最近,笔者在临床上碰到一个案例。从事电脑程序工程工作的蔡先生,平日工作压力大,忙碌时头脑活跃,精力充沛。但最近稍有空闲后,反倒觉得颈僵头痛。蔡先生担心自己患了脑部疾患,经几家医院检查均未发现异常。

其实,蔡先生的案例在现代工作压力较大的城市人群中是比较常见的,头痛也是亚健康人群中较为常见的一种表现。

1. 头痛的概念

每当我们对一件事感到很难解决或对一个人感到很难应付的时候,就会说"很头痛",这仅是一种表达无奈的代名词。人在一生中也许都会有过实实在在的头痛经历,头部或是剧烈疼痛,或是绵绵作痛,或是隐隐刺痛。

现代医学认为,头痛一般是指前面眉毛以上,后面枕下部以上即头颅上半部这一范围的疼痛,不包括面部、颈部的疼痛。头痛的感觉是多种多样的,如钝痛、胀痛、钻痛、刺痛、刀割样痛、重坠样痛、炸裂样痛、搏动样痛、紧箍样痛等都是头痛的常见症状,其有功能性头痛和器质性头痛之分。

中医学认为,头痛是临床常见的自觉症状,可单独出现,也可出现于多种急性和慢性疾病之中,历代医家根据病因病机的不同,有不同的名称。如将外感风邪所致的头痛称为"脑风""首风""头风"。根据头痛的不同部位、不同性质,命名为"厥头痛""偏头痛""面风痛"等。

2. 头痛的分类

(1) 头痛的国际分类

1) 原发性头痛:包括偏头痛、紧张型头痛、丛集性头痛和原发性三叉神经

痛、其他。

2）继发性头痛：是由某些其他疾病间接引起的头痛，如头和（或）颈部外伤、颅或颈部血管疾病、非血管性颅内疾病、某些物质戒断、感染、代谢疾病、精神疾患、其他头面部结构疾病等引起的头痛。

3）其他：包括颅神经痛和与中枢性疾病有关的头痛，颅神经痛、中枢或原发性面痛等。

（2）生活中常见的头痛　多属内伤、虚证。

1）紧张性头痛：是长期精神紧张的积累所致，往往可由疲劳而加重。头痛的部位大多在太阳穴两侧、额顶、后脑部或全头部。疼痛表现为钝痛，呈压迫、束带感。

2）偏头痛：是一类有家族发病倾向的周期性发作疾病。表现为发作性的偏侧搏动性头痛，伴恶心、呕吐及畏光，经一段间歇期后再次发病。在安静、黑暗环境内或睡眠后头痛缓解。在头痛发生前或发作时可伴有神经、精神功能障碍。

（3）头痛的中医学分类

1）外感头痛：多指由风、寒、暑、湿、燥、火六淫所引起的头痛，一般持续时间不会很长，也不会反复迁延。多属实证。

2）内伤头痛：多由于脏腑气血亏虚或体内痰湿瘀血引起，疼痛持续时间一般较长，往往反复发作，迁延不愈。多属虚证。

3. 头痛的原因

引起头痛的原因很多，可以是全身性疾病的伴随症状，如急性感染、心血管疾病、中毒等；常见于颅脑病变，如颅内感染、脑血管病变、颅脑外伤等；还可见于颅外病变，如颅骨疾病、颈椎病、神经痛等；精神紧张、过度劳累也可有头痛。现代处于亚健康状态的人群大多睡眠不足、生活无规律、精神疲劳、情绪不稳，这些是诱发亚健康头痛的主要原因。

中医学认为，头颅居身体之首位，头部经络为诸阳经交会之处，凡五脏精华之血，六腑清阳之气，都上会于此。究其头痛原因，主要可以分为感受外风和脏腑气血失调两大类。前者多为生活起居未避风邪，以致诸邪自表侵袭经络，上犯头部所致。后者多因情志不遂，肝郁化火，上扰清窍，或肾气虚弱，髓脑空虚，清阳不展。也可因脾胃不和，气血生化不足，或产后及月经期间，有失调理，造成气血瘀滞，不能上荣。凡此种种，均可引起头痛。

此外,头痛还与体质因素密切相关。一般而言,血瘀体质、气郁体质、痰湿体质、气虚体质的人群易患头痛。

4. 头痛的防治

如果发生头痛持续不减,建议首先去正规医院做相关检查,若检查结果无器质性病变,可以推测为功能性头痛,亚健康头痛多属此类。这类头痛的防治,应该从注意平时的生活起居、饮食习惯做起。

一般而言,除止痛药外,某些特殊食物可以在一定程度上缓解头痛症状。如多食含钾丰富的土豆或香蕉可以缓解宿醉引起的头痛。西瓜不仅含水量丰富,同时也能为身体提供镁等重要矿物质元素,从而起到预防头痛的作用。碳水化合物吃得太少,大脑能量不充足,同样容易犯头痛,所以头痛患者可以考虑多吃一些健康的碳水化合物,如全谷物面包、燕麦粥、水果和酸奶。

研究发现,杏仁里的镁元素能放松血管,预防头痛。对于某些特殊原因如鼻塞导致的头痛,可适当吃些辛辣食品以减少充血、肿胀症状,缓解压迫感和头痛。

大脑缺钙同样会发出头痛信号,低脂酸奶既含有丰富的钙和益生菌,而且没有添加糖分,可以作为补钙食物,防治头痛。

芝麻含有大量维生素 E 和镁元素,具有促进循环、稳固雌激素水平、预防经期头痛的功效。无论是汤里、沙拉上都可以撒一些芝麻籽。

另外,长时间低头作业可造成颈部筋膜处于紧张状态,使得局部血液循环障碍,肌肉僵硬,导致筋膜挛缩,形成慢性无菌性炎症,从而引发头痛、颈部疼痛和僵硬感等一系列症状。为此,我们不要总是待在电脑旁,更不要长时间处于低头状态。一般在电脑旁待上 1 个小时左右,就要站起身来活动 10～15 分钟,并尽量抬头和用手按摩颈部几分钟,以改善局部血液循环,缓解颈部的紧张状态。

此外,耸肩运动、有节律的深呼吸、冷敷或热敷、手指按压太阳穴等方法均有助于缓解头痛的发作。

非处方药的中成药中,川芎茶调散(祛风解表止痛)、正天丸(疏风活血,通络止痛)是常用的止痛药,可自行购买使用。

以下介绍缓解头痛的简易办法。

(1) 耸耸肩膀放松头皮　站立或坐下,放松身体,然后吸气并伸展双肩。尽量使双肩耸向耳部,保持两秒钟,呼气放松,重复 3 次。

(2) 调节呼吸缓解紧张　有节奏的呼吸能扩张头部的血管,从而缓解疼痛。

用鼻子吸气时数到 5,用嘴呼气时再数到 5,重复 10 次。

（3）冷敷热敷缓解头疼　将热水袋或冰袋放在前额或者任何疼痛的部位就可以缓解疼痛。使用冷敷还是热敷应视个人体验而定。

（4）手指揉压自我按摩　将食指和中指放在眉毛的外侧及太阳穴处。稍微用力沿圆形旋转按压 10 秒,然后休息 2 秒,放松,再重复。

（5）规律锻炼预防头疼　轻松活泼的步伐能摆脱日常的压力,这是预防、缓解和治疗头痛的关键。

（十六）拒绝便秘,保持"出入平安"

便秘是很多人不可言说的隐疾。便秘对身心健康有诸多危害,容易造成肛裂或痔疮;面部易长痘、长斑、脸色暗淡无光;大便积聚肠道过久易使有毒物质过度吸收,致头胀头疼、面红目赤、心烦易怒等;有心血管疾病者,因便秘而排便用力过度,导致脑出血、心绞痛等,造成生命危险;长期便秘也是诱发直肠癌的因素之一。因此,保持大便通畅是养生保健的重要环节。

1. 便秘的原因

（1）膳食结构不合理　蔬菜水果、五谷杂粮吃得太少,膳食纤维严重缺乏,导致大便形成困难,肠动力不足。对应之策是:多吃蔬菜、水果,特别推荐芹菜、萝卜、韭菜、大头菜、香蕉等富含膳食纤维的食物。多吃五谷杂粮,特别推荐红薯、玉米、小米、燕麦等。

（2）坐的时间太长,运动太少　导致肠道蠕动缓慢产生便秘。对应之策是:每天坚持一定活动量的体育锻炼。晚上睡觉前按摩腹部,可顺时针按摩腹部 50 下,再逆时针按摩腹部 50 下,以改善肠道蠕动缓慢的问题。

（3）饮水太少　导致肠道失润,大便干燥。对应之策是:每天早晨起床先喝 300～500 毫升清水,帮助清理肠道。白天也应保证适当饮水量。因茶和咖啡有利尿作用,若饮用茶和咖啡则要加大饮水量。

（4）生活不规律　导致不能做到早睡早起,错过最佳的排便时间。对应之策是:适当早起,留有足够的如厕时间,设法养成在清晨 6～7 点排便的习惯,因为这段时间是大肠蠕动最活跃的时间。

（5）精神压力大　导致肠易激综合征,肠管紧张,虽有便意,却无法顺利排便,或排便后仍有残便感。对应之策是:学会舒缓压力,找到适合自己的放松方式,如唱歌、听音乐、体育运动等,同时调整工作或生活状态,减轻压力。

(6) 减肥方法不正确　为了减肥或降脂等,长期过少摄入油脂类食物,造成肠道干涩不润滑。对应之策是:可以尝试在睡前喝一小勺橄榄油,并在日常饮食中适量摄入天然植物油脂。

(7) 长期过度疲劳　导致气血不足,无力推动大便排出。对应之策是:尽量在晚上 11 点前入睡(晚上 11 点至早上 6 点为睡眠的黄金时期),避免熬夜,同时可以适当服一些补气血、健脾胃的食物或药物。

2. 便秘的治疗

中医治疗便秘,针对患者不同的病因,辨证施治,能达到标本兼治的目的。

(1) 热结便秘　针对热结于胃肠之中,或热病余热未清,耗伤体内津液,导致肠道干涩而引发的便秘,多伴有小便短赤、面红心烦、口干口臭、腹部胀痛等症,治以清热润肠为主,可选用中成药麻仁丸之类(处方可用麻子仁丸加减)。

(2) 气滞便秘　针对情志不和、久坐少动或手术之后,体内气机郁滞,大肠传导失职而引发的便秘,多伴有嗳气频作、腹胀腹痛等症。治以顺气导滞为主,可选用中成药枳实导滞丸、木香顺气丸之类(处方可用六磨饮子或大柴胡汤加减)。

(3) 气虚便秘　针对劳倦太过,素体气虚,以致运化失职、大肠传导无力而引发的便秘,多伴有气短、乏力、多汗等症。治以补气健脾为主,可选用中成药人参健脾丸之类(处方可用黄芪汤或补中益气汤加减)。

(4) 血虚便秘　针对阴血不足,不能滋润肠道,导致肠道干涩而引发的便秘,多伴有心悸健忘、头晕目眩、面色淡白等症。治以养血润燥为主,可选用中成药当归芦荟丸之类(处方可用四物汤合增液汤加减)。

(5) 阴虚便秘　针对阴液亏虚,不能滋润肠道,导致肠道干涩而引发的便秘,多伴有形体消瘦、眩晕耳鸣、腰膝酸软等症。治以滋阴补肾为主,可选用中成药六味地黄丸之类(处方可用增液承气汤加减)。

(6) 阳虚便秘　针对阳气不足,阴寒内生,留于肠胃,使肠道无力传送而引发的便秘,多伴有面色青白、手足不温、喜热怕冷、腹中冷痛等症。治以温润通便为主,可选用中成药右归丸之类(处方可用大黄附子汤加减)。

另外,便秘患者也可尝试一些疗效好、副作用小的民间验方作为辅助治疗。比如决明子茶、番泻叶茶、蜂蜜水、菠菜粥等。

（十七）关于膏方的人文思考

近年来，"养生热"兴起，因此"捧红"了膏方。沪浙一带，其民众服用膏方养生进补的风气十分盛行。笔者有幸亲历其间，由此而引发诸多人文思考。

1. 膏方古今，大略一脉

膏方，简言之，熬成稠膏也。中医学自古就有丸、散、膏、丹、汤五大剂型，膏方由汤药浓缩演化而来。大凡汤方有效者，均可熬制成膏。

据现存文献看，膏方可追溯至长沙马王堆汉墓出土的医学帛书《五十二病方》，是书载有膏剂三十余方（原文多标以"膏之"）。《黄帝内经》仅有的十余方中，豕膏、马膏即在其中。《金匮要略》中的大乌头煎、猪膏发煎、鳖甲煎，其煎煮、服用方法，已近似于现代膏方。嗣后，《肘后备急方》载有黑膏、《小品方》载有单地黄煎等，对后世颇具影响。

唐代以降，膏方渐趋盛行。《备急千金要方》载有地黄煎、金水膏，《外台秘要》载有鹿角胶煎，《洪氏集验方》收载琼玉膏，《普济本事方》载录宁志膏、国老膏，《景岳全书》创制二阴煎、两仪膏，《证治准绳》创有通声膏，《韩氏医通》收录霞天膏，《饮撰服食谱》更载有长生神芝膏、六龙御天膏、七元归真膏。至清代，张璐、叶桂、吴尚先、王孟英、费伯雄等医学大家的医籍、医案中，均有方证相对、可圈可点的膏方记载。

从历代文献留存的大量煎膏的组方、制作、服用来看，其不仅有补气血、调阴阳、益脏腑等扶正作用，尚有祛六淫、通血脉、化痰浊等祛邪作用，包含扶正祛邪、却病纠偏等的双重意义。将膏方混称之为"补膏"，实系误解。

我国素有冬令用膏方调补的民族习惯，究其原因，大抵一是因为信奉天人相应，冬季天寒物藏，自然界阳气阴精收敛，应之于人，亦为补益身体的最佳时节。二是因为农耕文化养育的古代民众，每至冬季，天寒地冻，不便农作，自然成为休养生息的绝好时机。三是因为限于历史条件，古时唯有在寒冷冬季，膏方方能长时间存放。凡此种种，久而久之，渐成习俗。

2. 膏方文化，特色鲜明

膏方之"膏"，含义颇丰。膏者，油脂黏稠也，是言其物；膏者，凝而不固也，是言其形；膏者，甘美滑腴也，是言其味；膏者，物之精细也，是言其质；膏者，滋润濡养也，是言其用；膏者，外可涂敷肌表以疗病，内可按法服用以纠偏，是言其效。

其剂型名"膏",可谓名实相符。

古代著名膏方的命名,颇具中国传统的人文色彩。唐代孙思邈所创"金水膏",因肺于五行属金,肾于五行属水,肺肾同补为金水膏之大略功用。南宋洪文安《洪氏集验方》所录"琼玉膏",古以琼玉命名,喻其如琼浆玉液,有"起沉疴、赛琼瑶"之效,其说传自壶隐之流的铁瓮城申先生,故又称"铁瓮先生琼玉膏"。明代张介宾创制"两仪膏",方中取人参、熟地黄两味。"两仪"之名,源于《易经》,所谓"易有太极,是生两仪"。两仪,或指天地、阴阳,或指男女、父母。引至方名,盖指阴阳、气血、脾肾并补之意。沿用至今的"龟苓膏",相传最初是清宫中专供皇家服食的药膳,其以名贵中药鹰嘴龟和土茯苓为主要原料精制而成。"龟苓",又为"龟龄"之谐音,寓有延年益寿之意。该方不凉不燥,久服利于旺血生肌、润肠通便、滋阴补肾、养颜提神等效,因而倍受人们喜爱,并畅销中外。

传统膏方,医文并茂,从脉案撰写、处方配伍,至熬制方法、服用宜忌,均十分讲究。著名膏方的文献资料,均值得后学细品细玩。其膏方命名,也极有中华传统人文特色,"二阴煎""国老膏""玉灵膏""通声膏""宁志膏""长生神芝膏""六龙御天膏""七元归真膏""洞天长春膏"等,其命名多与生动传说、主要药物、具体功效或祝福期盼有关。

3. 膏方趋热,原因探究

当今社会,对于养生保健的重视程度前所未有。而"膏方热"正是"养生热"的一大"主角",形成这一状况的人文社会原因应该是多方面的。

原因之一,生活富裕,必然格外珍视生命。不能温饱,岂谈养生。当下民众物质生活水平显著提高,势必会更加关注健康,珍视生命。衣食无忧之人,权贵富裕之士,注重养生,多嗜调补,古今中外,无一例外。由此可见,"膏方热"的形成,也可视作一个社会、地域、群体的富裕程度、文明程度的反映。

原因之二,异化现象,身心受损普遍存在。人类创造活动中的事与愿违的现象,在哲学上被称为"异化"。这种"异化"现象在当今社会,尤其是都市更为突出,多少人为择业艰难、竞争激烈而忧心忡忡;多少人因环境污染、生态失衡而深受其害;多少人因沉迷娱乐、沉溺酒色而身心受损;多少人因工作压力大、生存代价高而抑郁焦虑;多少人因药源性损害、医源性损伤而痛苦不堪。上述种种原因,致使不少人形神俱疲,企求通过服食膏方以却病纠偏。

原因之三,振兴国学,势必振兴膏方养生。近年来,复兴和弘扬中华传统文化得到了整个社会的高度重视。而中医中药、膏方养生植根于我们的传统文化,因而其备受关注。当下不少文化之人、白领阶层会自发学习中医知识,关注中医现状和发展,便是一个例证。

原因之四,现行医疗保障体系,仍不能完全满足广大民众的健康需求,看病难、看病贵的现状尚未得到彻底的改观,民众寻求膏方补益养生来维护自己和家人的身体健康也是必然。因为家庭若有重病、大病之人,必然对患者乃至整个家庭带来沉重的经济负担和精神压力。

4. 膏方现状,喜忧参半

笔者有幸在 20 世纪 80～90 年代沪上膏方盛行之初,即投身于此、见证于斯,从病家和医家的不同角度,得以亲眼看见当今林林总总的膏方现状。

每至冬季,为求健康,服用膏方,似乎必不可少。常年节俭的普通百姓服用膏方,追求实在疗效,渴望价廉物美。然近年来,中药材价格日涨,膏方制作成本上升,对他们而言,即使相同的组方也需要增加一笔不菲的支出。

子女认为以膏方进补,是维护长辈身体健康的首选方法,所以愿意出资来孝顺老人,在开具膏方过程中,常可见子女要求医生尽量多用名贵药材以增强疗效,而老人为使子女省钱而频频摆手的景象,令人感叹。

服用膏方人群趋于年轻化。早先膏方受众以中老年居多,多用于慢性的、虚损性的、消耗性疾病的调补。近年来,服用膏方的群体呈年轻化趋势。工作竞争激烈、生活压力偏大的白领人群服用膏方,已很常见。备考学生、在读学生,甚至体质过敏、身体偏弱的少年儿童服用膏方,也不鲜见。

富贵人士服用膏方,常有其特定的物质要求和心理需求。有权贵富裕之人,以为越稀有、越名贵之药服食越多,就越有利于健康、长寿。因而,要求膏方越贵越好。诸如有老板竟要求"膏方价钱不足五位数,我是从不服用的!"某些权势之人在医生面前坦言:"你所处膏方中若有稀少药物不能配齐,我有办法搞定。"可见,这些人在服用膏方时,除有显富心理外,还表现出对科学养生的无知。

临床中尚能见到体壮如牛之人,却口口声声言其"体虚""肾亏",强烈要求膏方进补,令医家啼笑皆非。事实上,此类人士无须药物调补,更需心理调摄。养生保健,调神为先。诚如三国后期"竹林七贤"之一嵇康知名的"养生论"所言:"精神之于形骸,犹国之有君也。神躁于中,而形丧于外,犹君昏于上,国乱于下也。"

(十八) 冬令进补话膏方

近几年,随着广大民众物质生活水平的大幅度提高而格外重视健康、珍视生命,冬令膏方也随之越来越红火。然而,不少人对膏方的认识还有待提高。

1. 膏方的定义

由药物煎熬而成的呈黏稠糊状的特殊剂型,俗称膏滋药。

凡需膏方调补者,必有其可补可调之处。总的原则:虚则补之,偏则调之,以平为期;辨证调补,辨体调补,切忌漫补。

2. 适宜服用膏方的人群

(1) 先天不足,禀赋亏虚　即民间所谓的身体虚者,然其有偏于气血虚损者,有偏于阴阳亏虚者,膏方处方需区别对待。

(2) 后天失养,脾胃虚弱　指消化吸收功能不佳,久而久之,气血不足,身体虚弱,膏方处方以健脾和胃为主予以调补。

(3) 过度劳累,身心疲惫　超负荷工作的都市白领,往往体力精力透支,疲劳、失眠、健忘、焦虑、抑郁诸症频发,也适于膏方调补。

(4) 年迈之体,形神不支　年纪越大,生理功能减退越明显,老年性疾病越普遍,老年人常为膏方调补的主要群体。

(5) 病后体弱,正虚待复　大病、重病、急病之后的康复期,依据其不同病证予以膏方辨证调补,对促进康复大有益处。

从膏方临床看,凡因病致虚,因虚致病,呈慢性的、顽固性的、消耗性的或老年性的疾患,尤其适宜膏方调补。近年来亚健康状态或明显体质偏颇的人,前来服用膏方的也不在少数。

膏方既能保健也能治病,但不是所有人均适用膏方的。依据古训,凡宜发散者(急性感染)、宜攻下者(腹满便秘)、宜通利者(湿阻纳呆)、宜涌吐者(食积痰嗽),一般不宜用膏方。

3. 冬令膏方的形成原因

首先,中医学强调天人相应,冬令趋寒,阳气潜藏,应之人体,也应是人体养精蓄锐的最佳时节。

其次,中国古代社会经济的主体是农耕自然经济,农耕文化形成了华夏民族的生产、生活方式和民风民俗。人们习惯于春种夏耕、秋收冬藏的生产和生活模式,利用冬令时节休养生息,储存食物。久而久之,逐步形成了冬令进补、冬令膏方的习惯。

4. 膏方调补的特点

膏方之所以受到普遍欢迎,重要原因之一是度身定做,辨证调补,因人而异,一人一方,一方一锅。这一特点是任何保健品、调补品无法比拟的。

服用膏方,多宜空腹开水冲服。妇女经期、感冒发热、伤食腹泻等时暂停服用。

膏方的特点是:以调补为主,也可兼顾攻邪;以脾肾为主,也可兼顾余脏;以大方为主,也可小方专补;以老人为主,也可不限于此;以荤膏为主,也可制作素膏;以冬令为主,也可他季应用。

膏方中多会用到胶状物,这是因为胶状药物有助于收膏,其本身也有良好的补虚治病作用。比如龟板胶、鳖甲胶可以滋阴益肾;鹿角胶能温阳补气;陈阿胶有助于养血调经。当然,根据需要,也可制作不用胶状物的素膏。

膏方中往往还会加入一些珍贵药材,行称细料,如人参、虫草、羚羊角、鹿茸、枫斗、牛黄、狗肾、海马等之类,以加强膏方的调补作用。

膏方中还需用糖。糖可改善其口味,降低胶状物的黏稠性而有利于其融化,使之与药汁充分融合。另外,糖本身也有治疗作用,如饴糖可温中补虚,蜜糖可润肠通便,冰糖可润肺止咳。若糖尿病患者可改用木糖醇、甜蜜素或蜂蜜。

5. 笔者临证案例

(1) 案例一　蔡某某,男性。岁值八八,血压恒高,近查血脂、血糖亦高,有时头痛,甚于两侧,颈项挛急,夜寐早醒,偶有心悸胸闷刺痛,口渴多饮,善食易饥,腰膝酸软,大便时干,日趋健忘,脉弦略数,苔薄微黄,舌质暗红。证属肾虚肝旺,阴亏胃热,心脉痹阻。治以补肾平肝,滋阴清胃,佐以和营通脉。还望清淡饮食,适当运动。

生黄芪 200 克,明天麻 150 克,嫩钩藤(后下)150 克,石决明(先入)240 克,杭白芍 150 克,沙苑子 120 克,桑寄生 120 克,稽豆衣 100 克,粉葛根 150 克,怀牛膝 120 克,小川连 75 克,上肉桂 30 克,淡子芩 100 克,川黄柏 100 克,肥知母 100 克,生石膏(先入)200 克,天花粉 150 克,火麻仁(打)150 克,天麦冬(各)120 克,制黄精 180 克,生熟地黄(各)150 克,怀山药 150 克,山萸肉 120 克,补骨脂 150 克,川杜仲 120 克,紫丹参 150 克,全瓜蒌(打)120 克,檀降香(各后下)45

克,酸枣仁 150 克,朱茯神 150 克,木糖醇 100 克,黄酒 300 克,西洋参(另煎入)75 克,生晒参(另煎入)100 克,西红花(另煎入)8 克,紫皮枫斗(另煎入)100 克,龟板胶(另烊冲)200 克,鳖甲胶(另烊冲)200 克。膏方 1 剂,按法服用。

(2)案例二　王某某,女性。岁近五旬,形体略丰,经水方乱,时有烘热汗出,情绪易怒易郁,夜寐梦绕,神疲乏力,近多感冒,腰膝酸软,夜尿始频,血压趋高,午后头胀,入冬肢冷。脉沉细弦,舌质淡红,苔根薄腻。治以阴阳并调,心肝同治。还望和泰情志,注意保养。

仙茅 120 克,淫羊藿 180 克,巴戟天 120 克,炒当归 100 克,肥知母 100 克,川黄柏 100 克,肉苁蓉 120 克,明天麻 120 克,淡子芩 100 克,生黄芪 300 克,生白术 100 克,怀山药 150 克,熟地黄 150 克,益母草 150 克,熟女贞 150 克,墨旱莲 150 克,菟丝子 150 克,覆盆子 150 克,五味子 60 克,蔓荆子 100 克,沙苑子 150 克,酸枣仁 200 克,夜交藤 200 克,佛手片 120 克,山萸肉 150 克,八月扎 100 克,冰糖 300 克,黄酒 300 克,兴京白参 75 克(另煎入),高丽红参 50 克(另煎入),紫河车粉 75 克(另调入),陈阿胶 400 克(另烊冲)。膏方 1 剂,按法服用。

(十九)冬虫夏草,并非神药

冬虫夏草为麦角科真菌冬虫夏草菌寄生在蝙蝠蛾幼虫上的子座和幼虫尸体的干燥复合体。青海、西藏、四川等地,夏至前后入山采集,子座露于雪面,易于寻找。若待雪化尽,杂草丛生,不仅难以寻找,而且虫体枯萎,影响质量。

冬虫夏草,味甘性温,补肺益肾,主要用于治疗肺肾虚损、喘嗽咯血、阳痿遗精、腰膝酸软、病后不复等病症。现代研究认为,虫草主要含丰富的蛋白质(16%～21%)和氨基酸(16～18 种),同时还有其他多种有益成分。对免疫、造血、内分泌、心血管及肺肾功能均有一定的促进和改善作用。

1. 虫草非神药,性价比较低

近年来,随着民众物质生活水平的大幅度改善,服用虫草的人大量增多,作为高档补品送人也十分普遍(所谓"买的不吃,吃的不买"),加之一些商家出于功利目的,一些媒体为了吸引眼球,将虫草的治病、保健功效无限放大,以至于认为无论健康与否,体质怎样,病证如何,均可服用虫草而获良效。虫草的野生资源极其有限,导致供需关系紧张,使虫草的价格一路暴涨,因此而被称为补品中的

"奢侈品"。然就临床应用而言,虫草主要用于治肺系慢性疾病,尤其是虚寒型慢性支气管炎、哮喘、肺气肿。其次用于治肾虚腰膝酸软、阳痿遗精等。虫草并非包治百病的神药,就虫草的功效与目前的价格相比而言,其性价比较低。

2. 虫草产地不同,价格悬殊

虫草主产于青海与西藏,四川、云南、贵州、甘肃等地也有出产。产于青海、西藏的虫草质量上乘,其他产地的虫草品质较次。普通民众一般难以识别虫草的具体产地,而无良商家往往用四川、云南等地的虫草充当青海、西藏虫草,以欺骗民众,谋取暴利。更有甚者,市场上尚有产于山西等地的亚鼻棒虫草,因其形似而冒充冬虫夏草(假虫草)。殊不知,前者虽有某些药用价值,但因其有毒而绝对不可以作为高档调补用品服用。在此提醒消费者若需购置虫草,还应在正规药店选购正规品牌为妥,以免上当受骗。

3. 服用剂量太小,难以有效

古代医籍中凡提及冬虫夏草的常用剂量一般为每天一钱至三钱,约 3～9 克。现代药典剂量亦为 3～9 克。因虫草价格昂贵,目前临床常用的治疗剂量为 1～3 克。近代海派中医名家丁甘仁先生医案中,有数例应用冬虫夏草治疗肺虚痨瘵的案例,其用量也多为二钱至三钱。若以一千克 3 000 条(较大虫草)计算,每克为 3 条,也即作为临床治疗用量,每日用量至少 10 条左右。正是由于虫草价格昂贵,以致目前无论用于保健,还是用于治病,服用虫草的剂量普遍太小。不少人常年每天服用一二条,显然连最基本的有效剂量都不够,难以达到保健或治病的作用。笔者建议,用于保健每天 2 克左右,连续服用二三周即可。用于治病每天至少 3 克,煎汤服用或研粉吞服均可。另外,虫草也可浸酒饮服,还可作为药膳之用。

(二十) 野生灵芝,并非仙草

灵芝,味甘性平,益气补虚,主治虚劳乏力、失眠多梦、肺虚咳喘等症。野生灵芝,有青芝、黄芝、白芝、赤芝、黑芝、紫芝之分。目前,人工培植并作为药用的灵芝多为赤芝。

1. 灵芝为救命仙草,纯属传说

灵芝在古代带有神秘色彩,认为其是神仙之药。战国时代的《山海经》中就有炎帝之女瑶姬不幸夭折化为瑶草的故事,以至后人有"帝之季女,名曰瑶姬。

精魂为草,实曰灵芝"之说。家喻户晓的神话故事《白蛇传》中,女主人公白娘子只身前往峨眉山盗仙草,历经艰险,取回能"起死回生"的仙草灵芝,以救夫君许仙。

李时珍《本草纲目》则不信神说,指出"芝乃腐朽余气所生,正如人生瘤赘,而古今皆以为瑞草,又云服食可仙,诚为迂谬……又方士以木积湿处,用药敷之,即生五色芝。"说明古代已经有人工培植的灵芝。

2. 灵芝在古医籍记载较少,现代得以普及

由于野生灵芝较为稀有,故古代医籍中临证运用记载较少,含灵芝的方剂更不多见。《神农本草经》等古医籍中所论灵芝多用于益精气、坚筋骨、养颜色、疗虚劳等保健功效,没有明确的主治病证记录。近年来由于大量人工培植,价格低廉,民间及临床使用才得以普及。灵芝孢子是灵芝的雌雄配子,为灵芝繁衍后代的种子。灵芝孢子个形微小,外壁坚硬,用现代高科技手段将其破壁为粉,即市售之灵芝破壁孢子粉,价格较贵,然其成分和药理作用与灵芝基本相同。

3. 灵芝以保健为主,不能治百病

所谓灵芝治百病,提示任何病证都能用之,又任何病证都难有疗效。如用以益气补虚,无论是灵芝煎汤饮服还是孢子粉吞服,其药力远不如人参、党参、黄芪等补气药。灵芝用于安神助眠,也需与茯神、枣仁、夜交藤等合用方可有效。正是由于灵芝作用和缓,且无多禁忌,也没有补气药容易上火、壅滞等不适反应,故用于保健的普适面较广。若用灵芝补益身体,需长期服用才能起到补虚功效。

4. 肿瘤综合治疗中,灵芝有一定作用

肿瘤患者手术后长期服用灵芝有助于康复,对于不能手术的晚期肿瘤患者服用灵芝,有利于提高带瘤生存的生活质量,但单味服用作用较弱,宜与人参、黄芪等复方中使用。理论上灵芝有扶正抗癌的功效,但单用灵芝或孢子粉抗癌,显然药轻病重,难以奏效,唯有在肿瘤的综合治疗中灵芝方能起一定作用。任意夸大灵芝和灵芝孢子粉的临床抗癌疗效,甚至有的广告词披着现代科学外衣,套用古代神话传说,显然只是商业炒作,而不是实事求是合规的产品宣传。

(二十一) 论"胃喜为补"

"胃喜为补"之说,首见于清代医家叶天士《临证指南医案·虚劳》:"食物自

适者,胃喜为补。"意思是说人体乐于接纳的食物,正是脾胃所喜欢的,可起到调补作用。早在《黄帝内经》也有相关论述。《素问·藏气法时论》指出"五谷为养,五果为助,五畜为益,五菜为充,气味合而服之,以补精益气"。所谓"气味合而服之",也是强调根据个人禀赋不同,口味各异,以摄取适合自身的多种食物,能起到"补精益气"的作用,即所谓"五味入胃,各归所喜"。不同的食物有着不同的性味,不同性味的食物对脏腑、阴阳、气血有着不同的功效。从人体的味觉感受来看,民间也有"药不在贵,对症则灵;食不在补,适口为珍"的谚语。叶天士正是依据上述经验将其提升为"胃喜为补"之论。

"胃喜为补",无论在临床上、还是在生活中,均有大量例子可以佐证。胃寒之人,自然喜好温性食品,而温性食品有益于和胃散寒;胃热之人,大多喜欢凉性之物,而凉性之物有助于清胃祛热。再如,同为胃脘痛者,有的视摄入糯食为禁忌,一旦食用,便滞塞不化,脘腹胀满;有的则特喜食用适量糯食,由此可使胃脘空虚、疼痛之感缓解。即便临床用药,也应考虑"胃喜为补"。如有些药物虽对某些虚损性病证有良好的调补作用,但若患者服用后胃脘不舒,食滞不化,甚者恶心呕吐,医生也应及时调整处方用药,因为再好的调补药物也需要脾胃摄纳运化后方能起到应有作用。

当然,"胃喜为补"并不是主张喜欢吃的就可以毫无顾忌地吃。如糖尿病患者血糖未能理想控制之时,往往有喜食甜的饮料、水果、点心及谷食等的强烈欲望,此时就不可以"胃喜为补"为由而放任之,否则贻害无穷。诚如元代医家忽思慧《饮膳正要》载"若贪爽口而忘避忌,则疾病潜生而中"。

总之,"胃喜为补"的意义在于,饮食养生要照顾到不同人群、不同个体的口味喜恶。只有人们喜欢或能接受的食物,营养成分才能被充分吸收。相反,引起强烈排斥和反感的食物,既不利于营养物质的充分吸收,也会影响到食物的依从性。当下由于网络媒体的高度发达,服食何种食物(药物)即可以美容养颜、降脂减肥、活血通脉、延年益寿的信息满天飞,这种不分年龄、性别、禀质、病症的所谓饮食养生的言论,着实不可轻信!

(二十二) 论"肥人多气虚痰湿,瘦人多阴虚火旺"

"肥人多气虚痰湿,瘦人多阴虚火旺",是历代医家通过观察体型肥瘦以判断禀质分类及发病趋势的理论概括,具有一定的临床指导意义。

肥人多气虚痰湿,提示肥胖与气虚、痰湿有密切关系。宋代医著《仁斋直指方》有"肥人多寒湿"之语,强调肥人多气虚,气虚不运生寒湿。元代医著《丹溪治法心要》首次提出"肥白人多痰湿"之论。清代叶天士《临证指南医案》指出:"夫肌肤柔白属气虚,外似丰溢,里真大怯,盖阳虚之体,唯多痰多湿",提示肥胖人气虚阳虚为本,多痰多湿为标。

就中医禀质分类而言,《黄帝内经》将肥胖之人分为膏型、脂型、肉型,多指形体肥胖、脂肪过剩、胖而无力之人。当今流行的中医体质九分法中,气虚体质及痰湿体质的体型特点多偏于肥胖。就临床观察而言,由于家族遗传因素或长期摄入过多,以致形体过于肥胖者,容易出现精神疲乏、少气懒言、昏昏欲睡、舌质淡胖、脉象沉细等气虚表现。也容易出现形体困重、胸闷痰多、大便黏滞、舌苔厚腻等痰湿之症。中老年肥胖之人,又容易出现高脂血症、冠心病、脑梗死等疾病。这些疾病的中医辨治,均认为与痰湿内盛、痰瘀阻脉有关。

适当加强运动,合理节制饮食,必要时药物干预,如服用健脾益气、祛湿化痰、降脂通脉等中药,均为防治肥人气虚痰湿的重要环节。

瘦人多阴虚火旺。相比于肥胖之人而言,形体偏瘦之人,正是阴虚禀质的形体特征,多与先天禀赋、家族遗传有关。阴虚禀质的人往往内火偏旺,容易出现咽干口燥、急躁易怒、失眠多梦等现象。就病理体态特征而言,如常见的糖尿病,古称"消渴",即以多食、多饮、多尿、体重减少的"三多一少"为临床特征,中医辨证多以胃火亢盛、阴津亏虚为主。旧时十分常见的肺结核,古称"肺痨",是以咳嗽、咯血、潮热、盗汗及身体逐渐消瘦等症为主的慢性消耗性疾病,中医辨证多以肺阴亏虚、阴虚火旺为主。再如无论何种恶性肿瘤,虽有其各自的临床表现、生化指标与影像特征,然而进行性消瘦为其共有的临床特点,至中晚期,气阴亏虚、阴虚火旺,又往往是其共有的病机特点。

改善脾胃功能,增加食物营养,保证睡眠时间,保持情志安泰,多食养阴生津的果蔬等,是改善阴虚禀质的重要措施。若因病而致形体消瘦,积极治疗原发性疾病才是其根本所在。

需要指出的是,"肥人多气虚痰湿,瘦人多阴虚火旺",仅是禀质分类及疾病表现的一种体态特征倾向,不能将其绝对化。合理的禀质分类,有效的疾病治疗,还须望闻问切、四诊合参,辨体辨证、综合分析。

（二十三）论"老年慎泻，少年慎补"

"老年慎泻，少年慎补"之语，出自明代医家吴有性所著的《温疫论》。《温疫论·老少异治论》说："凡年高之人，最忌剥削。设投承气，以一当十；设用参术，十不抵一。盖老年荣卫枯涩，几微之元气易耗而难复也。不比少年气血生机甚捷，其势浡然，但得邪气一除，正气随复。所以老年慎泻，少年慎补，何况误用也。亦有年高禀厚，年少赋薄者，又当从权，勿以常论。"论中所言"承气"，是指《伤寒论》创制的以大黄、芒硝等泻下之药为主的大承气汤、小承气汤、调胃承气汤的合称。所言"参术"，是指人参、白术等补气之药，也泛指一切补益之品。

年迈之人，生理功能日趋衰退，阳气不足、阴精亏耗等虚损之象较为普遍，抗病与康复功能较差，故治疗时应慎用泻法，所谓"老年慎泻"。因为泻下之药多偏寒凉，易伤阳气，且耗津液。反之，年轻之人，生理功能旺盛，气血方刚，生机勃发，虚证较少，故治疗时当慎用补法，所谓"少年慎补"。年龄不同，生理病理特点随之有别，补泻之法的临床应用必须特别注意。当然，也有"年高禀浓，年少赋薄"，则又另当别论，当补则补，该泻则泻，辨证为据。

就临床而言，罹患同一疾病而老少治法有别者颇多，如同为便秘，年迈体虚之人，多与气虚失运或阴虚肠燥有关，故多用益气（黄芪、党参等）润肠（火麻仁、郁李仁等）以通便之法，而慎用生大黄、芒硝、芦荟等峻下之药，唯恐其伤正难复。再如，同为感冒，一般都以辛温或辛凉解表为主，而对于气血阴阳不足的老人，每需配以黄芪等补气解表，或配以当归等养血解表，或配以玉竹等滋阴解表，或配以附子等温阳解表。

临床上与"老年慎泻"相悖的现象也时有所见。如当下不分体质，不分病症，中老年人普遍服用三七，殊不知，三七为活血化瘀、疗伤止痛之药，有其特定的适应证，而不可作为普遍适用的保健品长期服用，因其有破血、伤胃之弊。中老年人若偏于气虚乏力可经常服用平补的生晒参，偏于阳虚畏寒可经常服用温补的红参，偏于阴虚口渴可经常服用枫斗等调补之品。或选购适合自身禀质特点、病证状况的中成药间断性服用，也是一种补虚调偏的简易方法。

同样，临床上与"少年慎补"相悖的现象也不鲜见，如冬令进补期间，有些全无虚象，甚至体壮如牛的青壮年，经常服用高档补品，或要求配置调补膏方，认为服用补品一定有助健康，这是认识上的一大误区。

传统养生之道与现代健康生活

老少异治是中医治则因人制宜的重要内容之一,医生治病,既要重视人生的病,更要重视生病的人。

(二十四)论"脾胃一虚,百病由生"

祖国医学发展至金元时期,出现百家争鸣的局面,其中脾胃学派李东垣,即为"金元四大家"之一。李东垣所著的《脾胃论》,系医学发展史上论述脾胃疾病理法方药的代表作。《脾胃论》所说的"脾胃一虚,百病由生""百病皆由脾胃衰而生也",成为后世临床、预防、康复医学首重调治脾胃的名言。

中医藏象学说强调,脾具有主运化、升清及统血的生理功能。胃具有主受纳与腐熟水谷的功能。显然,中医所言脾胃,虽涉及多系统功能,但主要与人体消化吸收功能有关。人体生命活动的持续和气血津液的生化,都有赖于脾胃运化的水谷精微,故中医学称脾胃为"气血生化之源""后天之本"。《素问·灵兰秘典论》说"脾胃者,仓廪之官,五味出焉"。经文将脾胃比喻为主管粮食仓库的官吏,饮食五味、精微物质均源于此。

脾主管运化食物与运化水液,升提清阳与升举内脏,生化血液与统摄血液。胃主司受纳食物、腐熟水谷。胃主受纳,脾主运化,共同完成饮食物的消化吸收及其精微的转运输布,从而滋养全身。脾气主升,胃气主降,相反相成,脾气升则水谷精微得以输布,胃气降则水谷及其糟粕得以下行,即所谓"脾宜升则健,胃宜降则和"。

笔者通过多年的临床观察发现,当今社会,存在着有不少因缺乏医学常识而损害脾胃功能、自断后天之本的现象。随着收入提高,餐饮服务项目丰富,有人在吃自助餐中狂饮暴食,就必然会损伤脾胃,即《黄帝内经》所指出的"饮食自倍,脾胃乃伤"。也有人长期超量摄入食物,导致营养过剩,形体发胖,而变生他病。

反之,也有人因"减肥"而采取不符合医疗方法的节制饮食,以致营养缺乏,形体消瘦,气血不足,羸弱多病,女性闭经。不少年轻人,经常熬夜,次日晨起匆忙,无暇早餐,久而久之,势必导致胆汁郁积,胃肠功能紊乱。近又流行所谓的"辟谷",在并无正牌道家养生功法习练的前提下,突然多日不进食,导致人体精微物质匮乏,能量来源枯涸,这种举动,与其说是养生,还不如说是"伤生"。

也有人听信他人胡言,施行不科学、不恰当的忌口,而使气血生化乏源。尤其是肿瘤患者经手术、化疗、放疗后,随意忌口,不及时合理补充营养,不仅影响生活质量,而且会导致癌症复发,造成死亡。

凡此种种,均为"营养过剩与营养不良同时存在"的社会现象的人为原因。恭请读者为了自身的养生保健,切切注意顾护脾胃功能,保全后天之本。民间有"人是铁,饭是钢""中年前胃养人,中年后人养胃"的谚语,正是符合中医学理论的经验之谈。

(二十五) 药补并非人人适宜

所谓药补,是指在中医理论指导下,合理应用具有补益作用的药物,以达到扶助正气、却病纠偏、促进健康的养生手段。

(1) 药补具体方法　①单味药调补:如人参、虫草、鹿茸、阿胶等;②中成药调补:如玉屏风颗粒、人参健脾丸、六味地黄丸等;③汤药调补:由多味药组合而成,需由中医师经辨析体质、明确病证、因人而异确定处方;④膏方调补:由药物煎熬而成的呈黏稠糊状的特殊剂型,俗称膏滋药。

(2) 药补功效分类　①气虚者补气为主:单味药如人参、党参、黄芪等,方剂如四君子汤、补中益气丸等;②血虚者养血为主:单味药如当归、熟地黄、阿胶等,方剂如四物汤、当归补血汤等;③气血两虚者又当气血双补:如归脾丸、八珍汤等;④阴虚者滋阴为主:单味药如石斛、生地黄、沙参等,方剂如六味地黄丸、左归丸等;⑤阳虚者温阳为主:单味药如红参、鹿茸、肉苁蓉等,方剂如附子理中丸、右归丸等;⑥阴阳俱虚者又当阴阳并补:如肾气丸、地黄饮子等。

(3) 药补适宜人群　①先天不足、禀赋亏虚者,多属素体禀质偏虚,如常见的偏于气虚、阳虚、阴虚等体质;②后天失养,脾胃虚弱者,多系长期消化吸收功能低下,营养不良,气血衰少的人群;③过度劳累,身心疲惫者,多为体力精力长期透支,出现神疲乏力、腰酸耳鸣、失眠健忘等症状;④年迈之体,形神不支者,老年人群普遍出现生理功能减退,或容易出现虚损为主的老年性疾病;⑤病后体弱,正虚待复者,重病、大病后,人体正气大量消耗,身体多见虚弱,亟待药补,有助康复。

(4) 药补注意事项　虚损之体,合理药补,毋庸置疑。然而,药补并非人人适宜。所谓药补"有病治病,无病强身"的说法,实为兜售补药的广告词而已,切切不可轻信。大凡如下群体不宜盲目药补。

1) 无虚之人,无须药补:临床上经常见到并无虚损之象而要求服用调补方药的,如体壮如牛的富有之人,执意要求服用配有多种名贵补药的膏方。他们认为,药补总是对身体有好处的。殊不知,是药三分毒,滥用补气药容易壅滞气机而出现胸闷腹胀,漫用温阳药容易助热化火而出现烦躁便秘,峻用滋阴药容易伤阳助湿而出现纳呆腹泻等。

2) 因虚乱补,必多生害:有效的扶正调补,改善体质,就必须辨证施补,辨体施补,切不可一味乱补。如服用人参,由于培植、产地、炮制等的不同,便有多种不同品名、功效的区别,生晒参补气,性味平和,适宜常服。西洋参性味偏凉,滋阴降火为主,体寒之人不宜服用。红参性味偏温,补气温阳为主,体热之人理当慎用。当下不少人将参三七作为强身健体、祛斑美容、延缓衰老的补品长期服用,显然是一种误解(参三七本用于祛瘀消肿,疗伤止痛)。

3) 虚不受补,更当慎辨:中医临床上虚不受补的案例并不少见,如患者确有气血不足、阴阳偏虚的征象,但又见其舌苔黏腻、纳呆乏味、胸闷腹胀等湿浊偏盛之象,只能"先攻后补",先宣化湿浊,疏通气机,待湿去气畅方可施补,否则定有助湿留邪之弊。再如热病初愈,虽有体虚肢冷之象,断然不可轻投温补,诚如清代医家叶天士《外感温热篇》所言:其时炉灰虽熄,慎防死灰复燃。

(5) 其他　补益身体远非药补一法。

1) 睡眠是天然的补药:确保足够的睡眠时间和质量,是极有益于保健的方法,所谓"养生之要,睡眠居先"。而当今主动或被动熬夜,以致损害身心健康者比比皆是。

2) 药补不如食补:唐代医家孙思邈《备急千金要方·食治》指出:"安身之本,必资于食;救疾之速,必凭于药。"维持生命,强健身体,必须依赖食物,唯有治疗疾病,救人于命,方须凭借药物。眼下非医疗行为的节制饮食,无道家养生指导的辟谷等,均属自损后天之本、气血之源的行为,断然不可提倡。

3) 娱乐养生,愉悦心情,不亦神补:清末朱锡绶所著《幽梦续影·养生之秘》载有"琴医心,花医肝,香医脾,石医肾,泉医肺,剑医胆"之语,是说美妙动人的琴声,娇嫩艳丽的鲜花,扑鼻而来的芳香,千奇百怪的玉石,涓流清澈的泉水,动静相宜的舞剑等,均有助于脏腑功能的正常调节。

4) 修德养生,更不可忽视:"德行不克,纵服玉液金丹,未能延寿"(《备急千金要方·养性序》)。不讲究品德修养的人,服用再多的补益汤方、名贵药丹,也无助于延年益寿。古人以此告诫后人,不是单凭药补就能达到长寿目的的。由养生古训可知：仁爱慈悲之人、宽容沉默之人、大智若愚之人多可长寿。

（二十六）高脂血症养生谈

近年来，高脂血症的发病率急剧上升，且呈年轻化趋势，若不及时治疗，将成为诱发心脑血管疾病的重要因素。兹从中医养生的角度，对高脂血症的防治作一简介。

1. 情志养生防治高脂血症

情志活动属于人类正常的生理现象，是对外界刺激的保护性反应，有益于身心健康，但情感过激则会导致脏器失调，诱发疾病。高脂血症的发生也与情志失调密切相关。因情志刺激可导致肝郁不畅，肝脾不和，脾失健运，痰浊内生。而中医所言"痰浊"，实际包括脂质代谢产物。故调摄精神、和畅情志对预防高脂血症至关重要。

有资料表明，长期睡眠不佳、精神经常紧张、忧虑及时间紧迫均能影响血脂代谢，增加儿茶酚胺的分泌，使非酯化脂肪酸增多，血清胆固醇、三酰甘油水平升高，高密度脂蛋白胆固醇降低。

乐观愉悦是人们对待生活的积极态度。保持乐观愉悦的心态，气血正常流注，可有效维持血脂的正常水平，不仅有助于身心健康，也是延年益寿的法宝。

《黄帝内经》介绍"圣人"的养生之道时，曾指出三种怡情畅志之法：一是"无恚之心"，二是"无思想之患"，三是"以恬愉为务"。"无恚之心"，就是要消除恼怒、愤恨等不良情绪的刺激，喜怒哀乐，要善于排解、自释。"无思想之患"，是指要放下思想包袱，减轻思想负担，不为得失所累，不为名利所困。"以恬愉为务"，是指必须知道满足，不能有太高的奢望，才能保持心境恬静、乐观愉快。上述调神怡情之法想必同样适用于高脂血症的防治。

2. 运动养生防治高脂血症

《吕氏春秋》曰："流水不腐，户枢不蠹，动也。形气亦然，形不动则精不流，精不流则气郁。"明确指出了运动养生的意义，动则身健，不动则体衰。三国名医华佗创编了"五禽戏"，模仿虎、鹿、熊、猿、鸟五种动物的动作做体操。唐代名医孙思邈在《保生铭》中提出"人若动于形，百病不能成"，认为"四时气候和畅之日，量其时节寒温，出门行三里、二里为佳"。

散步是最原始的运动方法之一。散步时应保持一种轻松自如的状态，正如清代曹庭栋《老老恒言·散步》所说："散步者，散而不拘之谓。且行且立，且立且行，须得一种闲暇自如之态。"此语道出了散步的深刻内涵，即应悠然自得、逍遥自在。散步有疏通经络、运行气血、调和五脏、强壮筋骨的作用。

跑步是一种长时间、慢速度、远距离的运动方法，目的在于提高身体素质、改变虚弱的身体状况、保持身心健康。跑步能比较安全地、最大限度地增强心肺功能，促进脂肪代谢，减少体脂的储存，降低血中三酰甘油的含量，舒张冠状动脉的内径，可预防肺气肿、冠心病、高脂血症、高血压病及动脉硬化等。

八段锦把古代导引与中医理论结合起来，把肢体运动与按摩、吐纳相结合，具有我国传统健身法的特点。它不仅能够调心、调息、调形，改善气血运行，调节脏腑功能，而且符合现代低强度、长时间有氧运动的特点。有氧运动已被公认为预防高脂血症的有效手段。已成为国家体育总局向全国乃至世界推广的身体锻炼方法。

我国流传极广的太极拳，实为动形静神之最佳运动养生。它不仅动作舒缓，可以疏通经络、调理脏腑，而且不受场地、器械等的限制，所以特别适合中老年人健身。研究均表明，长期坚持太极拳锻炼可有效提高老年机体的功能，预防高脂血症的发生，从而对防治心血管疾病起到有益的作用。

3. 饮食养生防治高脂血症

饮食养生是指利用食物的性能特点，合理摄入膳食，以强身健体、抗衰防老的养生方法。民以食为天，然而食物对于人体健康是一把双刃剑。《黄帝内经》将其喻作"水能载舟，亦能覆舟"。

近年来，许多学者根据高脂血症的特点，立足中医理论，创立了一系列具有调整血脂水平的药膳和茶疗方剂，挖掘了一大批具有降低血脂作用的食物。下面介绍几种降脂药膳。

（1）五味银叶红枣蜜　五味子 250 克，银杏叶 500 克，红枣 250 克，共入锅中煮 3 次，去渣合汁，加蜂蜜 1000 克，冰糖 50 克，上火慢熬半小时，冷却装瓶备用。用法：每天 2 次，每次 2 匙，饭后开水冲服。

（2）黑木耳豆腐汤　黑木耳 10 克，嫩豆腐 250 克，胡萝卜 30 克，水发香菇 150 克。黑木耳用温水泡发（去杂质后洗净），豆腐切成小块，胡萝卜、香菇洗净切成小丁，先在烧锅内加入鲜汤一碗，把黑木耳、胡萝卜、香菇倒入，加姜、葱、盐，烧沸后放入豆腐、味精，淋上麻油即可。

（3）木耳山楂粥　黑木耳 10 克，山楂 30 克，粳米 100 克。将木耳浸泡发透洗净，与山楂、粳米同放砂锅内，加水适量，煮粥，代早餐空腹服食。

茶的降脂作用，也为古今医家所重视。《老老恒言》谓其"解油浓"，《东坡杂记》谓其"去腻"，《本草拾遗》谓其"去人脂"。研究证明，茶叶中含有大量的茶多酚（特别是儿茶素）和维生素 C，有降脂之效。茶多酚类化合物能溶解脂肪，对脂肪的代谢起着重要的作用。

选择适宜的食物防治高脂血症，不但为历代医家所肯定，而且业已为现代研究所证实。如大蒜，现代研究发现其所含蒜辣素等成分能降低血液中的胆固醇和三酰甘油的浓度，并能减少肝脏合成胆固醇。洋葱，不含脂肪，却含有前列腺素 A、生理活性物质二烯丙基二硫化物及硫氨基酸等成分，是天然的血液稀释剂。此外，香菇、黄瓜、红薯、茄子、绿豆、花生、山楂、玉米油、枸杞子、番茄等均有一定的降脂通脉作用。

（二十七）房事养生宜忌谈

房事养生，指根据人类的生理、心理特点，调节男女性事活动，和谐夫妻房事生活，以达到强身健体、延年益寿的养生行为。我国历代养生家十分重视房事养生，并形成了一套以节欲保精为核心的房事调谐养生理论和方法。

房事养生，古称"房中术"，属于祛病延年的养生学范畴。早在《黄帝内经》就曾应用"七损八益"这一"房中术"语，而房中理论也多应用于中医学著作中。明代著名医家张景岳所著《类经·卷一》说："善养生者，必宝其精，精盈则气盛，气盛则神全，神全则身健，身健则病少；神气坚强，老而益壮，皆本乎精也。"可见养生必须保精，而保精的有效手段便是节欲。

中医学之所以一再强调节欲保精，一方面与植根于中国古代农耕文化的养生理念有关，更重要的原因则是：中医学理论认为，肾精充盈对于养生保健、延年益寿具有十分重要的作用，而保养肾精的最好方法之一就是节制性欲。

我国古代养生家不仅认为节欲保精有利于自身的健康长寿，同时也将其视为优生繁衍的重要条件。孙思邈曾经提出："求子之法，男子贵在清心寡欲以养其精，女子应平心定志以养其血。"

1. 性爱活动，本属正常

性，是人类与生俱来的天性、本能，其与人们的生活质量、情感活动及健康水平息息相关,即所谓"食、色,性也"(《孟子·告子》)。古人称"阴阳交则物生,阴阳隔则物杀",强调男女不合则违背阴阳之道。正如《素女经》所云:"男女相成,犹天地相生也,天地得交会之道,故无终竟之限。"古代养生家正是以阴阳之道为基准来研究人类的性爱活动,并将其作为养生益寿的重要原则,推广应用于诸多方面。

房事是人类正常的生理、心理之需。隔绝阴阳,禁绝房事,既违反自然之性,亦有悖人情之常。因此,中国古代养生家均忌禁欲,以顺养生之道。缺乏正常的两性生活,容易导致阴阳失调、气机郁闭、五脏失和等各种病理变化,从而产生多种疾病。健康的性爱可以增强夫妻感情,缓解紧张、郁闷等不良心境,保持乐观向上、健康的心理状态。研究表明,有正常性爱者比禁欲独身者平均寿命要长。笔者的临床观察也有类似发现,年长而未婚者,早年失偶而未再婚者,夫妻不合而缺乏两性生活者,长期缺少异性情感关怀者,往往性情孤僻、情志抑郁,甚则成为心理障碍、身心不和等疾患的主要原因。当然,前后两者也常互为因果。

2. 欲不可纵,保肾固精

中医理论认为,肾中精气的盛衰直接影响人的健康与寿夭,故惜精、养精、固精,历来认为系养生防衰之关键。节欲保精,因此也成为房事养生的基本准则。欲不可禁,也不可纵。如是则精气持满,精足则神旺,神旺则寿增。

房事不节,纵欲过度,势必耗伤肾精,《黄帝内经》就有"以欲竭其精,以耗散其真,不知持满,不时御神",易致"半百而衰"的警示。欲念太过,施泄无度,肾精亏耗,容易引发早衰,出现齿摇发疏、腰酸膝软、尿意频数、健忘耳鸣、男子阳痿早泄、女子性淡经乱等症。而善于节欲保精之人多可颐养天年。唐代著名医家孙思邈倡导慎欲惜精并身体力行,才致寿逾百岁。至今陕西耀县纪念孙思邈的药王庙大殿前,刻有孙氏训语:"大寒与大热,且莫贪色欲;醉饱若行房,五脏皆翻覆。"

当今社会,文化多元,西方世界曾经流行的"性解放"思潮也冲击着中国固有的性观念、性道德。有些人生活糜烂,纵欲无度,甚而借助毒品图一时之快而淫乱不已。殊不知,这种行径,不仅有悖传统的道德观念,而且伤肾耗精,促人短命,故自古以来将其视为"伐性之斧"。

我国古代特有的"天人相应"养生观认为人与天地自然密切相关,气候异常多会导致人体阴阳失衡,并造成男女双方的情绪波动。所以在特别恶劣的气候环境之下进行性生活就有可能危害身体,贻害后代。

就房事养生宜忌而言,其宜者,合房讲究卫生,行房节欲有度,提倡婚育适龄,恪守自重节操,适当独宿颐养;其忌者,环境不当、七情过激、劳倦体虚、醉酒过饱及妇女三期(经期、孕期、哺乳期)均应禁忌或谨慎行房。

(二十八) 两情相悦背后的种种烦恼——男子性功能障碍的原因分析

性生活是人类情感交流的一种特殊活动,爱侣之间的这种神奇的交流和美妙的感觉超越一切其他形式的情感体验和肉体体会。

人类区别于动物性行为的显著特点,大抵有二:①在双方自愿的前提下,人类的性交流可以在任何时间发生,而动物只有在发情期才有直接的性行为;②人类的性生活受到极其明显的道德伦理、情感理念及性文化、性传统等因素的制约,而动物仅仅表现为一种生理本能的冲动。

令人遗憾的是有成千上万的恩爱夫妻、钟情男女之间,这种美妙的性交流、性体会常常不能持久、不能满意。使他们在精神上平添烦恼,感情上出现缺损,生活质量因此而下降,夫妻关系因此而疏远。这种不幸和痛苦在男性表现的更加突出、更加敏感。

所谓男子性功能障碍,主要指男子性欲的减退,或者是勃起困难、挺而不坚,或者是过早泄精。总之是指成年男性不能达到或者不能完成满意的性交流。

在大多数情况下,阳痿或者早泄等现象,只是健康男子的一种偶然经历。也许它发生在过度疲劳、过度兴奋之后,或者发生在过度紧张、过度饮酒之后,如果是在下一次完全放松的状态下,他的性生活是满意的,那么这个不能视作病态。

不幸的是,在我们的临床所见与查阅资料得知:性功能障碍像幽灵一样缠绕一些男性很长时间,甚至终生,使他们痛苦不堪。因为社会上许多人把男子的勃起功能和男人的气概等同起来,认为一旦这种功能缺损了、减退了、不完整了,就缺了男子的阳刚气概,患者本人也认为自己不是个完整的男人,甚至产生自卑感而丧失自信心。

在临床上,我们经常发现有人因此而缺乏事业心和创造力。当然作为妻子或者情人,对于不能履行满意的性行为的男人,也会产生或多或少的失望或抱怨。有时还会误以为她自身失去了对男人的吸引力,或者认为对方另有新欢,导致婚姻关系的恶化和情感的破裂。譬如笔者日前接待了一位已经退休的女工程师,她说她丈夫性功能缺损,只能算作半个男人,在缺乏性爱的情况下度过了大半生,相互关系已经极为淡漠。外人还以为他们是一个非常美满的家庭。事实上,她说他们仅仅是勉强在一起度日而已。正是他们因为碍于面子、羞于就医而失去了修复夫妻关系的机会,可以说这种悲剧实在令人唏嘘。

我国有着几千年的文明历史,给我们留下了极为丰富的文化遗产和医学宝库。中医药学对于性欲淡漠、阳痿早泄等的治疗积累了大量成功经验和有益尝试。但是,我国的传统观念和封建意识也产生了明显的负面作用,使不少患者讳疾忌医。其中少数男性因为妻子并未明显提出异议而终身不去就医。

对男子性功能障碍,首先要设法寻找其具体原因,至少要分清楚是功能性的还是器质性的。

就整体上来看,精神性的性功能障碍和器质性的性功能障碍约各占一半。这个比例在过去的几十年中医学界争论不休,主要原因是心理学家和临床医生曾经有过很大的分歧。

心理学家认为,男子性功能障碍90％以上是精神性的、心理性的;而临床医生认为,绝大部分是器质性的,比如解剖学上的异常、激素功能的低下、局部血管的病变,或者是神经系统的问题,也可能是其他疾病的影响。

20世纪70年代,国际医学界公认,男子的性功能障碍,精神性原因与器质性原因各占一半。笔者认为,正确理解这样一个比例十分重要,它既能充分重视心理调治在男子性功能障碍治疗中的突出地位,也能够高度警惕男子性功能障碍可能是某种疾病的早期症状、早期信号,以利于顺藤摸瓜,找到病根。

除了医疗检测技术之外,男子性功能障碍属于功能性的还是器质性的,其鉴别要点如下:

首先,一个男人无论在什么情况下,不管是白天还是晚上,不管是清醒状态还是睡眠状态下,不管是有伴侣还是没有伴侣,不管是幻想之中还是手淫之时,只要有过正常的勃起现象,而在性生活过程中出现阳痿、早泄,则大多属功能性的。至于正常勃起的时间,一般是在5分钟以上。相反,如果没有这种现象,就可能是器质性的。上述情况,对于临床医生判断男子性功能障碍是功能性的还是器质性的是重要的。

其次,有没有睡眠或者清晨的勃起现象,也是鉴别的重要方面。任何健康的男子,都有睡眠状态下勃起的功能,可以说这种睡眠或者清晨的勃起现象,从幼年开始一直延续一生,就是健康的老年男子也不例外。研究表明,男子晚上勃起的时间占睡眠时间的 20%～30%。只要有正常的睡眠勃起现象的人,其性欲的淡漠或者房事时勃起障碍大多是功能性的、心理性的,也可以说是某种心理因素控制了他的性欲和勃起。无论是承认还是不承认,无论是意识到还是未意识到,这正是功能性性功能障碍的症结所在。当然,如果没有这种现象,往往是器质性的。

最后,功能性的障碍大多是突发的,常常有比较明显的精神因素,而器质性的往往发病比较缓慢,大部分是逐渐加重。

1. 男子精神性性功能障碍的常见原因

一是对在特定环境下偶然一次的勃起障碍、性交失败产生恐惧,在再次性生活时出现不由自主的回忆。

二是妻子或情人的冷嘲热讽,使男子造成一定程度的心理压力和负担,使之不能在完全放松的状态下完成性事活动。

三是亲人亡故、工作压力、经济负担、家庭不和、子女离家、过度疲劳,甚至是社会动乱等,均有可能造成精神性性功能障碍。

四是对自己的健康状态缺乏信心,甚至无端怀疑自己的身体非常虚弱,不适宜再过性生活,也有人甚至认为性生活会耗伤肾精,损伤身体,为了保健延年而必须清心寡欲。这些情志因素都有意无意抑制了性欲,因此在中医理论中,对男子性功能障碍的原因特别强调肝气和心神的问题。

2. 男子器质性性功能障碍的常见原因

一是先天性疾病,主要是男子内外生殖器的先天性缺损和局部外伤。

二是具体疾病,如糖尿病、后期高血压、精神分裂、脊髓损伤、一部分严重内分泌疾病、一部分慢性肾病、一部分脑损伤疾病、泌尿生殖系统严重感染,以及男子阴茎血管的硬化。

三是某种药物引起的,比如一部分降压药,抗精神分裂、抗抑郁药物及镇静止痛的药物。

另外,过量饮酒、过度吸烟也能影响性功能。

老龄化社会的形成,致使老年常见病的自我识别及预防保养显得尤为重要。兹就老年常见病的相关问题作一简单介绍。

1. 老年人的年龄划分

不同时期、不同国家对老年人的年龄划分不尽一致。目前,我国比较公认的年龄划分是:

45～59 岁,为老年早期(也称中年期);

60～89 岁为老年期;

≥90 岁,为高龄期(尊称长寿期)。

2. 老化、衰老的概念

(1) 老化 是指人的生命中,身体逐渐衰老的过程。老化现象是人体必然经历的过程。事实上在老年来到之前,就已经开始了衰老过程。

一般来讲,老化可以分为正常老化和异常老化。①正常老化是指符合自然生理规律的生理性老化。②异常老化,又称病理性老化,是指由于疾病、遗传、劳累、营养不良、环境恶劣等因素影响,而加速了老化过程,即所谓的未老先衰。

(2) 衰老 是指由于人体老化而出现的生理功能、适应能力及抗病能力等的减退,这种与年龄相符合的老化征象。

老化与衰老既有区别又有联系。老化是渐趋衰弱的过程,衰老是身体老化的现象。

3. 老龄化社会的标准

世界卫生组织提出:60 岁以上老年人占总人口数的百分比在 7% 以上,称为"老年国",即老龄化社会。这种老龄化现象在城市表现得尤为突出。据统计,早在 20 世纪 90 年代初,上海市 60 岁以上人口占全市总人口的 14.16%,早就进入了老龄化城市。新近统计,60 岁以上的老人占上海总人口近 20%。有资料预测,到 2025 年,60 岁以上的老人将占上海总人数的 28.56%。可见,使大家了解、掌握老年常见病的早期识别、及早预防、护理常识意义非凡。

4. 老化的常见表现

老年人的内脏器官逐渐萎缩,细胞数量逐渐减少,再生能力日趋降低,免疫功能日趋低下。就直接能察觉的生理特征而言,如头发变白、皮肤弹性减退、皱纹增多、出现色斑、肌肉松弛、脂肪增多、脊柱弯曲、身高下降、眼睑下垂、眼睛老花、听力减退、记忆力减退、性功能减退、生殖功能消失、容易生病、不易康复等。

5. 老年性疾病的基本概念

老年性疾病是指老年人特有的或老年期易患的疾病。包括两种情况:①健康人变老过程中功能障碍而引起的原发性疾病,如老年性痴呆、老年性耳聋、老年性精神病、老年性肺气肿等。②老年期容易出现的疾病,如部分恶性肿瘤、高血压、冠心病、糖尿病、骨质疏松、老慢支、肺心病、高脂血症、前列腺肥大、老年性白内障等。

(一)心脑血管疾病

1. 早期识别

(1)高血压　据统计,我国 60 岁以上的老年人高血压的患病率在 20% 左右。据世界卫生组织报道,70 岁以上的老年人中半数以上有高血压。老年人的高血压,多因血管弹性日趋减退(动脉硬化)所致,多以收缩期血压升高为主。

正常血压:舒张期血压为 60～90 mmHg;收缩期血压为 90～140 mmHg。随着年龄的增长正常血压值可有一定上升。

此外,落实到个人,重要的是了解自己的基础血压。如某人年轻时基础血压多在 60/90 mmHg 左右,现为 88/136 mmHg 上下,尽管血压似乎还在正常范围,但因其基础血压偏低,或许其已患有高血压。

老年人高血压早期多出现轻度的头晕、头胀或头痛,颈项板紧不舒,有的则出现失眠多梦。

中医学认为高血压的病机,多与肝肾阴虚、肝阳上亢有关。

(2)冠心病　是冠状动脉粥样硬化性心脏病的简称,是指由于供血给心脏的冠状动脉发生粥样硬化,此时粥样硬化的斑块从血管壁突入血管腔,使血管狭窄导致心肌缺血、缺氧而引起的心脏病。中医学将其纳入"胸痹""心痹""真心痛"范畴,其病机多与痰瘀内阻、心脉不畅有关。

本病多发生于 50 岁以上,男性多于女性,且以脑力劳动者居多,是发达国家的流行病，以欧美国家最为多见。我国近年来由于生活方式的改变和生活节奏的加快，导致冠心病的发病率增多、发病年龄提前。据回顾性统计分析，近30年来，冠心病的城市发病率呈逐年上升的趋势。

长期血压、血脂偏高，形体偏胖，经常出现胸口憋闷、心悸气短、夜寐噩梦等症状的中老年人，应及早就诊。

冠心病，医学上分为多种类型，最常见的是心绞痛型、心肌梗死型。

1）心绞痛型冠心病：指在劳累或情绪激动后，发生在胸骨后或左前胸的压榨性疼痛。剧痛时冷汗直冒，安静休息或含用硝酸甘油片、麝香保心丸等数分钟后疼痛逐渐消失。这是由于心肌一时性血供不足所致。

2）心肌梗死型冠心病：指在冠状动脉粥样硬化病变的基础上，血管完全阻塞，血流中断，使部分心肌因严重、持久性缺血而发生局部坏死。患者有剧烈而较持久的胸骨后疼痛，类似于心绞痛，但症状更严重、持续时间更长，应高度警惕心肌梗死的可能。

（3）脑动脉硬化　好发于50岁以上的中老年，发病率男性高于女性。脑动脉硬化是指脑部大动脉和中动脉的管壁内出现脂质沉着，形成分散或成片的粥样斑块，从而发生动脉狭窄。可想而知，由于脑动脉管壁狭窄，血流不畅，势必造成大脑供血不足，思维、记忆等脑功能渐趋减退。由此可见，老年人的精神障碍，如健忘、抑郁、痴呆等，多与脑动脉硬化的病理损害有关。

脑动脉硬化的早期可以没有任何症状，当其影响脑功能时，则可见到头晕、头痛、耳鸣、手颤、手足麻木、睡眠不佳、容易疲劳、记忆力减退等。其中头痛多为钝痛，且多出现在后枕部或前额部。记忆力减退多表现为对名称及数字容易忘记，以近期记忆力减退为主。有学者把头痛、眩晕、健忘作为脑动脉硬化的三个主要症状。

脑动脉硬化，中医学多认为其与痰瘀交阻、脑络不畅有关。

（4）脑卒中（中风）　是指由于脑部血液循环发生急性障碍所导致的脑部血管疾病，可分为两大类：一类是出血性脑卒中，如脑血管破裂；另一类是缺血性脑卒中，如脑血栓形成。

脑卒中多由长期高血压、脑血管硬化、高脂血症等疾病继发。

有报道认为，脑卒中发生前约70%的人有先兆：如突然出现短暂的眩晕欲仆或失忆等一过性脑缺血的表现，可视作脑卒中的警报。此外，如突然出现血压过低或过高、肢体麻木、性格反常、鼻腔出血等可能是脑卒中的早期信号。

脑卒中,中医学多认为其与肝风内动、痰瘀阻络等有关。

2. 预防保养

(1) 注意合理作息　睡好子午觉,按时排便,适当参与社交活动。

(2) 注意清淡饮食　清,是指低脂饮食;淡,主要是指少盐饮食。注意适当运动。以有氧运动、自主运动为宜。

(3) 注意情绪控制　学会情绪的自我控制。一旦情绪波动,尽可能采用外出散步、听听音乐、练练气功、亲友交谈等方法。

(4) 提倡戒烟少酒　抽烟、酗酒等对心血管系统健康有明显的不利影响。

(5) 合理控制血压　老年人血压值较青壮年略高,如需药物治疗时要注意降压不宜过快,以免引起突然供血不足。

若有脑卒中先兆,应保持安静,卧床休息。如有需要,尽量就近就医抢救,避免震动,保持呼吸道通畅,以防止再出血或脑疝形成。

(二) 老年人糖尿病

1. 早期识别

糖尿病的发病率随年龄增长而增高,尤其 45 岁以上患病率急骤上升。2 型糖尿病人约半数为老年人。糖尿病有明显的家族遗传倾向,而其显性率在老年人中明显升高。

糖尿病的典型症状为多饮、多食、多尿、消瘦,为通常所说的"三多一少"。但许多糖尿病患者多起病缓慢,早期未必有明显的上述症状,容易被忽视,不少患者因发生明显的糖尿病并发症或体检时才被发现。

2. 预防保养

糖尿病有明显的家族遗传倾向,凡有该病家族史的老年人,定期检测血糖尤其重要,做到早发现、早治疗。凡空腹血糖＞7.2 mmol/L,餐后 2 小时血糖＞11 mmol/L 者,均可诊断为糖尿病。新近医学专家达成共识,老年人空腹血糖和餐后 2 小时血糖正常值应适当放宽。

老年人糖尿病的"三多一少"症状往往不明显,不少患者出现糖尿病并发症后方被发现,所以凡老年人有血管硬化(早期见眼底动脉硬化)、高脂血症、周围神经炎、反复皮肤感染,以及视网膜病变、白内障、青光眼等疾病时,均应设法排除糖尿病的存在。具体预防保养方法如下。

（1）合理饮食　是治疗糖尿病的常规方法之一。严格控制碳水化合物总量，推荐摄入量为140～200克，一般不超过250克，具体摄入量应遵医嘱或参照相关的糖尿病膳食指南，分三餐合理进食（1∶2∶2）。提倡多食富有纤维食物，如杂粮、粗制米面，忌用猪油、奶油等动物油脂，忌食糖果、糕点等甜食。

（2）防止发生低血糖　口服降糖药或注射胰岛素时，要防止发生低血糖。如饥饿、头晕、心悸、出汗、软弱无力，应及时服食少量糖或糕点。

（3）防止皮肤感染　每天用温水洗足。穿合适的鞋袜。不要用热水袋或电热垫温足。不要自己修剪鸡眼和老茧以防感染。若见趾间裂缝、小泡、伤口或任何感染征象时，均需立即就诊并告知医生。以防止糖尿病患者足部溃疡与坏疽等并发症的出现。

（4）进行适当的体育运动　对于预防和控制糖尿病具有重要意义。有学者将饮食疗法、体育疗法和胰岛素疗法，称为糖尿病治疗的"三驾马车"。

（三）老年性肺气肿

1. 早期识别

老年性肺气肿是由于年老肺泡衰退，弹性组织功能减弱而形成的生理衰退现象。其有别于阻塞性肺气肿，后者是多由慢性气管炎、支气管哮喘、慢性肺结核、支气管扩张等引起的肺气肿。

老年性肺气肿是缓慢发生的，早期可以无症状，或仅有咳嗽、咯痰。病变发展后，可在运动后感到呼吸短促，随着病变的加重，在休息时亦感到呼吸困难，有的口唇和手指甲、脚趾甲呈紫色，称之为"发绀"。病变至一定阶段，胸廓前后径变大，肋间隙增宽呈圆状，称之为"桶状胸"。

老年性肺气肿，中医多辨证为肺气虚损、肾不纳气。

2. 预防保养

（1）注意环境卫生　气象因素、大气污染、过敏物质等，往往是本病发生的重要致病因素。尽量减少接触污染空气，防止粉尘刺激，杜绝致敏物质等是预防老慢支的重要环节。

（2）积极预防感冒　结合体质情况进行适当的体育活动，增强御寒能力和抗病能力。在天气冷热骤变时慎换衣被。在感冒流行时尽量不到人多热闹之处。这些都是预防感冒必须做到的。

（3）提倡戒烟　吸烟对本病的影响很大，要下决心戒烟以减少呼吸道刺激。如出现肺心病水肿，少盐饮食也很重要。

（4）冬病夏治　本病最易在秋冬季节发作，按照中医学"冬病夏防、冬病夏治"的防治原则，在未病之前或疾病缓解期，坚持扶正固本的中医调补，对于改善体质、缓解发作不无好处。

及时帮助患者将痰液排出，可采用半卧侧位，轻拍背部，适量多饮水，服用或雾化吸入化痰药物，以帮助排痰。

（四）老年性骨质疏松症

1. 早期识别

老年性骨质疏松症十分常见。女性多从绝经前后开始。男性多见于 55 岁以后。女性发病率数倍于男性。

年老以后，内分泌功能减弱，尤其是性腺萎缩，性激素分泌减少，使骨质脱钙，蛋白质合成减少，引起骨质疏松。

骨质疏松症的早期可以出现全身骨骼、关节、肌肉酸痛及乏力，并可使老人身高缩短，佝腰屈背。随着病情进一步发展，由于骨骼的脆性增加而容易骨折。至严重阶段，剧烈咳嗽、突然起卧、不慎转侧等均可能导致骨折。

中医学认为，骨质疏松症多与肾精亏耗、骨骼失养有关。

2. 预防保养

（1）多参加户外活动　尽量多去户外活动，保持充足的阳光照射，可促进皮肤自身合成维生素 D，有利于钙质的吸收。适当运动也可刺激成骨细胞的增殖和成熟，以延缓骨质疏松的发展。

（2）克服不良坐卧姿势　力避终日与电视、电脑为伴，尤其要克服卧床（包括坐在床上）看电视的习惯。

（3）注意膳食营养　注意补充食物中的钙质、蛋白质及各种维生素，尤其是维生素 D、维生素 C，牛奶是补充钙的最佳食品（因人而异，自我掌握），水产品、豆制品、花生、核桃、芝麻，尤其是虾皮，含钙较为丰富，宜适当多食。海洋贝壳类加工而成的活性钙，含钙量高，吸收利用率也较好，是理想的补钙药剂。

（五）更年期综合征

1. 早期识别

更年期综合征，多指女性绝经期前后出现一系列不适症状。其原因是随着年龄增大，卵巢功能减退，雌激素分泌下降，自主神经功能紊乱。目前医学上对更年期又分为更年前期、更年期、更年后期，合成围更年期，约半数更年期女性会出现相应症状。

事实上，男士也有更年期，其出现的年龄稍晚于女性，一般出现五十四五岁以后，其更年期所出现的不适症状也不如女性明显和常见。男性更年期的出现与雄激素分泌减少、内外环境适应能力降低有关。

更年期综合征的临床表现多可分为以下三个方面。

（1）月经失调　这是最早出现的症状。多见经期延长，经量增多，然后不规则，逐渐量少、经停。也有一开始即见经期缩短，经量减少或骤然停经。

（2）血管运动功能失调　多见潮热、多汗、头痛、心悸等症。其中阵发性潮热汗出最为突出，多从胸部向头颈部放射，持续数秒钟或数分钟不等。血压升高或波动的现象也较常见。

（3）精神神经症状　多见烦躁、易怒、抑郁、多疑、失眠、健忘等症，以及皮肤麻木、嗅觉异常、味觉障碍等感觉过敏的现象。

男性更年期也可以表现为抑郁、烦躁、失眠、头痛、困倦及性功能减退等症状。

中医学认为，更年期综合征的病机多为阴阳失调、肝肾亏虚。

2. 预防保养

（1）加强体育锻炼　可以提高脑内吗啡肽的释放，抑制髓体促性腺激素的冲动性分泌（性腺激素低下引起的代偿），以减少阵发性潮热盗汗。

（2）避免辛辣、刺激食物　适当限制脂肪、糖类食物的摄入，避免体重过度增加。宜多食富含钙质和维生素 D 的食物预防绝经期骨质疏松。

（3）注意情绪稳定　本病易出现多种精神神经症状，注意养成良好的心理素养和情志调节能力，以平安度过这一"困难时期"。家庭亲友对更年期女性身心健康的关注、关爱也同样重要。

（4）注意普及医学常识　了解更年期的生理知识,清楚更年期是妇女的生理过程,所出现的症状会逐步缓解,不必为此而惊慌、焦虑、恐惧。更年期症状明显者,当积极就医。

（六）部分恶性肿瘤

1. 早期识别

中老年是恶性肿瘤的高发期,如肝癌好发于 40～50 岁,胃癌好发于 50～60 岁,肺癌 60～70 岁。老年人患癌的内在原因是身体免疫力的下降,以致在新陈代谢中出现的异常细胞不能被识别和控制。

有文献报道,上海老年人中肺癌发病率最高,其次是胃癌、食管癌、肝癌。老年妇女中乳腺癌较为常见。此外,前列腺癌、膀胱癌等好发于老年人。

作为癌症的早期信号,以下几点值得我们高度警惕:①身体的某个部位出现肿块,尤其是质地坚硬、较为固定的肿块。②不明原因的出血,如痰中带血或咯血、呕血或黑便、大便带血、无痛性血尿、涕中带血、乳头出血、绝经后阴道流血等。③进行性贫血、进行性消瘦、无痛性黄疸、无痛性血尿、果酱色大便、吞咽困难、溃疡经久不愈、黑痣增大等。

2. 预防保养

（1）定期健康体检　老年人恶性肿瘤的早期症状都不明显,必要的定期健康体检是早期发现肿瘤的有效措施。

（2）合理忌口　避免辛辣、刺激性食品,如葱、蒜、桂皮、花椒、羊肉、狗肉等,少食海腥食品。宜服食牛乳、豆浆、鸡蛋、鳖、燕窝、梨、蜂蜜、白木耳、蔬菜等食品。消化道肿瘤患者进食需缓慢,宜选细软、半流质、流质食物,营养需丰富,忌浓茶、咖啡和发物等。

不抽烟,少喝酒,避免食用霉变食品。

（3）注意劳动保护　加强劳动保护(对接触石棉、沥青、粉尘等工业污染者尤应注意)等措施,也是减少癌症发病的重要方面。

（4）重视容易癌变的原发性疾病的治疗　如积极治疗慢性肝炎、慢性肺系疾患、胃及十二指肠球部溃疡、慢性结肠炎等,对于预防肝癌、肺癌、胃癌、肠癌等均有重要意义。

(七) 老年性精神障碍(精神老化)

1. 早期识别

(1) 老年人睡眠障碍　据统计80％的老年人均有不同程度的失眠或睡眠障碍,其表现形式多样,如表现为入睡困难或睡眠不深;睡眠早醒或夜寐多梦。睡眠障碍容易引起或加重老年人情绪不稳定、体力不充沛。

(2) 老年人抑郁症　老年人中患有抑郁症占7％～10％,而有慢性病的患者中抑郁症的发病率可达50％。抑郁症严重危害老年人的身心健康,并严重影响家庭幸福、社会和谐。抑郁症的表现多为情绪低沉,终日叹气,情感淡漠,坐立不安,对生活失去原有的兴趣和爱好,甚至出现厌世情绪。

(3) 老年人多疑症(焦虑症、强迫症)　老年人多疑症中最常见的是疑病症,总是怀疑自己患有某种疾病,即便经医生检查、诊断和解释也无济于事。疑病症患者多不惜工本,遍求名医。其主诉可限于身体的某一器官、部位,也可遍及全身,症状可轻可重,其中疑患癌者最多。此外,老年人中无端怀疑社会、亲友、家人嫌弃自己、亏待自己的现象也时有所见。

(4) 老年性痴呆　老年性痴呆,又称阿尔茨海默病,是由于脑组织老化、萎缩,大脑皮质层高级功能广泛损害所致的智能障碍。老年性痴呆的早期可出现不同程度的记忆力、判断力、感觉能力、思维功能、运动功能、语言功能及情感反应等的减退或障碍,但无意识障碍。后期发展至意识障碍,生活不能自理。

2. 预防保养

重视容易引起老年人精神障碍的原发性疾病的防治。如控制血压、血脂、血糖等,使其保持在正常范围之内,控制或延缓精神老化的病理进程。

普及医学知识,了解老年人的生理特征,对预防老年性精神障碍颇有好处。如对睡眠时间的要求随着年龄的增长而逐步减少,这是普通的生理现象,老年人不必为睡眠时间缩短而过分焦虑。闭目养神也能使大脑得以休息,故老年人白天择时闭目养神(不求熟睡),很有必要。

养成良好的生活习惯。如睡前不饮浓茶、咖啡等,以免影响睡眠质量。欢度晚年期间,仍应坚持适当用脑,若整天无所事事,老年人大脑的记忆、理解、思辨、学习能力会迅速减退。尽量不用铝锅进行烹饪和使用铝制容器,减少铝在体内的蓄积,防止加重老年性痴呆。

积极参加社会活动和健身锻炼,努力加强与家属亲友之间的情感交流。有益的社会活动,丰富的情感交流,适度的健身锻炼,有利于缓解紧张情绪,培养乐观精神,增强生活信心,改善记忆功能,对预防老年性失眠、抑郁、多疑、痴呆等症的发生均有显著的积极意义。

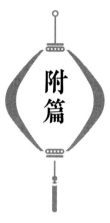

附篇

(一)"橘井流芳"谱新篇

东晋葛洪《神仙传》记载:仙公苏耽临升仙之时,前来拜辞母亲,"母曰:'汝去之后,使我如何存活?'先生曰:'明年天下疾疫,庭中井水,檐边橘树,可以代养。井水一升,橘叶二枚,可疗一人。'……来年果有疾疫,远近悉求母疗之,皆以水及橘叶,无不愈者。"

传说古代有个叫苏耽的人,刻苦修炼,终于得道成仙,在离开人世前对其母亲说:"明年天下瘟疫流行,我家院中井水和墙边橘树,可挽救乡亲生命。"母亲忙问具体方法,苏耽说:"只要用一升井水,二片橘叶,煎汤饮服,就可治愈瘟疫。"母亲将信将疑。次年果然疫情暴发,远近乡亲前来求救,母亲按照儿子交代的方法施治,救人无数。

橘井流芳,又称橘井流香、橘井泉香。故事中,苏耽得道成仙,预测疫病流行,颇具神话色彩,实不可信。然而以传说形式来赞誉苏耽,正是古代百姓对医家高尚医德和精湛医技的赞美和期盼。井水橘叶,简而易得,但疗效极佳,正是中医学取材于自然药物防治疫病的形象描述,也生动反映了广大民众对祛病除疫的强烈愿望。

我国这次新冠疫情能在较短时间内取得保卫战、阻击战的胜利,与中医中药的深度介入、积极作为密不可分,正可谓"橘井流芳谱新篇"。

(二)"悬壶济世"献大爱

南朝宋范晔《后汉书·方术列传·费长房》记载:"费长房者,汝南人,曾为市掾。市中有老翁卖药,悬一壶于肆头,及市罢,辄跳入壶中,市人莫之见,唯长房于楼上睹之,异焉……长房遂欲求道,随从入深山,翁抚之曰:'子可教也。'遂可医疗众疾。"

相传汉代,河南有个管理市场的小官费长房,经常看到有位长者,手持竹杖,上挂葫芦,在集市上行医卖药。天黑市散之后,只见壶公一下跳入葫芦中,集市上的人无法看见,但费长房在楼宇之上观得此状颇觉奇怪,便择机好酒好菜款待之。壶公推测费长房有拜师之意,就带他进入葫芦中,只见葫芦里别有洞天,宛若仙境。费长房立刻拜老人为师。多年后,老人突然离去,费长房利用学到的医学知识,也开始挂起葫芦行医卖药。正是由于这个充满传奇色彩的医学掌故,后人就将行医治病称为"悬壶济世"。

众所周知,汉时《黄帝内经》《难经》《神农本草经》《伤寒杂病论》等经典医籍已先后问世,中医理论体系初步奠定。这个故事让我们了解到,早在秦汉时期,民间拜师学医已较常见,"不为良相,便为良医",确是千百年来知识分子的择业取向和理想。此外,这一典故还告诉我们,"悬壶"行医的目的,是为了"济世"治病。用悬壶济世来指代行医治病,体现了这种医者仁心的人文精神。这次医护人员无私无畏抗击新冠肺炎,也是这种人文风尚的进一步弘扬与延续,正可谓"悬壶济世献大爱"。

(三)"杏林春暖"满人间

东晋葛洪《神仙传》记载:"奉居山不种田,日为人治病,亦不取钱。重病愈者,使栽杏五株,轻者一株,如此数年,计得十余万株,郁然成林。"

董奉,是与张机、华佗齐名的三国名医,从小勤奋学医,长大后医术高明。董奉曾来到南昌行医,定居庐山,为人治病,不收分文,只要求病家种杏树作为劳酬,治好重病栽5棵,治好轻疾栽1棵。几年下来,山上的杏树竟然有十多万棵,远远望去,郁郁葱葱,茂密成林。董奉还用杏子换粮食,来救济贫苦民众。

这个故事,虽有神话色彩,但董奉为人治病、分文不取的高尚医德,至今仍传为美谈。由此"杏林"也渐渐成为医界的代称。不少医生钟爱"杏林"之称,以杏自喻,以杏自号,以杏为颂语,以杏为书名,如《杏林发微》《杏林心悟》《杏林散叶》等。许多患者感恩医生,赠送匾额、锦旗上也喜用"杏林春暖""誉满杏林"等颂词。人们喜爱"杏林",爱的正是救死扶伤、施药济贫的杏林精神。

这次抗击新冠疫情的战役中,医护人员逆行驰援疫情重灾区,不顾个人安危,唯求救治病患,其情可嘉,其志可铭。在新冠疫情全球蔓延之时,我国多支医疗队又支援国际社会,共同抗疫。新冠病毒是全世界人民的共同"敌人",我国医护人员所表现出跨越国界的"医乃仁术"的风范,可谓"杏林春暖满人间"。

传统养生之道与现代健康生活

（四）"灵兰秘典"彰续篇

《素问·灵兰秘典论》记载："黄帝问曰：'愿闻十二藏之相使，贵贱何如？'岐伯对曰：'悉乎哉问也！请遂言之。'……黄帝乃择吉日良兆，而藏灵兰之室，以传保焉。"

"灵"，即灵台。"兰"，为兰室。灵台和兰室是黄帝藏书的地方。此典故源于《黄帝内经》，讲的是黄帝把问岐伯的"十二藏之相使"全文，择吉日藏于灵台和兰室，严加保管，以传后世，故以《灵兰秘典论》为篇名，意为珍藏于灵台和兰室的经书秘籍。元李杲撰《兰室秘藏》，书名"兰室"，取《素问·灵兰秘典论》"藏灵兰之室"一语，暗指其所载方论有珍藏价值。随之"灵兰"亦渐为中医之别称。已故国医大师裘沛然先生曾作诗云："焰续灵兰绛帐开，神州佳气拂兰台，老夫头白豪情在，要看东南后起才"，表达对中医药事业不懈奋斗的豪情壮志及对后继之才的殷切期盼。笔者曾于十余年前草拟自勉楹联，由俞尔科先生题写后挂于陋室："村野人略知本草单方，花甲至稍悟灵兰秘典。"

中医药学是中华文明的瑰宝，凝聚着中华民族的博大智慧。近年来，国家不断出台政策法规，支持中医药事业发展，要求遵循中医药发展规律，传承经典，守正创新，加快推动中医药事业和产业高质量发展，推动中医药走向世界，充分发挥中医药防病治病的独特优势和作用，为建设健康中国、实现中华民族伟大复兴的中国梦贡献力量，正可谓"灵兰秘典彰续篇"。

（五）"防微杜渐"治未病

《后汉书·丁鸿传》记载："若敕政责躬，杜渐防萌，则凶妖销灭，害除福凑矣。"东汉和帝时期，窦太后听政，外戚窦氏兄弟擅权，大臣丁鸿上书和帝，建议趁窦氏兄弟权势未盛之时，及早制止，以绝后患。

联系医学防治疾病，"防微杜渐"与中医学"治未病"思想一脉相承，体现了预防为主的根本原则，倡导在疾病未发或轻浅之时即进行或防或治。诚如《素问·四气调神大论》所言："圣人不治已病治未病。不治已乱治未乱，此之谓也。夫病已成而后药之，乱已成而后治之，譬犹渴而穿井，斗而铸锥，不亦晚乎？"治病如治国，用药如用兵，防患于未乱，防病于未然。若等到病重了才用药治疗，等到国乱了才设法治理，犹如口渴了才去动手挖井、对阵了才去铸造武器，不是已经晚了吗？正所谓"禁微者易，救末者难"。

"防微杜渐"的典故，《黄帝内经》"治未病"的警言，都启示我们，隐患必须及时清除，以免酿生更大的祸端。疾病必须及早治疗，以免对身心健康带来更大的危害。不良的思想及不端的行为，也必须及早警觉、及早阻断，以免酿成更大错误。可见，治病、修身与治国的道理是相通的。

（六）"刮骨疗毒"除病根

据《三国志·蜀志·关羽传》记载："羽尝为流矢所中，贯其左臂，后创虽愈，每至阴雨，骨常疼痛。医曰：'矢镞有毒，毒入于骨，当破臂作创，刮骨去毒，然后此患乃除耳。'羽便伸臂，令医劈之。时羽适请诸将饮食相对，臂血流离，盈于盘器，而羽割炙引酒，言笑自若。"

三国名将关羽曾被乱箭所射中，穿透了他的左臂，后来伤口似乎已痊愈，但每到阴雨天时，骨间常有疼痛之感。医生（华佗）认为箭上有毒，其毒已渗于骨面，需要刮骨去毒，才能根除。关羽闻及此言，便伸出手臂让医生处理，当时其正与诸位将领一起喝酒，手臂鲜血淋漓，因大量出血而漫出盛血的盘子。但是，关羽却依然不动声色，喝酒吃肉，谈笑如常。

小说《三国演义》为了彰显文学效果，借用《三国志》史料记载，把这个故事渲染得活灵活现，神乎其神，正是为了突显关羽的英勇神武以及华佗的高超医术。

后世借用"刮骨疗毒"典故，常常用于比喻意志坚强，英勇无畏。当今社会大力倡导改革开放、反腐倡廉，也正需要这种刮骨疗毒、壮士断腕的无畏精神。用于医学上，刮骨疗毒可比喻治病求本、治病治根的基本原则，对医家、病家均有警示意义。

（七）"对症下药"守气宜

《三国志·魏志·华佗传》记载："府吏倪寻、李延共止，俱头痛身热，所苦正同。佗曰：'寻当下之，延当发汗。'或难其异，佗曰：'寻外实，延内实，故治之宜殊。'即各与药，明旦并起。"

华佗为东汉末年三国初期的名医。有一天州官倪寻和李延都病了，找到华佗诊治。两人都是头疼发热，所患症状雷同，但华佗开出了不同的处方。两人深感疑惑，华佗便作了解释：倪寻是外感风寒，外实之证；李延是内伤饮食，系内实之证。因两者病机不同,故立法处方也不同。

后世根据上述华佗治病的典故引申出"对症下药"一词,意思是医生必须针对患者的病症病机来处方用药。后又比喻针对事物的问题所在、本质所在,采取有效措施。

中医治病讲究"辨证论治",其"证",不仅指机体发病所表现出来的症状与体征,更重要的是通过对症状、体征等的辨析寻求其病机(疾病本质)所在。《素问·至真要大论》曰:"审察病机,无失气宜,此之谓也""谨守病机,各司其属,有者求之,无者求之,盛者责之,虚者责之,必先五胜,疏其血气,令其调达,而致和平,此之谓也"。《黄帝内经》所言"气宜",一般认为即指病机。无论有些病症的或有或无、或盛或虚,都要深入探究、仔细寻求其病机所在而后治之,方能达到安五脏、调气血、令调达、致和平的目的。

(八)"良药苦口"利于病

《韩非子·外储说左上》载:"夫良药苦于口,而智者劝而饮之,知其入而已己疾也。忠言拂于耳,而明主听之,知其可以致功也。"《孔子家语·六本》曰:"良药苦于口而利于病,忠言逆于耳而利于行。"

韩非子是先秦时期法家的代表人物,其善于用比喻手法来阐述己见,曾用苦药利于治病的道理来劝诫君王听从逆耳谏言,说道:有效治病的药物吃在口中是苦的,但聪明人会主动喝下去,因为他们知道这些药可以治好自己的病。劝阻君王改正缺点的话语,听起来不顺耳,但圣明的君主会采纳这些忠告,因其可以使国家治理的更好,使自己更有作为。

内服汤药是中医治病应用最早的一种方法,之所以能沿用至今,是因为这种剂型组方灵活,适应中医辨证施治的需要,但其不足之处在于大多汤药味苦难吃,这就是"良药苦口"的由来,其又常与"忠言逆耳"对仗并称。良药虽然味苦,但对治病康复有利;忠言虽然刺耳,但对修德养性有用。自古以来,凡有大作为者多从善如流,善于听取虽然尖锐但却有益的批评,由此做出明智之举而获得成功。

其实一个人活在世上,能够得到贤明之人的批评是一件幸事。殊不知,批评一个人是需要勇气和甘冒风险精神的。因不少人不仅不愿听取批评意见,甚至将他们当成仇人。正因如此,贤者只会对值得批评的人提出劝告。同理,对于讳疾忌医之人,再高明的医生也会束手无策。

(九)"君子三戒"皆养生

《论语·季氏》云:"君子有三戒:少之时,血气未定,戒之在色;及其壮也,血气方刚,戒之在斗;及其老也,血气既衰,戒之在得。"

《论语》是记录孔子及其弟子言行的一部书,是儒家最重要的一部经典著作,大致成书于战国初期,书中也有关于养生之道的论述。君子,泛指才德出众的人。三戒,是孔子对于人生"少之时""及其壮""及其老"三个不同年龄阶段应警戒之事的归纳。年轻之时,血气未定,必须时刻戒备不可贪图情色;年长之时,血气方刚,必须时刻戒备不能争强好斗;年老之时,血气已衰,必须时刻戒备不要过于贪得。

传统养生学历来均很注重阶段养生,青少年、中壮年、老年,是人随着年龄增长而经历的三个阶段,有着不同的生理特点与心理特征,以及个性特点和喜好选择。孔子"三戒"之说与中医养生之道颇为切合,对于人们的养生保健活动有着现实的参考价值,备受后世推崇。

君子应有三戒。若能深切领悟"三戒"之理,遇事拿得起放得下,定可避免诸多烦恼,从而有助于心神安宁、形神康健。

(十)"日出而作",返璞归真

《帝王世纪·击壤歌》载:"日出而作,日落而息……"

传说远在尧帝时期,有一位年近九旬的老人,一边悠闲地做着投击土块的游戏("击壤"),一边唱着这首歌:"日出而作,日落而息。凿井而饮,耕田而食。帝力于我何有哉。"意思是说:太阳升起就出去劳动,太阳下山就回家休息。自己挖井来饮水,自己耕种来吃饭,皇帝的威力对我来说也没有什么!听罢这首民谣,一幅民风淳朴的太平景象跃然现于眼前,怡然自得,无忧无虑,让我们真切地感受到先民与天地自然和谐相处的原始生活。

"日出而作,日落而息",体现一种最淳朴的天人合一的生活理念。作为中医经典著作之首的《黄帝内经》,处处体现着天人相应、顺应自然的医学理论和养生道术。《素问·上古天真论》有"美其食,任其服,乐其俗,高下不相慕,其民故曰朴"之论,指出其是上古之人能百岁而动作不衰的奥秘所在,强调生命运动应保持天性自然之真,而切忌过快的生活节奏和被人为的因素干扰。

昼夜节律对人体的影响,即中医学的时空观认为,昼为阳,夜为阴,阴阳消长呈周而复始的节律变化。人们的作息习惯应该顺应昼夜阴阳变化的规律。这一观点与现代医学所倡导的生物钟学说大体吻合。

现今之人,虽不能完全做到"日出而作,日落而息",但按时作息则是起居养生的基本要求。眼下的年轻一代往往长期熬夜,日夜颠倒,终日与电脑、电视、手机为伴。长此以往,必然会不同程度地影响身心健康。在此,我们真切期望青年朋友应以健康为重,慎之又慎。

(十一)"流水不腐",形气亦然

《吕氏春秋·尽数》曰:"流水不腐,户枢不蠹,动也,形气亦然。"

秦国宰相吕不韦所编撰的《吕氏春秋》,是一部类似当今百科全书式的传世巨著,书中载有不少颇具价值的养生名言警句。所引原文意思是说,流水之所以不会腐臭,门轴之所以不为虫蛀,都是因为它们经常流动、活动的缘故。人的形体、精气也是如此,也需要经常运动。

保健运动(非竞技运动)可使人体气血流畅而不致发生瘀滞,有益于身心健康。脾主四肢,肢体活动又能增强脾胃消化吸收功能,使后天之本不衰,气血生化有源。传统的养生功法,如太极拳、八段锦、易筋经、五禽戏等多为有氧运动,注重练气凝神,舒筋活络。持之以恒,必有保健养生、延年益寿的功效。

验之于当今社会,因缺乏必要的体力劳动和体育运动而影响身心健康者比比皆是,尤其是从事脑力劳动的白领阶层、高管精英等,终日端坐于办公桌前,常年文山会海,平素以车代步,以致肢体不健,精神不振,甚或形体发胖,气血瘀滞,变生疾病,中医学多称其为"形盛气衰"。事实上,工作再忙,压力再大,只要持有"流水不腐,户枢不蠹"的理念,就会挤出时间运动。推荐上班途中的以步代车,空隙时间的适当活动,工作间隙的拉伸导引等,均可因人、因时、因地而为。

(十二)"增水行舟",寓泻于补

清吴瑭(吴鞠通)《温病条辨·中焦篇》记载:"……三者合用,作增水行舟之计,故汤名增液,但非重用不为功。"

《温病条辨》创制"增液汤"，该方有玄参、生地黄、麦冬三种味甘性寒质润的中药组成。三者合用，意在"增水行舟"以通利大便，但方中药物的剂量必须加倍方能起效。

船的正常运行以充足的河水流量为前提，若江河水流减少，水位变浅，船就无法正常行驶而致搁浅。人体肠道对大便的排泄亦如行舟一样需要津液的承载与润滑。中医临床治疗阴虚肠液干枯、大便秘结不畅时，受到"增水行舟"自然之象的启发，采用滋阴增液而润肠通便的方法。肠液增多，大便自然通畅，中医学称其为"以补药之体，作泻药之用"，即此法既能养阴生津以补正，又能润燥通便以泻实。

借用自然之象来指导疾病治疗，即援物（取象）比类法，系中医学的重要思维特征之一，用之解释相关治法的妙用，具有生动形象、朴素易懂的特征。意象思维在具体的中医临证实践中，需要医家根据自然之象的特点形成自己的思辨特色。无论是古代医籍记载，还是现代临证实践，针对相同疾病和症状，不同医家所选择的治疗方法各异，治疗效果也有高下之别。究其原因，主要是不同医家对于临床上各种类象的理解有所不同。在这方面，古代医家为我们提供了颇多参照。如提壶揭盖、逆流挽舟、釜底抽薪、急开支河、蓄鱼置介、坚壁清野、围师必阙等，都是极为精妙的具有意象特征的范例。

（十三）"急开支河"，利尿实便

清代医家吴瑭《温病条辨》有四处明确提出用"急开支河"之法以治泄利之证。如是书卷二第八十七条指出："以四苓散分阑门，通膀胱，开支河，使邪不直注大肠。"第九十二条辨治"湿温下利，脱肛，五苓散加寒水石主之。"作者注"急开支河，俾湿去而利自止"。

"开支河"本是水利学用语，意为通过开支河的方法以减轻主河道的流量，从而实现稳定水流的目的。清代医家吴瑭借用此象此理，用以治疗痢疾泄泻等病症。对于水泻如注者，"急开支河"可以分流其势，以减轻泄利症状，并实现彻底治愈的用药思路。

《温病条辨》论治泄泻之证，每施以开塞并用之法。如是书卷三第四十一条，用香附旋覆花汤治时邪与里水相搏之证时，即指出："茯苓薏仁开太阳而合阳明，所谓治水者必实土，中流涨者开支河之法也。"强调"治水与血之法，间亦有用通者,开支河也;有用塞者,崇堤防也"。开太阳(足太阳膀胱经),即利小便以开支河;合阳明(手阳明大肠经),即实大便以崇堤防。

中国自古就有大禹通过"岷山导江,东别为沱"以治水患的传说。这种文化烙印镌刻在中医治则治法领域,给历代医家"开支河以泻涨水"的启示,也正是据象类推思维模式的深刻再现。

(十四)"提壶揭盖",开上通下

提壶揭盖法,最早出自金元时期著名医家朱丹溪的医案,该案记载:"一人小便不通……此积痰在肺,肺为上焦,膀胱为下焦,上焦闭则下焦塞。如滴水之器必上窍通而下窍之水出焉。以药大吐之,病如失。"在《丹溪心法·小便不通》论治小便不通时,丹溪指出:无论用补气、补血药,还是用化瘀、化痰药,都应配伍探吐药"先服后吐""气升则水自降下,盖气承载其水也"。

由此可知,"提壶揭盖"一法,朱丹溪最初用意是专为探吐以利尿而设,将之比作滴水之器,闭其上窍则下窍不通,开其上窍则下窍必利。后世医家则进一步引申此法,扩展至用宣通肺气之法来治疗小便闭塞不通的癃闭,由此充分体现了意象思维运用过程中的灵活性和多义性。

后世医家张山雷在《脏腑药式补正·膀胱部》亦言:"唯开展肺气,以通水之上源,则上窍通则下窍自泄。如一壶之水,仅有在下一窍,则虽倾之而滴水不流,必为之开一上窍,则下窍遂利,此所谓下病求之于上者也。"临床上,提壶揭盖、开上通下的治法思路,也不局限于宣肺气以利小便,如宣肺气以通大便(肺与大肠相表里),甚或通大便以泻肺热之法,均为上病治下、下病治上的扩展运用。

古代医家通过对自然现象的观察和体悟,逐步形成许多极富生活趣味与医学哲理的治病思路,值得我们发掘研究及发扬光大。

(十五)"釜底抽薪",攻下泄热

釜底抽薪,语出北齐魏收《为侯景叛移梁朝文》"抽薪止沸,剪草除根"。此计原用于军事,成书于明清的兵书《三十六计》中的第十九计即为"釜底抽薪",是指对强敌不可用正面作战取胜,而应该避其锋芒,削减敌人气势,再乘机取胜的谋略。三国时曹操与袁绍征战,若正面交锋,曹操永远无法击败袁绍,而曹操的高明之处,是先烧了袁军的粮仓,断了袁军的补给,遂致袁军大败,此战即是釜底抽薪的有名战例。

用药如用兵。釜底抽薪也成为中医通腑泄热的治法。比喻若出现高热,大汗淋漓,大便不通,脘腹痞满,腹痛拒按,甚或潮热谵语,舌苔黄糙起刺,脉滑实等症,辨证为实热内结者,用仲景《伤寒论》大承气汤峻下热结,达到通腑泄热之目的,后世医家谓仲景此法即是"釜底抽薪"。犹如锅下柴多火旺,抽去柴薪方可火减热退。中医将通腑泄热之法喻为釜底抽薪,生动形象,当属意象思维之列。临床上,治疗火热上炎、腹满便秘病证时,若仅用黄连、黄芩等苦寒清热之品,不注重大黄、芒硝等苦寒攻下之药,古人对此也有喻语:"与其扬汤止沸,不若釜底抽薪"。

联系当今临床,治疗高热患者,无论是感染性的或非感染性的,只要患者正气尚盛,耐得攻下,仲景承气汤类化裁治之,大多可获效。可惜现代中医既少机会、也缺乏胆量去验效,去担当,不亦哀哉!

(十六)"范进中举",喜极神乱

《儒林外史》中所载的范进中举的故事,可谓妇孺皆知。故事中的范进,自20岁始屡试不中,苦苦挣扎,郁郁寡欢。邻里的讥讽,尤其老丈人胡屠户的责骂,早已成为他的家常便饭。范进内心压抑着一股不平之气,表面上自安卑微,自甘屈辱,内心热切盼望中举的范进,直至54岁高中举人之时,那种多年郁结的怨愤和悲哀,无法言表的喜悦和激动,一并瞬间爆发而出,使他难以承受,终至喜极而疯。颇有趣味的是,平素范进最害怕的老岳父狠狠打了他一巴掌,竟然令其疯病不药而愈。

故事中的范进何以突然发疯?屠户给他的一记耳光何以能却病如神?个中原因可用中医理论予以解释。中医学认为,喜、怒、思、悲、恐五志与心、肝、脾、肺、肾五脏密切相关,其中心在志为喜,过喜伤心。范进中举,暴喜狂喜,以致心神涣散致疯。肾在志为恐,按情志相胜之法,水(肾在五行属水)能胜火(心在五行属火),即恐能胜喜。范进突遭素来所畏惧的老丈人的挥拳恐吓之后,狂喜状态因此得以抑制、平复,疯病霍然而愈。

中医学告诫我们,七情六欲虽是人生而俱来的情愫与念望,但应把情绪控制在正常范围之内,才有助于身心健康。一旦因情志波动而致病后,切不可沉溺其中,而应该设法情志转移,以情治情。

传统养生之道与现代健康生活

(十七)"杯弓蛇影",疑由心生

东汉应劭《风俗通义》中载有"杯弓蛇影"这样一则故事。说其祖父应郴曾任县令,于夏至那天请主薄(相当于现代的秘书长一类职务)杜宣来家喝酒。杜宣发觉杯中似有蛇样之物,既害怕又厌恶,但在上司面前又不敢不喝。当天回家后,便觉胸腹痛若刀绞,纳呆困乏,以致羸弱不堪,久治不愈。有一天应郴有事路过杜宣家时,便上门探望,问及起病之因,杜宣如实相告。应郴回到自家客厅后,反复思考,无意间回头看见北墙上悬挂着一张红色弓弩,心想一定是弓的影子倒映在杯中。于是派人将杜宣请到家中原来喝酒的地方,摆上酒杯,蛇影在杯中再现,便对杜宣说"此壁上弩形耳,非有他怪"。杜宣就此解开心结,疾病也因此而愈。由此后世多用"杯弓蛇影"来比喻疑神疑鬼的自相惊扰。

精神紧张会影响人体内分泌环境,引起机体功能紊乱,产生各种症状,导致多种疾病。当然,精神情志既可以致病,如中医病因学中的五志致病说、七情内伤说中均有详尽辨析。精神情志也可治病,如中医治疗学中的情志相生法、移精变气法中有大量应用。同理,心理暗示,既可以导致疾病发生,也可以用于疾病治疗。《苏沈良方·养生论》有云:"安则物之感我者轻,和则我之应物者顺。外轻内顺,而生理备矣。"人们在精神情绪安和的情况下,能提高对外界刺激的适应能力,外界对机体的不良影响即可减轻,人的内心对外界刺激的影响也会顺畅。外轻内顺,从而保持气血平和、脏腑协调,这才是符合生命常理的养生之道。

(十八)"怒发冲冠",心肝气逆

怒发冲冠作为一个成语,出自《史记·廉颇蔺相如列传》。相传战国时期的赵王,拥有一块称之为和氏璧的宝玉,秦昭襄王听说后想占为己有,便派人去赵国,说其愿以十五座城池来换取此玉。当时秦国强大,赵王只能答应,遂派遣蔺相如携和氏璧去秦国交换城池。谁知秦王从蔺相如手中拿到和氏璧后,则绝口不提换城之事。于是蔺相如假托要告知秦王璧上的瑕疵,将该玉要了回去。"相如因持璧却立,倚柱,怒发上冲冠",大声呵斥,"臣观大王无意偿赵王城邑,故臣复取璧。大王必欲急臣,臣头今与璧俱碎于柱矣!"秦王虽很生气恼怒,但怕撞坏宝玉而不敢轻举妄动。后来蔺相如更是趁秦王不备之际,派人连夜将和氏璧送回赵国。这便是历史上著名的"完璧归赵"的故事。

精神情志状态对于人的生理功能、形体官窍有着极大的调控和支配作用,诚如《素问·灵兰秘典论》所云:"心者,君主之官,神明出焉。"又如三国时期嵇康《养生论》所言:服用发汗之药,有时还未必有效,但惭愧之心一起,则不免大汗淋漓;早上不吃饭就会饥肠辘辘,但曾子因母亲亡故而极度悲哀,七天不进食也无饥饿之感;晚上不给睡觉,定会昏沉欲睡,但内怀忧愁忧伤,则彻夜不能安寐。由此说来,"精神之于形骸,犹国之有君也。神躁于中,而形丧于外,犹君昏于上,国乱于下也"。可见,精神养生是何等重要。要使身体安泰康健,就应保持精神情志的清静虚无,尽量避免被外物所困惑、所激荡。

(十九)"讳疾忌医",终酿大错

《韩非子·喻老》记载:战国时期名医扁鹊去见蔡桓公,站立片刻后便说:"君有病,病尚在皮肤,不治将深。"蔡桓公则言我无病,且在扁鹊离开后讥议:"医之好治不病以为功。"过了十来天,扁鹊又去见桓公时说:"君有病,病已至肌肉,不治便深",恒公不予理睬。又过了十来天,扁鹊再去见桓公时说:"君有病,病已转入肠胃,不治更深",桓公依然不理不睬。又过了十来天,扁鹊再次去见桓公,一望而转身便走。桓公派使者追问扁鹊,扁鹊说:"疾在腠理,汤熨之所及也;在肌肤,针石之所及也;在肠胃,火齐之所及也;在骨髓,司命之所属,无奈何也。今在骨髓,臣是以无请也。"五天后桓公遍身疼痛,遂派人寻找扁鹊,方知扁鹊已逃往秦国。不久桓公便一命呜呼。

这则故事中,蔡桓公不听忠告,不听规劝,最终酿成大错而追悔莫及。鲁迅在《且介亭杂文末编·立此存照》中写道:"患者浮肿,而讳疾忌医,但愿别人胡涂(糊涂),误认他为肥胖。"事实上,疾病在初期阶段往往难以发现。在疾病面前,应该善于听取医生的嘱咐而及时治疗。同理,在错误面前,也应该勇于听取别人的意见而及时改正。这种面对疾病、面对错误而不回避、不掩饰的态度,才是趋利避害的正道。

(二十)"病有不治",有技难施

《史记·扁鹊仓公列传》:"病有六不治:骄恣不论于理,一不治也;轻身重财,二不治也;衣食不能适,三不治也;阴阳并,藏气不定,四不治也;形羸不能服药,五不治也;信巫不信医,六不治也。有此一者,则重难治也。"虽有良医,却难以治好疾病,有六种情形:一是患者为人狂妄骄横,不可理喻,自以为是,怀疑一切,不肯接受医生建议。二是患者轻身重财,缺乏真诚的求治心,不肯花费必要的钱财与时间配合治疗。三是患者衣着饮食不能调适,生活起居没有规律,故而治病难以奏效。四是患者阴阳之气逆乱,脏腑功能不定,医生无从判断疾病所在。五是形体羸弱,药食不进,病情深重,治疗难以实施。六是迷信巫术,不信医道,有了疾病往往求神占卜而不去寻医问药,以致延误病情难以获救。

治疗疾病,需要医生与患者的互相配合。有病而不遇良医,疾病不能医好;遇良医而患者不能积极配合,疾病也难以医治。上述六种病不治的情形中,阴阳逆乱、藏气不定、形羸不能服药,本属病情深重所致。衣食不能调适,或因家境贫困、生活随意所致。然而,狂妄骄恣、不明事理、轻身重财、不信医术等均涉及患者主观意志。患者能遇良医本是幸运,却不能充分利用之、信任之,使可愈之病不能得愈,让人尤为惋惜。作为医生,愈病之术本就有限,若遇上不能配合的患者,不免多了一重有技难施的感叹。

二 中医谈五官、五体

眼、耳、鼻、口、舌,在中医理论中合称为"五官",分别为五脏之"开窍"。需要说明的是,舌为肌性器官,本非为窍,在中医藏象学说五脏开窍理论中亦作一窍(心开窍于舌)。

皮、肉、筋、骨、脉,在中医理论中合称为"五体",分别为五脏之"所合"。同样是中医藏象学说中不可或缺的内容。

(一) 中医谈五官——眼

眼,即眼睛,古称目、精明、命门,是"视万物、别白黑、审短长"的重要器官,也是中医临床望诊、察神的重要部位。两目炯炯,双眸黑亮,正是精充气足神旺的象征;目光呆滞,珠转不润,则是精亏气弱神衰的表现。眼能传神,平送秋波,用来形容恋人之间的深情传递;慈眉善眼,多用来描绘心地善良者的眼部形神;贼眉鼠眼,则多用来代指心怀鬼胎者的特殊眼貌。

1. 眼的生理功能

(1) 主司视觉 眼具有视万物、辨形状、别颜色的重要功能。《黄帝内经》指出眼的视觉功能正常,主要有赖于肝的气血的濡养,即所谓"肝和则目能辨五色矣"。清代《医宗金鉴》直言眼为视觉器官:"目者,司视之窍也。"目盲,则目视万物的功能就不能发挥。

(2) 传递心神 眼可传神,眼睛是心灵的窗户。清代《寿世传真》指出:"目乃神窍。"因此,望眼神是中医临床望诊中推测神之旺衰、有无、真假的重要内容之一。眼睛活动灵敏,精彩内含,谓之"有神";眼无精彩,目暗睛迷,谓之"无神";若患者原本精涸气弱神衰,而目光突然出现转亮,谓之"假神",乃"回光返照"之危象。

2. 眼与全身脏腑的联系

眼与脏腑有着广泛的生理联系,早在《黄帝内经》就有专论:"五脏六腑之精气,皆上注于目而为之精,精之窠为眼,骨之精为瞳子,筋之精为黑眼,血之精为络,气之精为白眼,肌肉之精为约束。"意为:五脏六腑的精华物质,均为向上濡养眼睛,而使其能精明视物。脏腑精华所聚之眼,其中,肾精(肾主骨,故为"骨之精")充养瞳孔,肝精(肝主筋,故为"筋之精")充养黑眼,心精(心主血,故为"血之精")充养内外眦血络,肺精(肺主气,故为"气之精")充养白眼,脾精(脾主肌肉,故为"肌肉之精")充养约束(眼睑)。

中医理论据此而创建"五轮学说":眼胞属脾,名为肉轮;内外眦血络属心,名为血轮;白眼属肺,名为气轮;黑眼属肝,名为风轮;瞳神属肾,名为水轮。

(1) 肝开窍于目 眼的视觉功能,虽与五脏六腑之精气充养目系有关,但主要依赖肝所藏之血的濡养。

《黄帝内经》有"肝受血而能视"之说。明代眼科专著《审视瑶函》更明确地指出:"夫目之有血,为养目之源,充和则有生发长养之功而目不病。少有亏滞,目病生矣。五脏六腑精华,皆从肝胆发源,内有脉道孔窍,上通于目为光明。肝气升运目,轻清之血,乃滋目经络之血也。"

(2) 心之使为目 ①心主行血。心气的推动是血液运行的原动力。眼睛发挥其视万物的作用,主要有赖于心主行血和肝主藏血的濡养。心气旺盛,则心血充足,目得血之濡养,而维持正常的视觉功能。②心主神志。人的精神意识、思维活动等均由心神所主,且可反映于眼睛,故《黄帝内经》有"目者心之使也,心者神之舍也"的说法。

(3) 脾升清养目 脾主运化,主升清。脾通过其运化、升清作用,将精微物质升运于目,使目发挥其精明视物的作用。若脾虚,不能将清阳之气升运于目,目失濡养,可致视物昏花,青盲夜盲;若眼睑失养,则可见眼睑垂闭,抬举无力。

此外,脾主统血。目中血液的运行也与脾的统摄作用密不可分。脾统摄血液功能正常,则目中血液循环正常,不致外溢。若脾气虚弱,统摄失权,可致眼部出现出血疾患。

(4)肾藏精涵目 眼,成之于精,亦用之于精。肾精的盛衰关系到人体的生长壮老已,同样关系到眼的形成、发育与衰退。《黄帝内经》注意到:"年五十,体重,耳目不聪明矣。"人至五旬以后,渐趋耳不聪目不明,正是与肾中精气渐衰有关。

3. 眼与经络的联系

《黄帝内经》中指出:"十二经脉,三百六十五络,其血气皆上于面而走空窍,其精阳气上走于目而为睛。"说明眼与脏腑的密切关系是以经络为通道而实现的,由此而构成一个完整的系统,目在经络所输气、血、精、津的濡养下,维持其正常的视觉功能。

4. 眼睛病变的病因病机

引起眼睛病变的病因病机是多方面的,其中以风热外侵、疠气犯目、肝火上攻、肝血不足、脾虚气陷、肾精亏虚等为主。

(1)风热外侵 外感风热之邪,侵犯耳目,多见急性白睛红赤,痒痛兼作,畏光多泪。

若风热犯目,兼肝火内盛,内外交攻,则黑睛聚生翳障,状若聚星,伴有疼痛,畏光流泪等症。治宜疏风清热明目,可用银翘散、桑菊饮等加减。野菊花、密蒙花、青葙子、决明子等适量泡茶代饮,也有一定的预防和治疗作用。

(2)疠气犯目 外感疫疠之气,侵犯头目,多起病急骤,每由一目迅速传为二目俱病,多见患眼白睛红赤,痒痛畏光,或白睛溢血成点成片,重者可侵犯黑睛,使黑睛星翳簇生。疠气传染性强,易引起流行。治宜清热解毒、泻火凉血,尤其注意隔离,防治传染。

(3)肝火上攻 肝脉上行系目系,肝经气郁化火,气火升动,可上攻眼目。多见黑睛周围抱轮红赤,黑睛上星翳点点,疼痛羞明;或见眼珠胀痛,视力骤降,伴头痛如劈、恶心呕吐,瞳孔散大,瞳内呈绿色的"绿风内障"。严重者,可发生暴盲。凡肝火上攻而致目疾者,多伴见面红、头痛、易怒等症。治疗可用龙胆泻肝汤加减。

（4）肝肾阴虚　肝为藏血之脏而开窍于目。肝阴血不足，不能上荣于目，则可出现视力减退，两目昏花，或为夜盲；若肝肾阴虚，不能上滋于目，目失所养，临床可见两目干涩，视物模糊，重则晶体浑浊，发为云翳内障。治疗可用杞菊地黄丸等。

（5）脾虚气陷　脾虚为气血生化之源。脾虚，水谷精微化生不足，清阳不升，水谷精气不得上荣于目。多表现为眼睑下垂，无力抬举。亦表现为视物昏花，目眩，易于疲劳，不耐久视等症。也可表现为冷泪常流。治疗可用人参健脾丸、补中益气丸等。

（二）中医谈五官——耳

耳，又称"听户"，位于头面部两侧，左右各一，相互对称。因其位居头侧，犹如屋笼之窗户，故古称"窗笼"。

关于耳的形状结构，清代医著《血证论》指出："肾开窍于耳，而肾脉却不能上头，肾与心交，假心之府小肠之脉，上贯于耳，为司听之神所居，其形如珠（此指耳膜），皮膜包裹真水，是为神之所出，声之所入，内通于脑，为空虚之府，他物不得而扰之。"

1. 耳的生理功能

（1）司听觉　主司听觉是耳的主要生理功能。耳为听会，主纳五音。听会，指感知声音的聚会处。五音，泛指各种声源。耳有会聚声音的特殊结构与功能。宋代医著《三因极一病证方论》将耳的司听功能归纳为"耳为听会，主纳五音，外侧宫商角徵羽，内则唏嘘呵吹呬"。

（2）主位觉、助平衡　耳具有主位觉、助平衡的生理功能。古代文献中虽无耳主位觉、助平衡生理功能方面的相关记载，但病理方面的论述却较为丰富。《黄帝内经》指出："髓海不足，则脑转耳鸣，胫酸眩冒，目无所见，懈怠安卧。"金元医著《丹溪心法》指出："眩者，言其黑晕旋转，其状目闭眼暗，身转耳聋，如立舟船之上，起则欲倒。"清代医著《类证治裁》指出："头为诸阳之会，烦劳伤阳，阳升风动，上扰巅顶，耳目乃清空之窍，风阳旋沸，斯眩晕作焉。"这些论述都是对耳主位觉、助平衡功能失调后，各种病理表现的相关论述。

2. 耳与全身脏腑、经络的联系

（1）肾开窍于耳　①耳司听觉。其功能的发挥主要依靠精、髓、气、血的濡养，尤其与肾的关系较为密切。《黄帝内经》指出："肾气通于耳，肾和则耳能闻五音矣。"肾为先天之本，内藏五脏六腑之精。肾精充盈，髓海得养，则听觉灵敏，分辨力高；反之，肾精虚衰，髓海失养，则听力减退，耳鸣耳聋。托名华佗所作的《中藏经》则有"肾者，精神之舍，性命之根，外通于耳"的说法。②肾藏精，主骨生髓而汇于脑。如果肾气充足，则骨髓充满，耳部的骨性结构亦能正常地生长发育。脑为髓海，耳窍内通于脑，肾气强盛，脑髓充盈，则听觉正常。③随着肾中精气的盛衰盈亏，人的听力也发生相应的变化。婴幼之年，肾精充而未实，生而未盛，成而未盈，则听觉较弱，听声辨音能力差，且听而不远。青壮之年，肾中精气充盛，耳受精气充足，故听觉聪敏，听声遥远，辨别语声能力力强。垂暮之年，肾中精气逐渐衰少，耳之精气不足，故听觉渐衰，迟钝不灵，甚或听觉失聪等。此外，某些由于先天禀赋不足而出现耳聋耳鸣等症状者，亦与肾精不能上充于耳有关。

（2）心寄窍于耳　心开窍于舌，但由于舌无窍而寄于耳，所以又有心寄窍于耳之说，诚如唐代医著《备急千金要方》所说："心气通于舌，非窍也，其通于窍者，寄见于耳，荣华于耳。"临床上精神紧张、情绪波动等心神急剧变化可致耳鸣、耳聋暴作，从病因病机角度，印证了心神与耳窍之间的联系。

（3）脾升清濡耳　脾主运化，输布水谷精微，升清降浊，为气血生化之源，耳窍必赖其养，方能维持正常功能。耳为清阳之窍，喜清恶浊，性好清灵，故脾之升清降浊功能对于维持耳窍的清灵之性至关重要。脾胃强健，升降有序，清升浊降，耳得气血充灌，则听觉敏捷。

（4）耳为肺之用　清代医著《温热经纬》指出："坎为耳，故耳为肾水之外候，然肺经之结穴在耳中，名曰龙葱，专主乎听。"说明耳的听觉功能与肺有密切的联系。手太阴肺经之络会于耳中，金元医著《脾胃论》指出："耳者上通天气，肾之窍也，乃肾之体而为肺之用。"

（5）耳为众脉所聚　清代医著指出"在十二经脉中，除足太阳、手厥阴外，其余十经脉络，皆入于耳中。故凡一经一络有虚实之气入于耳中者，皆足以乱主窍之精明，而兼至聋聩"。

3. 耳的病因病机

耳生理功能的正常与否，与肾、心、肝、脾等脏均有密切关系。肾开窍于耳，

附篇

心寄窍于耳,脾胃升清濡耳。因此,引起耳病的病因病机也多与外邪入侵,脾、肾、肝胆等脏腑功能失常有关。

(1) 外邪入侵　①引起耳病的外邪,以热邪、风邪、湿邪为多。诸邪既可单独致病,亦可相兼为病。一邪单独致病者,以热邪居多。②数邪致病者,以风热、湿热为常见。如湿热入侵肝胆之脉,阻塞经络,壅滞气血,使耳部红肿胀痛,或鼓膜穿破流脓,脓多黄稠。如火毒炽盛者,甚至灼蚀耳后完骨,使耳根红肿剧痛,进而溃破流脓,常伴壮热、恶寒等症。治宜疏风清热解毒。

(2) 肝胆气逆　①肝胆主升发,喜条达。胆经有热,易上逆于耳而为病。胆经络于耳,肝胆互为表里,胆经的病变往往兼有肝经病变,常因气机上逆,闭阻耳窍而导致耳病。验之临床,情绪抑郁,内伤于耳;或精神刺激,肝火上炎;或暴怒伤肝气滞厥逆,均可阻塞脉络而产生气闭耳聋。②若肝胆气逆,升发太过,气火循经上冲,则头痛目眩、耳鸣暴聋;若肝血不足,不能循经上荣于耳,耳失所养,耳虚无闻。临床上眩晕、耳闭、耳鸣、耳聋、耳疮等均可从肝论治。治宜龙胆泻肝汤加减。

(3) 脾胃虚弱　脾胃共同运化水谷,化生水谷精气,脾主升清,将水谷精气上输至头面耳目。若脾胃虚弱,化生精微不足,且升清无力,头脑耳目失养,则见听力减退、耳鸣、眩晕等症。目前临床上用健脾补气升清法治疗虚损性耳病每有效验,为脾虚可致耳聋眩晕提供了有力的佐证。治宜人参健脾丸、补中益气丸加减。

(4) 肾精亏虚　肾藏精而开窍于耳。肾精充盈,经气上承,则耳聪目明。若因年迈体弱,或房劳过度,或劳倦内伤,或久病重病,以致肾精亏虚者,必致清窍失养,而致听力减退。此外,脑为髓海,肾生髓通脑,肾虚精亏,可致脑髓空虚,进而出现听力障碍,所谓"髓海不足,则脑转耳鸣"。治宜耳聋左慈丸加减。

(三) 中医谈五官——鼻

鼻,又称"明堂"(《黄帝内经》)、神庐(《东医宝鉴》)、天牝(《景岳全书》),为肺之窍,属"清窍"之一。

1. 鼻的生理功能

(1) 主司嗅觉　鼻为司臭之窍,具有司嗅觉、嗅气味、辨香臭的功能。早在《黄帝内经》就有"肺气通于鼻,肺和则鼻能知臭香矣"的描述。鼻之嗅觉灵敏与否,与肺气通利与否有关。肺气宣发肃降功能正常,鼻窍通利,则能知香臭。

（2）助喉发音 音由喉发出,喉对发音起共鸣作用,喉上通于鼻,与鼻同属肺系,故鼻有助喉发音的作用。若鼻为邪伤,窒塞不通,致声道不畅,声气受阻,则可见语声重浊。

（3）抗御外邪 鼻与自然界直接相通,为"气之门户"（《黄帝内经》）,亦为外邪侵袭机体之通道。正常情况下,鼻可以通过喷嚏而使邪外出。外感初期,邪居鼻内,正欲趋之,则往往见喷嚏频作。

2. 鼻与脏腑、经络的联系

（1）肺开窍于鼻 鼻在上,下连于喉,直贯于肺,协助肺而行呼吸之功,为肺之外窍。肺司呼吸,鼻下通于肺,而具有通气功能,不仅为呼吸之气出入的通道,又为邪气侵犯肺脏的通路。

（2）鼻准属于脾 脾胃属土,居于中央,鼻居面中,为清阳之气交会及一身血脉聚集之处,因此鼻为脾胃之外候。鼻为清气之道,脾气健旺,清升浊降,则清道通利而鼻窍通畅。

（3）鼻嗅赖于肝胆升发 肝胆互为表里,足厥阴肝经自下而上循喉咙之后,上入颃颡（鼻咽部）之窍,终于畜门（鼻前孔）。肝胆之热可上移于鼻,而导致鼻病。

（4）鼻窍赖肾以养 肾藏精,精生髓,髓通于脑,而鼻与脑相连,肾精通过脑髓滋养鼻窍。足少阴肾经与督脉相连,肾中精气循督脉通达于鼻。肾精充盛,循督脉贯脑入鼻,鼻得精气的濡养,而发育正常,功能正常。

3. 鼻与经络的联系

循至鼻部的经脉多是以阳经为主。尤其以阳明经与鼻窍的连属最为密切,《景岳全书·鼻》有"经络所至,专属阳明"之论。循行于鼻的经脉及从鼻旁经过的经脉有:足阳明胃经,其经脉循行至鼻根、外鼻;手阳明大肠经,其脉循至鼻孔;手太阳小肠经,其经循行至鼻根部;督脉,其经脉经头顶、额部,沿鼻梁下行至鼻尖,至于上唇。

4. 鼻病的病因病机

鼻为气体出入之门户,与五脏六腑均有联系。引起鼻病的原因不外两方面:一为外感六淫之邪;二为脏腑、经络气血阴阳失调,功能失常,累及鼻窍而致病。

（1）外感六淫 鼻为诸窍中与大气交流最多的一窍,故感受外邪的机会也最多。风、寒、暑、湿、燥、火等外邪易于侵袭鼻窍,导致肺气失于清肃,影响及鼻而见鼻塞、流涕、鼻痒、喷嚏、鼻腔干燥等症状。①风寒束肺,则鼻塞、流清涕。风热犯肺,则鼻塞、流黄浊涕。②燥邪袭肺,则鼻干而无涕。损伤络脉,则可引起鼻衄。③肺热盛壮,充斥内外,壅塞息道,则见呼吸气急、鼻翼煽动等症。④湿热内蕴脾胃,循阳明经脉上壅鼻窍而为病,偏于热重者,可见鼻准肌肤红赤。或见鼻腔黏膜红肿,流黄稠涕。

（2）**肺气虚弱**　肺主气,肺气具有濡养和滋润鼻窍的功能。肺气虚,失于宣肃,气血运行不畅,津液清化不利,鼻窍失于护卫、濡养,则发生鼻腔黏膜肿胀、鼻寒、喷嚏、流涕或者鼻内黏膜干枯、萎缩、结痂等症状。

（3）**肺经热盛**　肺胃素有郁热,再感风热邪毒;或肺经郁热,复感湿邪,均可引起鼻部皮肤糜烂、红肿、渗液、结痂,甚则化脓、发热、疼痛等病变。若肺火上熏鼻腔,灼伤脉络可发生鼻衄。

（4）**脾气虚衰**　鼻为血脉聚集之处,有赖于脾气的滋养。脾气虚弱,失于运化,则湿浊内生,导致鼻窍肌膜水肿,鼻流清涕等。脾虚无力统血,血不循经,易致鼻衄,而见鼻血渗渗而出,鼻黏膜色淡,反复发作,缠绵难愈。

（5）**湿热内蕴**　脾胃湿热亦可循阳明经脉上壅鼻窍而为病。①偏于热者,邪热壅滞气血,蒸灼鼻之肌肤与黏膜,可见鼻准肌肤红赤,或见鼻内黏膜红肿,流黄稠涕。②偏于湿盛者,湿热郁蒸,鼻孔边缘常潮红湿烂,或见鼻孔内黏膜肿胀,色淡红,涕多而色白。③胃火上蒸,壅遏鼻窍,燔灼肌膜,则鼻尖、鼻翼或鼻前庭充血肿胀,疼痛拒按,或鼻窍出血,量多势猛,并伴有大便燥结等症。

（6）**胆热上攻**　胆热上移于脑时,其热下颏犯鼻,则发为鼻渊,致使鼻黏膜红肿,鼻塞不通,流黄稠浊涕,嗅觉减退,鼻根部有辛辣感,伴见头胀、头痛,甚至波及耳目,而见目眩、耳聋等症。

（7）**肾阳虚衰**　肾阳为一身阳气之根本,有温养形体、蒸化水液之功,鼻窍依赖肾阳的温煦以维持其正常呼吸和嗅觉功能。肾阳不足,鼻窍失于温养,则鼻塞鼻痒,喷嚏频作,清涕如水,鼻甲肿大,黏液淡白。

5. 鼻在中医诊断学的作用

古有"欲观气色,先识明堂"之说。

（1）**诊鼻头**　①鼻头色赤,主肺脾实热。鼻头微赤,主脾经虚热。鼻头色赤或紫红,多为酒糟鼻。鼻头黄而无泽,主气虚有痰。②鼻头色黄干燥枯槁,主脾火津枯,属脾绝之证,死期将及。③鼻头色白,主气虚血少,也主亡血,小儿主脾虚泄泻,乳食不化。④鼻孔干燥,多提示燥邪犯肺或肺阴不足。⑤鼻毛变白多见于老年人,是机体衰老的重要标志。⑥鼻黏膜淡白色主寒证;黏膜潮红主里热。

(2) 诊山根　山根,位于鼻根部,两目内眦之间,正中睛明穴上。①山根色泽光亮鲜明者,多为新病,证较轻而易治。②色泽晦暗而滞者,为久病,证较重而缠绵难愈。③山根色白者,见于心脏病患者,心阳虚时尤甚。④小儿山根青灰,提示心阳不足。山根发暗,提示气厥。⑤山根色光泽为热,晦滞为寒为湿,色淡为气虚。

(四) 中医谈五官——口

口,指整个口腔,包括唇、吻、舌、齿、龈、咽喉等。古医籍中又有称其为口窍、玉池、太和宫、都门者。口为脾之窍,具有辨五味、磨饮食、泌津液及发声音等功能。

《黄帝内经》中尚有口解剖的一些相关论述,指出:"唇至齿长九分,口广二寸半,齿以后至会厌,深三寸半,大容五合。"

1. 口的生理功能

(1) 进饮食、磨水谷　口腔是饮食物进入人体的必经之路。《黄帝内经》指出:"水谷皆入于口。"古医籍称"口为胃之门户"。饮食物从口进入胃而开始其消化吸收过程。

关于五味、口腔、肠胃之间的关系,《黄帝内经》中有多处涉及:"五味入口,藏于肠胃""五味入口,藏于胃,以养五脏气""水谷入于口,输于肠胃"。

进入口中的饮食经过齿的磨碎,变成糊状进入胃中,以助于脾胃的腐熟、运化之功。

(2) 助呼吸,发声音　口腔亦为气体出入之门户,有助肺呼吸和发声音的作用。

《黄帝内经》指出:"口鼻者,气之门户也",并强调"口唇者,音声之扇也""悬雍垂者,音声之关也"。明代医著《类经》亦指出:"唇启则声扬,故谓之扇,舌则音声之机也,舌动则音生。"口助呼吸,发声音的功能,主要与口唇与舌的活动有关。

2. 口与脏腑、经络之间的生理联系

人体气血津液通过经脉上注于口,使口得以发挥其纳谷辨味、磨谷言语的生

理功能。中医理论认为,口与脏腑、经络之间均有不同程度的生理联系。

（1）口为脾之开窍　《黄帝内经》明言脾开窍于口,论中有多处论述脾与口的关系,诸如"脾主口……在窍为口""口唇者,脾之官也""脾气通于口,脾和则口能知五谷矣""中央黄色,入通于脾,开窍于口"。这些说法均从不同角度指出口进饮食、司口味等功能均与脾运化功能有关。脾气健旺,则津液上注口腔,唇红而润泽,舌下金津、玉液二穴得以泌津液以助消化,而食欲旺盛,口味正常。

（2）口为胃之门户　胃为水谷之海,口为胃之门户,是饮食物进入胃中的必经之路。口与胃关系密切。《黄帝内经》指出:"五味入口,藏于胃,以养五脏气。"从经络运行角度看,足阳明胃经过上龈,手阳明大肠经过下龈,足太阴脾经连舌本、散舌下,由此进一步加强了口与脾、胃、肠的生理联系。

（3）齿赖肾精以固　足少阴肾经也系舌本,连舌下,并与齿相连。关于齿与肾的关系,有肾主骨,齿为骨之余之说。说明人体骨、齿的是否坚固均与肾中精气的盛衰有关。若肾气虚衰,肾精亏耗,齿失所养,则牙齿疏隙易摇。

3. 口与经络的联系

口为经脉循行的要冲,循行于口的经脉主要有:足阳明胃经(过上齿龈)、手阳明大肠经(循下齿龈)、足太阴脾经(连舌本,散舌下)、足少阴肾经(至舌本,进咽喉)、手少阴心经(系舌本)、手太阳小肠经(上頔抵鼻)、足厥阴肝经(络舌本,循唇内,环口唇)、手少阳三焦经(下颊至頔)、督脉(至上唇部)、任脉(环行口唇)、冲脉(别络唇口)。

4. 口病变的病因病机

口的病变,既可感受外邪、感染"牙虫"所致,也可因脏腑内伤而累及。

（1）感受外邪　①风热之邪,侵犯口腔,灼烁黏膜龈肉,使气血瘀滞,脉络壅塞,而致口腔黏膜与牙龈红肿疼痛;亦可引起牙痛,得热加剧,遇凉痛减,古称"风火牙痛"。②风寒之邪,侵入齿中,亦可引起牙痛。此种牙痛多遇冷风、冷物痛加,得温则痛减。

（2）脾胃热盛　平素过食炙煿肥甘,化热蕴结脾胃,或由于邪热内传胃肠,胃肠中火热炽盛,热毒循经上攻,而致黏膜红肿、溃烂、疼痛,甚者灼伤络脉,而见齿衄、舌衄。若脾胃湿热上蒸口舌,可使口腔黏膜糜烂,表面可见一层腐浊之物覆盖,并可感觉口甘、口苦、口臭、口腻。

（3）肝胆郁热　若肝气郁结,郁而化火,上炎伤齿,则见牙痛龈肿等症。若肝胆湿热,又多见口苦。若肝热生风,风火相煽,则见舌强、牙关紧闭等症。若肝经郁热,上蒸于唇,亦可致唇干肿裂。

(4)肾虚精亏　肾阴虚损,无力制约阳热,虚火上炎,可见牙龈微红微肿,隐隐作痛,久则牙龈萎缩,牙齿松动,咬物无力,午后尤甚。虚火上炎,也可引起口疮,黏膜微红,常有点状溃疡一二枚,进食则痛,反复发作,难以速愈。肾精亏耗,齿失滋养,故齿脆易裂,齿摇易落。

5. 口在中医临床上的诊断价值

口唇、牙齿、口味等的异常变化,在中医临床均有其相应的诊断价值。①唇色偏淡,见于脾胃虚弱或气血不足者。②唇赤肿而干者,多为热极伤津。③唇色发黄,为脾虚湿困、肝胆湿热之象。④唇紫者,多为胃气虚寒,又可见于血瘀内阻。⑤口唇干燥焦裂,或裂开出血,多主津液已伤。⑥唇色黑者,多提示病情重,预后差。⑦牙齿过早松动,多属肾虚精亏。⑧口淡、口甘、口腻,多为脾胃湿阻。口苦、口干,多为内热、阴伤之象。口咸则多属肾虚所为。

(五)中医谈五官——舌

舌,位于口腔之内,为心之开窍,是主司味觉,协助吞咽、辅助发音的器官。望舌又是中医临床的重要诊法内容。

需要说明的是,舌为肌性组织,本非为窍,只有在中医学五脏"开窍"理论中,舌也作为一窍:心开窍于舌。

1. 舌的生理功能

(1)助发声　舌有协助发声的功能,早在《黄帝内经》即指出:"舌者,声音之机也。"中医理论认为,舌助发声的功能与心主血脉和心主神志的功能密切相关。托名华佗所著的中医早期典籍《中藏经》明确指出:心开窍于舌,"心和则能言而机关利健"。心神内守,则言语清晰;心神健旺,则舌活动灵活,语言畅利。

(2)辨五味　舌能辨五味,《黄帝内经》指出:"心气通于舌,心和则舌能知五味矣。"明代医著《证治准绳》指出:"舌主尝五味,以荣养于身。"后世医家也均强调舌为味觉器官,而舌的味觉正常与否,不仅与脾胃的功能直接有关,而且与心神的作用密切相关。

2. 舌的生理联系

舌与脏腑经络有着广泛联系,尤其与心、脾胃关系更为密切。

（1）心开窍于舌　心开窍于舌，也称舌为心之苗窍。《黄帝内经》有"心气通于舌""舌者心之官"之论。心为五脏六腑之大主，主宰全身脏腑，故心的功能正常与否，能够反映全身脏腑气血的功能状态，脏腑气血的病变也往往通过心而反映于舌。清代医籍《望诊遵经》指出："心者，生之本，形之君，至虚至灵，具众理而应万事者也。其窍开于舌，其经通于舌。舌者，心之外候也，是以望舌而可测其脏腑经络寒热虚实也。"意即心是生命之本，形体之主，心神虚灵不昧，能思维晓理而应变万物。心开窍于舌，心经通于舌。故舌是心的外候所在，望舌可测知脏腑、经络、寒热、虚实的变化。

舌上血管最为丰富，外无表皮覆盖，且血脉通于舌窍。因此，舌色较面部更能灵敏地反映心主血脉的功能状态。

舌窍居上，心气充盛，心血充盈，脉道通畅，营养物质能够源源不断地上荣于舌，则舌体红润，灵活柔软，形态正常，味觉敏锐，言语清晰。如心的生理功能异常，则可导致舌的味觉改变和舌强语謇等病理现象。

（2）舌为脾胃之外候　脾主肌肉，舌为肌体，故舌与脾相关。脾主运化，舌体肌肉在脾所运化营养物质的滋养下，才能荣润丰满。

舌为胃之外候，舌苔由胃气上蒸而成。清代周学海在《形色外诊简摩》中指出："苔乃胃气之所熏蒸，五脏皆禀气于胃，故可借以诊五脏之寒热虚实也。"

舌的味觉，可影响食欲，与脾主运化和胃主受纳的功能相关。形态上，脾的经脉与舌密切相关。功能上，舌的味觉与脾胃功能有关。故《黄帝内经》有"脾气通于口，脾和则口能知五谷矣"之说。

脾胃为气血生化之源，对各脏腑均有濡养、滋润作用，故舌象不单反映脾胃的功能，而且可以反映全身气血津液的盛衰。

3. 舌与经络的联系

舌与诸经百脉均有密切联系，"无脉不通于舌"。五脏六腑都直接或间接地通过经脉、经筋与舌相连。元代医著《世医得效方》明确指出："心之本脉系于舌根，脾之络脉系于舌旁，肝脉循阴器络于舌本，肾之津液出于舌端，分布五脏，心实主之。"

4. 舌病的主要病因病机

（1）感受外邪　①正常舌象应是舌体大小适中，柔软灵活，舌色淡红鲜明，舌质滋润。②若感受热邪，热盛血涌，舌色加深而为红为绛（深红）。③若邪热炽盛,入于血分,煎熬成瘀,则舌色多绛紫而干。④若邪热影响心神,可见舌体强硬,言语謇涩。⑤若食物药物中毒,可见舌体肿胀,灼热疼痛,其舌亦多红绛或晦紫。

（2）心火亢盛　平素劳神过度,睡眠不足,心阴暗耗,或热病之后,阴液大伤,累及心阴,以致心火独亢,火热循经上炎,口舌受灼,而见舌尖芒刺(舌乳头显露且颜色加深如杨梅状),舌体糜脆,伴见心烦失眠,小便黄赤等症。

5. 望舌在中医临床上的重要价值。

望舌有望舌质、望舌形和望舌苔之分。

（1）望舌质　舌质主要包括舌色、舌形、舌态三类。舌色有淡红、淡白、红、绛、紫、蓝、青七种,其中淡红舌为正常舌色。①若见舌色淡白,多提示虚证、寒证或气血两亏。②若见舌色红赤,多提示热证。舌红而苔黄者,多为实热证;舌红而少苔者,多为虚热证。③若见舌色绛红,多提示热极之证。④若见舌色紫暗,多由各种原因所致的血液瘀滞导致。舌呈绛紫而干的,多提示热极血瘀;舌呈青紫而润的,多提示寒极血瘀。

（2）望舌形　舌形主要有胖瘦、老嫩、胀瘪等不同。①胖大舌,多因水湿痰饮阻滞所致。②肿胀舌,主要由心脾两虚、邪热挟酒毒上壅以及中毒而致血液凝滞所致。③点刺舌,多由热毒炽盛,深入血分所致。④瘦薄舌,多主气血两虚和阴虚火旺。⑤裂纹舌,多由热盛伤阴、血虚不润、脾虚湿侵所致。⑥齿痕舌,多由脾虚和湿盛所致。

（3）望舌态　舌态包括舌体运动的软、硬、颤、歪、缩、吐弄等。①强硬舌,多由热扰心神、高热伤津、卒中等引起。②痿软舌,多由气血虚弱、阴液亏损、筋脉失养所致。③颤动舌,多由虚损和动风所致。④歪斜舌,多主中风或中风先兆。⑤吐弄舌,多由心神失司或脾经有热所致。⑥短缩舌,则由寒凝筋脉、热盛伤津和气血俱虚等引起。

（4）望舌苔　舌苔有苔色和苔质两部分。

1)苔色:主要有白苔、黄苔、灰苔和黑苔等。①正常舌苔为薄白苔。②白苔,多提示表证、寒证。黄苔多提示热证、里证。③灰苔,多提示实证、热证。若苔灰而滑润者,亦可见于阳虚和寒湿证。④黑苔,多提示疾病的最严重阶段。若苔黑而干燥者,多提示热极阴伤重证;若苔黑而滑润者,多提示寒极伤阳重证。

2)苔质:包括苔的厚薄、润燥、腐腻、剥落等。①正常舌苔为薄苔。②舌苔厚薄,能反映病邪轻重、病情进退。③舌苔润燥,可了解津液盈亏。④舌苔腐腻,多提示湿浊、痰饮、食积等。⑤舌苔剥落,能反映胃之气阴的盛衰。若见舌苔剥落者,多提示胃气匮乏,不能上熏于舌,或胃阴枯竭,不能上潮于口。

(六) 中医谈五体——皮

皮,即皮肤,覆盖于人体表面,是抵御外邪的屏障。外在皮肤是内在脏腑气血的直接反应。吹弹得破,是对少女皮肤细嫩的形容;鸡皮鹤发,是对垂暮之人外貌特点的刻画。

人体皮肤,除手、足掌部外,均长有毛发,故在中医理论中多皮毛并称。皮肤上有许多汗孔,古医籍中有许多不同称谓,如汗空、气门、玄府、鬼门。

空者,孔也,汗从孔出,故汗孔又称"汗空"。又因中医理论认为汗孔能宣泄卫表之气,辅助人体呼吸运动,故又名"气门"。

"玄"即黑色,"府"即宅第,引申为处所,黑在五行理论中属水,汗由人体水液所化,故汗孔又名玄府。鬼门之名,首见《黄帝内经》,明代医家张介宾所著《类经》对此有如下解释:"肺主皮毛,其藏魄,阴之属也,故曰鬼门。"

中医学另有"腠理"一名,大体是指皮肤、肌肉、筋骨、脏腑等处广泛存在的间隙纹理,尤指皮肤、肌肉的空隙,《史记·扁鹊仓公列传》就有"君有疾在腠理,不治将深"的记载,意思是讲你(蔡桓公)的疾病虽然浅在肌表腠理,但若不及时治疗,病位将逐步深入。

1. 皮肤的生理功能

"皮毛"在日常语言中,常表示无足轻重,然中医理论认为,皮毛对于维持人体生命活动有着举足轻重的作用。

(1) 皮主一身之表 皮肤是抵御外邪入侵的第一道防线和主要屏障。《黄帝内经》说"百病之始生也,必先于皮毛……"认为各种感染性疾病,初期之时病位多在皮毛肌表,然后不断深入。中医理论将具有调节汗孔开合、抵御外邪侵袭、调控人体体温作用的功能,视为"卫气"的作用。所以,皮毛抵御外邪的功能取决于卫气的强弱。中医临床若见容易感冒、自汗乏力的人,多认为敷布于皮毛肌表的卫气虚弱,习用玉屏风散(黄芪、白术、防风)防治。

(2) 参与水液代谢 人体的水液代谢,与皮毛、腠理的开合功能密切相关。汗液通过皮肤而排出体外,腠理正常开合、汗出有度,有助于体内水液保持恒定。皮肤的这一调节功能与季节气候变化相适应,如冬季天寒,汗孔易闭而小便偏多;夏季天热,汗孔易开而小便偏少。因通体大汗而水分大量丢失引起虚脱休克的案例,临床上也并不罕见。

(3)调节体温 人体体温的调节,赖于汗孔的开合和卫气的温煦。皮肤排泄汗液是否正常,是人体恒定体温的重要因素。体温偏高时,腠理开,汗液泄,热随汗出,从而保持体温恒定;人体受寒时,腠理闭,散热少,产热多,以助保持体温。中医临床治疗感冒无汗而发热恶寒等症时,多从发汗解表退热入手。

(4)辅助呼吸 中医理论认为,汗孔有辅助呼吸的作用。中医理论有"肺主皮毛"之说,强调皮毛与肺在生理病上有密切关系。有古代医家认为,肺主皮毛,肺多孔窍,皮毛亦多孔窍,故汗孔有宣肺气、司呼吸之功。现代研究表明,肺与皮毛均由外胚层发育而来,两者有关联;生物进化论认为,肺是进化过程中适应内呼吸而产生的特化的皮毛,两者同源同功,共同完成呼吸运动。

2. 皮肤与经络的联系

人体经络系统中有"十二皮部"的称谓,其分布区域,是以十二经脉在皮肤上的分属部分为依据而划分的,比如手太阴肺经运行于上肢内侧前缘,那么上肢内侧前缘即是手太阴皮部。

3. 皮肤的病因病机

皮肤本身疾病十分繁杂,恕不赘述。

(1)望肤色 中医临床则可以通过审察各部皮肤和络脉的颜色变化以及皮部的感觉异常,推断所患疾病。《黄帝内经》有"皮部论"专篇,指出肤色见青多为痛症,见黑多为痹症,见赤多为热症,见白多为寒症。

中医有"五色主病"之说,就大略而言,赤多心病,白多肺病,黄多脾病,青多肝病,黑多肾病,提示通过诊察皮肤色泽测知内在脏腑的病变。再如:皮肤发红,色泽鲜明者,多属实热新病。若皮肤潮红,伴见骨蒸潮热,午后尤甚,为阴虚内热。周身皮肤发黄,伴见目黄、小便黄者是黄疸。黄疸色泽鲜明者,为阳黄;黄疸色泽暗沉者,为阴黄。皮肤出现青紫色,多因寒冷、外伤等原因导致皮肤血脉阻滞、脉络受损。

(2)辨肿胀 皮肤肿胀在中医临床可分为水肿、气肿、血肿、虫毒等。局部或全身皮肤浮肿,皮色光亮者,多有压痕者,为水肿。水肿发于上部,起病急骤者,属阳水,多为实证。水肿发于下肢,起病缓慢者,属阴水,多为虚证。

皮肤肿厚,色苍不泽,压之无痕者,为气肿。局部皮肤肿胀高突,皮色青紫或紫暗,伴见局部疼痛固定,有外伤史者,为血肿。局部皮肤红肿高突,或伴痒痛难忍,见于虫咬伤之后者,为虫毒。

（3）诊尺肤　"尺肤"指掌后高骨至尺泽的皮肤。尺肤可以认为是全身脏腑、组织器官的缩影,也可以反映全身脏腑的盛衰,有似于现代所言的"全息理论"。从尺肤的纵缓、润燥、肉脱、肉枯以及尺肤部肌肉形状可以判断疾病的病位病性。诊尺肤上部的压痛点有助于诊断对应脏腑的病变。虽然这一古老的诊法在疾病诊断上有重要意义,但具体应用时还要望闻问切,四诊合参。

（七）中医谈五体——肉

中医五体理论中所言之"肉",包括现代所称的肌肉、脂肪和皮下组织。古时物资不充,人们多以肉丰体胖为贵。现今物质生活多较富裕,营养过剩已成通病,人们又多以苗条骨感为美。如何对待"肉",且看中医说法。

肌肉,在中医古籍中称为"分肉"。肉居皮下,附着于骨骼关节。肌肉的纹理间隙,称为"腠",亦名"肌腠"。中医学通过取象比类的思维方式,将肌肉与肌肉之间的凹陷,称为"溪谷",可谓生动,其中小者为"溪",大者为"谷"。溪谷为人体气血津液汇聚之处,亦是经络穴位所在之部,故《黄帝内经》说:"肉之大会为谷,肉之小会为溪。肉分之间,溪谷之会,以行营卫,以会大气",并有"溪谷三百六十五穴会"之谓。

1. 肉的生理功能

肉对于人体而言,不仅由此而构建人的基本体态外形,而且有其重要的生理作用。

（1）肉为墙　《黄帝内经》有"肉为墙"之说,意为肉起着屏障和支撑作用,可保护内在脏器。以墙喻肉,可谓形象。当有外部强力作用时,肉可起到缓冲保护作用。若肌肉瘦削无力,则内在脏器及骨骼关节即容易因外力作用而受损伤。如今盛行减肥,无端节食,以致不少纤纤小姐过于瘦弱,稍有不慎,内脏骨节,容易受损,也就在所难免。再则,作为肌肤间隙的腠理,既是人体气液流布的通道,又是外邪入侵人体的门户,早在《黄帝内经》就有"肉不坚,腠理疏,则善病风"的告诫。

（2）助运动　机体正常运动,需肌肉、筋膜和骨节的协同作用。其中肌肉正常收缩弛张,始能运动自如。若肌肉因故而过于软弱或挛急,则势必导致运动无力或运动受阻,甚则出现四肢萎废不用或拘挛强直。由此而论,肌肉瘦削或肉丰体胖之人,对必要运动和高效劳动均会带来负面影响,在节奏加快、竞争激烈的今天,想必无人以此为荣。

（3）脾主肌肉　中医藏象学说认为,脾主运化,水谷精微等营养物质均来源于脾胃对饮食物的受纳、消化、吸收,故脾被称为后天之本,生化之源。而肌肉的濡养,主要取决于脾胃运化的水谷精微等营养物质,故有"脾主肌肉"之说。诚如宋代官修医学巨著《太平圣惠方》所说:"脾胃者,水谷之精,化为气血,气血充盛,营卫流通,润养身形,荣于肌肉也。"

近年来,有关"脾主肌肉"的实验研究方面,多利用"脾气虚证"动物模型,从肌肉能量贮存、肌肉能量生成及肌肉能量代谢等有关的环节入手,探讨脾与肌肉的关系,取得了一些较有说服力的成果。在临床研究方面,肌肉病变从脾论治而获显效的报道较多,大抵重症肌无力、周期性瘫痪、面肌抽搐、进行性肌营养不良、多发性肌炎、小儿麻痹后遗症、慢性肌肤溃疡等用健脾益气为主治疗,取得一定疗效的临床报道颇为常见。

适度地活动四肢肌肉,有促进脾胃受纳、运化的作用。若过度安逸,缺少必要的肌肉运动,则脾胃功能容易呆滞不振,可见纳呆乏味、脘腹胀满、形体虚胖等症。如今多少青年,尤其白领,整日与电视、电脑为伴,缺乏必要的肢体活动和体力劳动,以致消化吸收功能低下者,屡见不鲜。在此,告诫那些年轻精英,工作之余必须适当运动,以增进脾胃受纳运化功能,使后天之本旺盛,气血生化有源。

2. 肌肉病变的病因病机

（1）偏于邪实者　多由热毒、湿热、痰瘀等所致。

肌肤局部红肿热痛,甚可腐肉成脓,中医多认为是热毒腐肉为患。《黄帝内经》即有"热胜则肉腐,肉腐则为脓"的说法,故临床治疗多以清热解毒为主,民众熟知的银花、连翘、蒲公英、板蓝根等中药即是最常用的药物。

若湿热蕴毒,湿性趋下,壅于下肢肌肤血络,则成下肢丹毒。再如湿热火邪,蕴蓄于肉,阻滞经隧,则气血津液濡养灌注功能障碍,亦可使肌肉渐成萎废不用,影响肢体的正常活动,中医临床称之为"湿热肉痿"。

痰湿和瘀血,多为脏腑经络功能失常及气血津液代谢障碍所形成的病理产物。痰湿与瘀血互结,阻滞肌肉络脉而罹病。如情志抑郁,气机不利,气不行则血滞为瘀,津聚为痰,气滞痰瘀结于颈前乃为肉瘿（类似于现代医学所言的甲状腺腺瘤),结于乳房则成乳癖(类似于乳腺组织的增生性疾病),发于他处即为肉瘤(类似于皮下脂肪瘤)。中医临床尚有阴证溃疡,可见疮面脓液清稀,或时流血水,腐肉不易脱落,或虽脱而新肉不生,色泽灰暗,疮口经久难敛,疮面不知痛痒者(有似于现代医学所说结核杆菌感染所致的冷脓疡),也多辨证为痰瘀为患,由气血凝滞所致。

（2）偏于正虚者 多由脾胃虚弱、肝肾阴亏所致。

肌肉瘦削,甚则痿弱不用,除脾失健运或湿热蕴脾之外,也有属于肝肾阴亏的,其病因病机大多责之于先天不足,亦有因后天失养所致。前者多见于幼年或青少年时期,于发病之初,往往先见于下肢痿弱无力,走路时呈"鸭步"状,缓慢地发展为卧床不起,渐至上肢及全身肌无力,临床可见到一个家族中几个同胞同罹此病。英国剑桥大学教授,当代最重要的广义相对论和宇宙论家,被称为最伟大的科学家之一的霍金,即患有以肌肉逐渐萎缩和无力为主要特征表现的"渐冻症"。该病患者的身体如同被逐渐冻住一样,开始是腿部,紧接是手臂,最后可能蔓延到手指,甚至连控制声带发声和眼球转动的肌肉也不例外,故俗称"渐冻人"。

肌肉痿废属肝肾阴亏型者,多见老年人,因久病、重病或年迈致使肝肾之阴久虚不复,肌肉筋脉无以滋养,肌肉瘦弱,形体羸虚,因此而成。

（八）中医谈五体——筋

中医所言"筋",包括现代所谓的肌腱、韧带和筋膜等组织,现代医学认为其多属富有弹性、韧性的致密结缔组织。一个人的运动能力及身体柔韧度、耐受力如何,很大程度上取决于遍及骨骼、关节的筋膜系统。

《黄帝内经》有"筋为刚"的形象说法,指筋系形体中一类坚韧刚劲的条束状组织。筋附着于骨而聚集于关节,所谓"诸筋者,皆属于节",即指此而言。因膝关节处集聚较多筋膜,故中医又有"膝为筋之府"之说。全身的筋按十二正经循行分布的不同,分为手三阴经筋、手三阳经筋、足三阴经筋、足三阳经筋,合称"十二经筋"。此外,《黄帝内经》中另有"宗筋"一名,其含义大抵有二:一是指多条肌腱筋膜的集合汇聚之处,二是指男子的阴茎。

1. 筋的生理功能

（1）连接肌肉骨节 筋起着连接肌肉骨节的作用,并在骨与骨相衔处以筋膜加以包裹约束,形成关节,有利于肌肉骨节的相互联结与协同作用,保证了机体的正常运动。临床上部分容易骨折、脱臼,就与患者的筋膜软弱无力、弛纵失度有关。

（2）协同屈伸转侧　机体关节之所以能屈伸转侧,运动自如,除肌肉的收缩弛张外,筋在肌肉与骨节之间的协同作用是颇为重要的。故《黄帝内经》就说:"宗筋主束骨而利机关也。"若筋膜失养,痿软松弛,可发为以运动无力为主症的痿证。筋膜挛急,拘急不舒,又可发为以肢体强直为主症的痉证。

2. 筋与全身脏腑、经络的联系

中医藏象理论中有"五脏相合"之说,其中"肝在体合筋",或径言"肝主筋",是强调筋与肝在生理病理方面有诸多联系。生理上,肝之气血濡养诸筋,即所谓"脏真散于肝,肝藏筋膜之气",强调肝之精气,布散至筋,以充养筋膜。病理上,肝血不足,可致筋脉失养而萎弱无力。肝风内动,可致筋脉挛急而抽搐强直。

经络系统中的十二筋经,是十二经脉之气结、聚、散、络的部分。其功能活动有赖于十二经脉气血的滋养,受十二经脉的调控,其分布及走向也与十二经脉一致,故称"十二筋经"。如手太阴肺经循行于上肢内侧前缘,上肢内侧前缘的筋膜肌腱等筋肉系统,即为"手太阴经筋"。由此可见,人体不同部位筋肉系统（十二经筋）与十二经脉及所属脏腑在生理功能、病理变化等方面有着密切联系。

3. 筋病变的病因病机

引起筋病变的原因,多为湿热入侵、寒邪客筋、肝虚失养、阴虚风动等,前两者为邪气入侵的实证,后两者为正气不足的虚证。

（1）湿热入侵　影响及筋,易致筋脉,尤其是下肢筋脉的弛纵无力或挛急不舒。早在《黄帝内经》就有如此记载:"湿热不攘,大筋緛短,小筋弛长,緛短为拘,弛长为痿。"筋脉拘挛或弛长为病,湿热入侵为主要病因之一。目前中医临床上,由于湿邪侵袭,阳气受伤,筋脉失于温煦,以至筋脉挛急,颈急项强的案例,仍不鲜见。

（2）寒邪客筋　寒邪入侵人体,有令人收缩拘挛、牵引不舒的特性,中医称之为"寒主收引"。寒邪侵袭机体,可使气机收敛,筋脉收缩,临床可见形体卷缩、疼痛,筋脉挛急、抽搐等表现。这是在日常生活中人们能直接感悟的一种病理现象。

（3）肝虚失养　肝在体合筋,肝为藏血之脏,肝血虚则筋失濡养,可见筋脉失于舒展,肢体麻木不仁,甚者可见筋脉抽动,步履艰难。属筋失所养的患者,又多伴见面无血色,唇舌色淡,头晕目眩,心悸怔忡,妇女月经量少,脉细弱等。临床上各种原因所致的贫血症、妇科血虚诸症、年迈阴血不足等所见的运动无力、肢体麻木、皮肤不仁之症,每以肝虚筋失所养有关。

（4）阴虚风动　中医临床尚能见到手足蠕动、肢体麻木的"阴虚风动"之证,多见于年迈体弱或久病不愈之人。此类阴虚风动的原因,多责之于肝肾亏虚。肝肾阴亏,筋脉失于滋润,而见筋脉拘急、手足蠕动、肢体麻木等症,又常伴有腰酸、耳鸣、口干、便秘、舌红少津等,临床有时简称其"虚风"。中医临床上若见年迈之体或虚弱之人,手足蠕动不已,肢体拘急不舒,多辨证为阴血不足,虚风内动,传统的大补阴丸、大定风珠等方剂均可酌情选用。

4. 筋病变的临床诊治

以发热为主的热性病过程中,由于邪热过盛,引动肝风,而见项背强急,四肢抽搐,甚至角弓反张等症,其辨证虽与阴虚风动截然不同,但热盛动风的病机,显然与热盛耗伤津液,筋脉失于滋养的病机有关,但考古医籍所载的相关记载,其治疗也都在清热熄风止痉的同时,必然配以大量养阴增液柔筋之品。

此外,无论是外伤或劳伤,均容易伤及肌腱、腱鞘、韧带或其起止点,故中医临床将一切软组织的损伤,称为"伤筋",而将治疗伤筋的手法称为"理筋"。理筋在操作时一般先用按、推、摩、揉、擦等手法,镇痛解痉,散瘀活血,疏松肌肉;继用屈伸、旋转、牵抖、摇晃等手法,调和营卫,理顺经络,分离粘连;最后运用叩击、揉搓、运展等手法,调和气血静脉,用于各类伤筋的治疗。理筋手法有许多重要的治疗作用,是其他疗法所无法代替的,在筋伤疾病的中医治疗中占有重要的地位。

（九）中医谈五体——骨

骨,即骨骼,是支撑躯体、维持形体的总支架。"骨气""风骨""骨干"等日常语言中频繁出现的词汇,与这里所言之骨不无联系。

骨中有腔隙,内藏骨髓,中医学"骨为髓之府"之说,即源于此。有二块或二块以上的骨借助筋膜等的连接,并保持适度活动机能的部位,称为关节,中医学有时简称其"节"。通过众多关节,骨与骨之间相互连接,形成骨骼系统,构成躯体的总框架。

中医古籍中将骨分为脆骨和硬骨两类。骨质较软的称为脆骨，骨质较硬而支撑力强的称为硬骨。《黄帝内经》等古医籍对人体骨骼的名称、形态、数量等均有较为详细的记载。但古今对同一骨骼的命名不尽一致。如颈椎，古称项骨。胸椎，古称背骨。位于上肢的肱骨，古称臑骨。尺骨，古称正骨。桡骨，古称辅骨。位于大腿的股骨，古称髀骨。位于小腿的胫骨，古称骭。也有古今名称相同的，如膝前之骨，均称髌骨。

1. 骨的生理功能

（1）骨为干　骨骼系统有支撑形体的作用，《黄帝内经》将其称为"骨为干"。中医学认为，肾精充养骨髓、骨骼，即所谓"肾主骨"。若肾虚精亏，髓衰骨弱，则支撑人体的能力减退，势必出现腰膝酸软无力、不耐久行久立等症。

（2）协同运动　骨骼还有协同肌肉和筋膜进行肢体运动的功能。肌肉和筋膜的收缩弛张，产生动力，进而促使骨节的屈伸或旋转等各种躯体运动。因此，在机体运动过程中，骨与骨组成的关节，起着支撑和实施动作等重要作用，早在《黄帝内经》就有"不能久立，行则振掉，骨将惫矣"的记载。

（3）保护内脏　心、肺、大脑等重要器官的外部，均有相应的骨骼连接成廓或壳，加以保护，避免外力损伤。如头部的天灵盖（即顶骨）、山角骨（即颞骨）、凌云骨（即额骨）和后山角骨（即枕骨）互相连接成壳，以保护大脑。可见，骨质疏松脆变之人，一有外力作用，不仅容易骨折，而且容易损伤内脏。

（4）肾在体合骨　中医学有五脏与五体的相合理论，其中肾在体合骨，强调骨与肾的关系最为密切。在生理上，肾藏精，精生髓，髓以养骨，故骨骼的生长、发育、修复等，均有赖于肾中精气的滋养。若小儿先天缺陷，禀赋不足，在中医多辨证为肾精不充，以致发育障碍，若出现胸椎骨畸形，后背局部弯曲隆起，状如龟背（古病名即称其为"龟背"）。若胸骨向前隆起的胸廓畸形，状如鸡胸（古病名即称其为"鸡胸"）。龟背、鸡胸多为佝偻病的重要体征。中医临床更多见部分中老年人，由于肾虚精亏，以致出现程度不等的颈椎、腰椎等的骨骼退行性变化。这类患者多伴有腰酸、耳鸣、健忘、多尿等肾精肾气不足的表现。

（5）齿为骨之余　中医学尚有"齿为骨之余"的理论。齿，古医籍《难经》称其为"户门"，意为食物入口，经齿咀嚼，方可下咽，齿为把守之门。齿与骨同出一源，齿由骨之余气积聚而成。因肾藏精主骨，所以牙齿亦由肾中精气所充养。牙齿的状态，与肾中精气的盛衰密切有关，因此中医学又有"齿为肾之标"一说。骨骼包裹于皮肉、筋膜之内而不能显见,牙齿居于口中张口即可直接观察,故有中医戏称为"看得见的骨骼",其生长状态及坚固与否,是肾中精气盈亏的外象之一。中医临床上,若见小儿牙齿生长迟缓,或成人牙齿过早松动脱落,多认为与小儿肾精未充或成人肾气早衰有关。中成药"补肾固齿丸"的组成,即以益肾壮骨药物为主,用于治疗中老年人牙齿松动疼痛有较好的疗效。

2. 肾主骨理论的临床实践

近年来,有关"肾主骨"的临床研究发现,慢性肾炎、慢性肾盂肾炎、肾动脉硬化、同种肾移植以及其他能引起慢性肾功能衰竭的疾病,往往会引起骨骼营养不良,可导致骨质软化症、纤维性骨炎或骨质硬化症,临床统称为"肾性骨病"。反之亦然,许多骨病也可累及肾,影响肾的正常功能。如发现男性青年骨折后,易出现频繁遗精;老年人骨折后,常发生二便失禁;女性骨折后,多出现月经不调。另外,类风湿关节炎、慢性骨髓炎和骨髓瘤等,又是肾脏淀粉样变最常见的诱发因素。这些临床观察均表明中医学"肾主骨"理论有其特定的临床实践基础。

中医理论中,认为骨骼的生长发育,还需依赖于气血的濡养。年轻人气血旺盛,则多筋骨强健,活动轻灵,不易伤筋折骨;年老体弱,气血亏虚或气血不畅,故而多见骨质疏松,骨骼不坚,易致骨折。中医骨伤科临床每以行气活血为其主要治法之一,其理论根据亦在于此。

直接的或间接的外力损伤,均为骨折病发生的主要因素。如跌仆、坠堕、碰撞、扭挫、摔掷、劳损、金刃等外力作用于骨骼,均有可能造成骨折、骨裂。不同的外力损伤,其损伤的部位、性质、程度等亦往往随之而有区别。

3. 中医骨伤科的特色

中医骨伤科是颇具特色的中医专科之一,沪上石氏伤科至今在广大民众中有着极高的知晓度。其第一代石兰亭先生融传统武术整骨手法与中医内治调理方法于一炉,早在 1880 年即悬壶上海,开创石氏骨伤学派。第二代石晓山先生吸纳前贤之说,总结实践经验,充实发展学术内涵,形成了颇具特色的骨伤诊疗方法,使石氏伤科声誉鹊起。第三代石筱山、石幼山先生,第四代石仰山、石印玉先生等,继承家学,兼收并蓄,力求创新,融石训与新知于一体,将石氏伤科推向一个新的发展时期。

（十）中医谈五体——脉

脉，即血脉，古医籍中也称脉管、脉道、血府，为血气运行的通道。《黄帝内经》将搏动的血脉取名为"动脉"，并注意到针刺血脉，有的"血出而射"，有的"血黑而浊"，这显然是对动脉、静脉差异的直观描述。血脉是一个相对密封的管道系统，其遍及全身，无处不到，环周不休，外行肌肤皮毛之间，内走脏腑体腔深处，形成一密布全身上下内外的网络结构。

1. 脉的生理功能

（1）脉为隧道　明代医药学家李时珍著《濒湖脉学》，称脉为"血之隧道"。意为脉是运行血气的管道，主司输送血气，使其流行于全身。若脉道通利，则血行流畅；脉道瘀滞，甚或阻闭，则血行不畅。

（2）约束血行　脉有约束血行的功能，即《黄帝内经》所说的"壅遏营气，令无所避，是谓脉"。营气，即血中之气。明代医家张介宾所著《类经》对此解释说："'壅遏'者，提防之谓，犹道路之有封疆，江河之有涯岸。"可见，脉，一可防止血液逸出而避免出血；二可规定血流方向，使之布达所需之处。若因火热之邪、外力作用或气虚失固而损伤脉道，势必出现出血倾向。

（3）切脉诊病　切脉，是中医诊断学中最具特色的内容。脉学理论认为，脉与心连贯，心气推动血液在脉中正常运行；脉中血液又有赖于肺气的宣降以助心行血，通过百脉灌注脏腑。尤其是掌腕关节处用于切脉的部位（中医称其为"寸口"），是手太阴肺经所过之脉，起源于中焦脾胃，脾胃之气通过经脉可反映于脉象之中。肝主疏泄，调畅气机，气行则血行；肝主藏血，贮藏血液，调节血量。肾精化血以充养血脉，肾阴肾阳调节体温，进而调控血行和脉率的快慢。由此而论，五脏均与血脉密切相关，人体脏腑气血阴阳的状态多可显现于脉。当发生疾病时，各种病理因素均能影响脉气，反映出不同的脉象，这便是中医以诊脉来判断全身生理病理状态的理论依据，也是临床注重脉诊的主要缘由。

2. 脉与脏腑的关系

（1）心主血脉　心有主管血脉和推动血行的功能。血液在脉中正常运行，首先有赖于心之阳气的推动和心之形质的无损。若心气不足、心阳不振或心脏有损，易致脉象虚弱无力，涩滞不畅，甚或结代（脉率不齐）等。可见脉象首先体现心气的盛衰,并能反映心主血脉的功能状态。脉病日久,也可累及于心。如脉道因瘀血、痰浊等阻塞不畅,或因气虚、血热等导致血溢脉外,终可累及于心,而出现心血瘀阻、心阳失展或心血不足等证。由此而言,当今养生保健尤其注重活血化瘀、降脂通脉、软化血管等环节是不无道理的。

(2)肺朝百脉 《黄帝内经》有"肺朝百脉"之论,是指全身的血液通过百脉而汇聚于肺,通过肺的吐故纳新,进行清浊交换,然后经肺中脉络将血液再输布于全身。这一理论强调肺对心主行血功能有辅助与促进作用。临床上,多见由于肺部疾患,肺部压力增高,导致心血管系统病理损害的实例,正是对肺朝百脉与助心行血功能的病理佐证。

3. 脉与经脉的联系

需要指出的是,在中医理论中,血脉与经脉,虽同名为"脉",但在概念及实际所指方面应有一定区别。脉,原写作"脈",先秦时又作"衇"等,从其字形构造可以看出,古人将水流现象比拟血流。先秦学者认为天有天脉,以利星象之运,地有地脉,以畅江河之流,人有人脉,以利血气之用,体现出人同天地一理的思想。古人在行"导引吐纳"时体验到循经感传现象,认为是在脉中循行,加上有些经脉(如手太阴经)部分与血脉(桡动脉)平行,脉搏较之循经感传现象更显而易见,故当时将"经络"(经脉与络脉的合称)与"脉"混用现象颇为普遍。

事实上,中医学先有"脉"的概念,且明确认识到脉是运行血液的管道,而经络理论,是秦汉医家为解释人体生命信息感传现象,参照当时的水利工程学理论所构筑的学说。经络与血脉的概念不同,起源不同,所描绘的对象不同。《汉书·艺文志》将"血脉"和"经络"分别而列,即是明证。有鉴于此,本文所言"脉",确定是"血脉",而不是"经络"。

4. 脉病的病因病机

引起脉病的病因是复杂多样的,从中医理论分析,不外虚实两端。

心主血脉,肺朝百脉,血脉是否通利与心肺两脏关系密切。若心气不足,则血行无力;心阳不振,则血脉寒凝;肺气壅滞,日久不愈,亦可致血行不畅。临床另可见因心阳亢盛,心经火旺,而致血流加速,甚则出血者。

血流在脉中运行而不逸出脉外,全赖于气的固摄作用。若气虚无力固摄,则容易出现出血倾向,形成气不摄血的病理状态。中医临床凡见出血(多质稀色暗淡)伴面色不华,神疲乏力,少语懒言,脉弱舌淡等气虚征象者,多属气不摄血之列;最为常见的是脾气虚损无力摄血(脾不统血)而引起黑便(上消化道出血)、崩漏(月经量多)、肌衄(紫癜)等症。

图书在版编目(CIP)数据

传统养生之道与现代健康生活/李其忠著.—上海:复旦大学出版社,2024.5
ISBN 978-7-309-17281-2

Ⅰ.①传… Ⅱ.①李… Ⅲ.①养生(中医)-基本知识 Ⅳ.①R212

中国国家版本馆 CIP 数据核字(2024)第 032696 号

传统养生之道与现代健康生活
李其忠 著
责任编辑/贺 琦

复旦大学出版社有限公司出版发行
上海市国权路 579 号 邮编:200433
网址:fupnet@fudanpress.com http://www.fudanpress.com
门市零售:86-21-65102580 团体订购:86-21-65104505
出版部电话:86-21-65642845
常熟市华顺印刷有限公司

开本 787 毫米×1092 毫米 1/16 印张 15 字数 245 千字
2024 年 5 月第 1 版
2024 年 5 月第 1 版第 1 次印刷

ISBN 978-7-309-17281-2/R·2087
定价:70.00 元